Enfermería *Fácil*

Cuidado y atención de heridas

3.ª edición

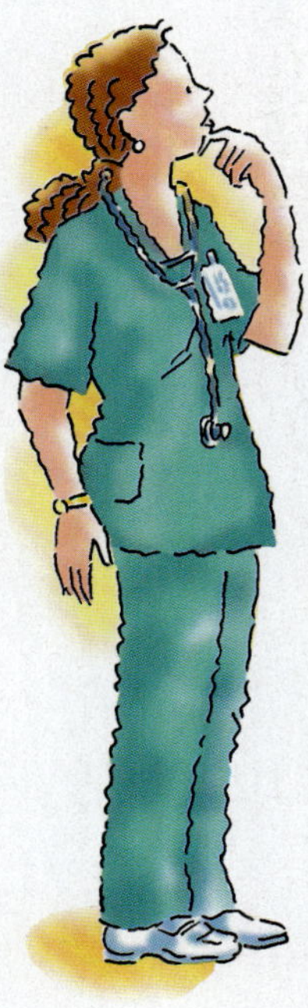

Editor clínico

Patricia A. Slachta, PhD, RN, APRN, ACNS-BC, CWOCN
Clinical Nurse Specialist, Skin, Wound, Ostomy
The Queen's Medical Center
Honolulu, Hawaii

Wolters Kluwer

Philadelphia • Baltimore • New York • London
Buenos Aires • Hong Kong • Sydney • Tokyo

Wolters Kluwer

Av. Carrilet, 3, 9.a planta, Edificio D - Ciutat de la Justícia
08902 L'Hospitalet de Llobregat
Barcelona (España)
Tel.: 93 344 47 18 Fax: 93 344 47 16 e-mail: lwwespanol@wolterskluwer.com

Revisión científica
Noé Sánchez Cisneros
Maestría en Terapia de Heridas, Estomas y Quemaduras por la Universidad Panamericana, México
Expresidente y comité científico de la Asociación Mexicana de Enfermeras Especializadas en Medicina Crítica y Terapia Intensiva

Traducción
Félix García Roig
Médico Ginecoobstetra por la Universidad Nacional Autónoma de México, México

Dirección editorial: Carlos Mendoza
Editora de desarrollo: Núria Llavina
Gerente de mercadotecnia: Juan Carlos García
Cuidado de la edición: Doctores de Palabras
Diseño de portada: Jesús Mendoza M. Diseñador Gráfico
Crédito de la imagen de portada: iStock.com/vladans
Impresión: C&C Offset Printing Co. Ltd. / Impreso en China

ISBN de la edición en español: 978-84-16353-86-6
Depósito legal: M-40648-2015
Edición en español de la obra original en lengua inglesa *Wound Care Made Incredibly Easy!*, 3.a ed., editada por Patricia A. Slachta, publicada por Wolters Kluwer

Two Commerce Square
2001 Market Street
Philadelphia, PA 19103
ISBN de la edición original: 978-1-4963-0631-9

CCS0416

Dedicatoria

A mis hijas, Jennifer y Andrea, y mis nietos, Brendan, Cooper, Alexander, Ethan, Abby y Kelyn, que sacrificaron sin envidia su tiempo con la madre/abuela por mis obligaciones académicas y afanes profesionales durante estos muchos años. Ustedes son mi todo y no sería quien soy sin ustedes. Y a mi esposo Greg, quien me respaldó durante su propia carrera profesional muy demandante como cirujano urológico. Gracias por tu amor, por ser mi sólido respaldo y por dedicar tiempo para viajar conmigo en muchas de mis aventuras profesionales y académicas.

Patricia Annette Albano Slachta

Colaboradores y consultores

Carol Calianno, MSN, RN, CWOCN
Nurse Practitioner
Health Sciences Center
Philadelphia, PA

Erin Fazzari, MPT, CLT, CWS, DWC
Physical Therapist, Clinical Specialist I
Good Sheperd Penn Partners: Penn Therapy and Fitness
Philadelphia, PA

Joan Junkin, MSN, APRN-CNS
Wound Consultant
Private Practice: The Healing Touch, Inc.
Lincoln, NE

Michelle Marineau, PhD, APRN-Rx
Kaiser Permanente &
One Medical Group
Honolulu, HI

Kathleen McLaughlin, MSN, RN, CWOCN
Wound Care Educator
Staff Development, Paoli Hospital
Paoli, PA

Jody Scardillo, MS, RN, CWOCN
Clinical Nurse Specialist
WOC Nursing Department
Albany Medical Center
Albany, NY

Tracey Siegel, EdD, MSN, RN, CNE, CWCN
Program Coordinator
Middlesex County College Nursing Program
Edison, NJ

Karen Zulkowski, DNS, RN
Associate Professor
Montana State University
Bozeman, MT

Colaboradores y consultores de la edición anterior

Monica A. Beshara, RN, BSN, CWOCN

Phyllis A. Bonham, PHD, RN, MSN, CWOCN

Carol Calianno, RN, MSN, CWOCN

Margaret Davis, RN, MSN, PHD(c)

Roxanne Leisky, MSN, MBA, FNP, CWS

Donna Scemons, RN, MSN, FNP-C, CWOCN, CNS

Tracey J. Siegel, RN, MSN, CWOCN, NP

Mary Sieggreen, APRN-BC, MSN, CVN

Patricia Albano Slachta, APRN, BC, PHD, CWOCN

Cynthia A. Worley, RN, BSN, COCN, CWCN

Karen Zulkowski, RN, DNS, CWS

Prefacio

Sorprendentemente, escribí el prefacio para la primera edición de *Enfermería fácil. Cuidado y atención de heridas* en el año 2003, ¡y ese comentario aún es pertinente en el 2015! En el 2003 el prefacio rezaba "El cuidado de las heridas ES ciencia, no alquimia". Hemos recorrido un largo camino, desde verter azúcar, controlar larvas, aplicar lámparas térmicas y sanguijuelas y cambiar apósitos cada 2 horas. ¿Realmente podemos hacer que las heridas cicatricen más rápido? Tal vez una mejor forma de decirlo sería: "¿Es imposible impedir la cicatrización de heridas?".

La respuesta sigue siendo un resonante SÍ y las respuestas para promover la cicatrización de las heridas se encuentran en esta edición.

Los conceptos y principios de los cuidados de las heridas siguen cambiando cada año. Como clínicos, somos muy afortunados de contar con guías basadas en pruebas e investigación en las cuales basar nuestra práctica en el mundo de hoy. Lo dije y lo repito: si no deseas cambiar tu práctica profesional, entonces no uses este libro. Si deseas una revisión concisa y organizada de los cuidados de las heridas basada en evidencias, léelo, porque *Enfermería fácil. Cuidado y atención de heridas* ¡es **TODAVÍA** justo lo que necesitas!

La obra empieza por la revisión de los conceptos básicos: el sistema tegumentario y los conceptos de *cicatrización*, *valoración*, *vigilancia* y *documentación* de heridas. Como profesional de la salud, tienes "una visión panorámica" de los cuidados de las heridas en capítulos fáciles de leer. Se incluyen autoevaluaciones al final de cada capítulo para ayudarte en esta tarea. Para quienes tienen dificultades para abandonar sus viejos hábitos, este libro provee la información que los convencerá de cambiarlos.

Esta edición de *Enfermería fácil. Cuidado y atención de heridas* cuenta con referencias al final de cada capítulo que te proveerán recursos adicionales para respaldar tus decisiones en el cuidado de las heridas. Independientemente de tu especialidad profesional, siempre será una posibilidad que atiendas a pacientes con algún tipo de herida (sí, incluso quienes trabajan en obstetricia y salud mental). Las heridas crónicas constituyen un reto especial (p. ej., úlceras por presión, arteriales, en el paciente con diabetes y venosas). Se hace una discusión profunda de estas heridas agudas y crónicas en los capítulos 4 a 8 de la obra.

Aunque la reciente explosión de productos nos ha dado muchas opciones, tal proliferación en realidad ha complicado nuestra forma de tomar decisiones. En el capítulo 9 se aborda la miríada de productos y su uso correcto. Además, el capítulo sobre modalidades terapéuticas se ha ampliado para cubrir productos tisulares basados en células y otras opciones basadas en pruebas.

En los apéndices encontrarás herramientas para ayudarte en la valoración de las heridas y de nutrición, así como en la toma de decisiones respecto de los apósitos. En todo el libro hay secciones clave, como *Vendaje óptimo*, *¡Ojo con las heridas!*, *Manéjese con cuidado* y *Para recordar*.

El cuidado de las heridas es una actividad cada vez más extendida, y seas un novicio o un experto, esta referencia te proporciona información bien organizada y sucinta con el fin de ayudarte en la toma de decisiones durante la atención de heridas.

Contenido

Apéndices e índice

Capítulo 1

Fundamentos del cuidado de las heridas

Objetivos

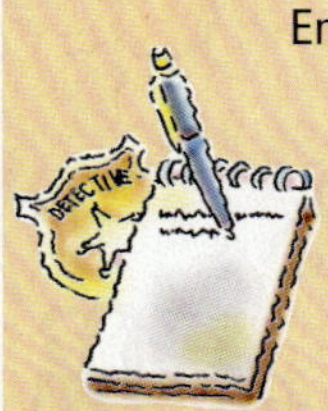

En este capítulo aprenderás:

- Las capas y funciones de la piel
- Los tipos de heridas
- Las fases de la cicatrización de las heridas
- Los factores que afectan la capacidad de cicatrización de la piel
- Las complicaciones de la cicatrización de las heridas

Una mirada a la piel

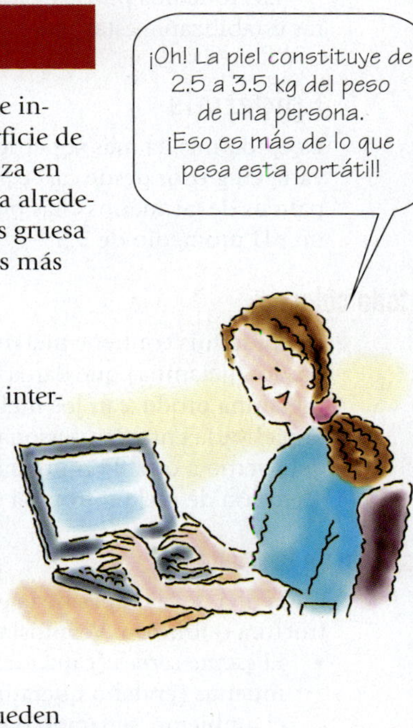
¡Oh! La piel constituye de 2.5 a 3.5 kg del peso de una persona. ¡Eso es más de lo que pesa esta portátil!

La *piel* o *sistema tegumentario* es el órgano más grande del cuerpo e incluye 2.5-3.5 kg del peso corporal de una persona, con una superficie de más de 1.85 m^2. La epidermis de la piel de mayor grosor se localiza en las palmas de las manos y las plantas de los pies, y la más delgada alrededor de los ojos y sobre las membranas timpánicas. La dermis más gruesa de la piel se encuentra en la espalda, donde puede ser 30-40 veces más grande que la epidermis suprayacente.

La belleza tiene sólo la profundidad de la piel

La piel protege al cuerpo al actuar como barrera entre las estructuras internas y el mundo externo. Puesto que la piel también se encuentra entre cada uno de nosotros y el mundo social que nos rodea, nos vemos afectados por su aspecto. Una piel saludable sin manchas, con buen tono (firmeza) y color, provee una mejor autoimagen. La piel también refleja la salud física general del cuerpo. Por ejemplo, puede lucir azulada si la concentración sanguínea de oxígeno es baja y puede observarse con rubor si hay fiebre.

Una herida con cualquier otro nombre

Cualquier daño en la piel se considera una herida. Las heridas pueden resultar de sucesos planeados (como una intervención quirúrgica), accidentes (como una caída de la bicicleta) o la exposición al ambiente (como el daño causado por los rayos ultravioleta [UV]).

Anatomía y fisiología

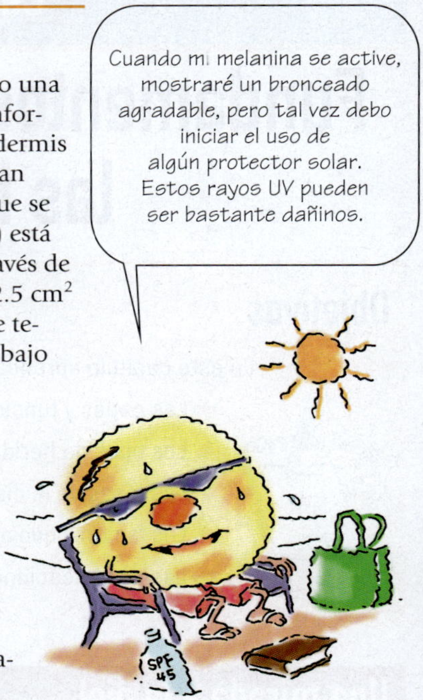
Cuando mi melanina se active, mostraré un bronceado agradable, pero tal vez debo iniciar el uso de algún protector solar. Estos rayos UV pueden ser bastante dañinos.
SPF 45

La piel está constituida por dos capas principales que actúan como una unidad: epidermis y dermis. La *epidermis* (la más externa) está conformada por diferentes estratos. En la parte más superficial de la epidermis se encuentra el *epitelio queratinizado*, una capa de células que migran desde la dermis subyacente y mueren al alcanzar la superficie, y que se generan y sustituyen continuamente. La *dermis* (capa más interna) está formada por células vivas que reciben oxígeno y nutrimentos a través de una red extensa de pequeños vasos sanguíneos. De hecho, ¡cada 2.5 cm^2 de piel contienen más de 4.5 m de vasos sanguíneos! Una capa de tejido conectivo graso subcutáneo, a veces llamada *hipodermis*, yace bajo estas capas.

La piel que te cubre

Dentro de la epidermis y dermis hay cinco redes estructurales:

- Fibras de colágeno
- Fibras elásticas
- Pequeños vasos sanguíneos
- Fibras nerviosas
- Vasos linfáticos.

Los folículos pilosos y los conductos de las glándulas sudoríparas estabilizan a estas redes.

Epidermis

La epidermis, la más superficial de las dos principales capas de la piel, varía en grosor desde casi 0.1 mm en los párpados hasta 1 mm en las palmas de las manos y las plantas de los pies. Es ligeramente ácida, con un pH promedio de 5.5.

A todo color

La epidermis contiene melanocitos (células que producen el pigmento pardo, melanina) que dan a la piel y al cabello su color. Mientras más melanina produzcan los melanocitos, más oscura será la piel. El color de la piel varía entre las personas, pero también puede hacerlo de una zona del cuerpo a otra. El hipotálamo regula la producción de melanina por la secreción de melanotropina u hormona estimulante de los melanocitos.

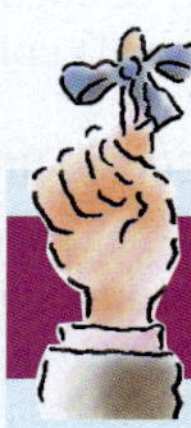

Para recordar

Mantén las capas de la piel en la memoria al recordar que el prefijo ***epi***- significa "encima". Por lo tanto, la ***epi***-dermis se encuentra por encima, o en la parte más alta, de la dermis.

Aspecto de las capas

Cada una de las capas de la epidermis tiene un nombre que refleja su estructura o función. Veámoslas desde afuera hacia adentro:

- El *estrato córneo* (capa escamosa) es la capa superficial de células muertas (epitelio queratinizado) que se encuentra en contacto con el ambiente, separado de la dermis y los tejidos subyacentes. El estrato córneo tiene un manto ácido que ayuda a proteger al cuerpo contra algunos hongos y bacterias. En esta capa, las células migran de manera continua a través de la epidermis desde su parte inferior y mueren al alcanzar la superficie, se descaman a diario y se sustituyen por completo cada 4-6 semanas. En enfermedades como el eccema y la psoriasis, el estrato córneo puede tornarse anormalmente grueso e irritar las estructuras cutáneas y los nervios periféricos.

- El *estrato granuloso* (capa granular) tiene de una a cinco células de grosor, que se caracterizan por ser planas y contener núcleos activos. Esta capa contiene proteínas, gránulos laminares y líquidos que ayudan a reforzar la piel.
- El *estrato espinoso* está constituido por queratinocitos y queratina, que crean puentes intracelulares entre los queratinocitos. Contiene involucrina, una proteína soluble que estabiliza las capas de la epidermis y aumenta nuestra resistencia ante los microorganismos invasores. Esta capa también contiene las células de Langerhans, que se originan en la médula ósea y son indispensables como nuestra primera línea de defensa inmunitaria. Las células de Langerhans pueden dañarse por la radiación ultravioleta B [UVB] y producir una disminución de la inmunidad celular cutánea.
- La capa basal o *estrato basal* es de sólo una célula de grosor y la única capa de la epidermis donde las células presentan mitosis para formar otras nuevas. Los melanocitos, células productoras de pigmento, se encuentran en esta capa. El estrato basal forma la unión dermoepidérmica, zona donde se conectan la epidermis y la dermis. Algunas protrusiones de esta capa (llamadas *crestas epidérmicas*) se extienden hacia el interior de la dermis, donde son rodeadas por papilas dérmicas vascularizadas. Esta estructura única sostiene a la epidermis y facilita el intercambio de líquidos y células entre las capas de la piel.

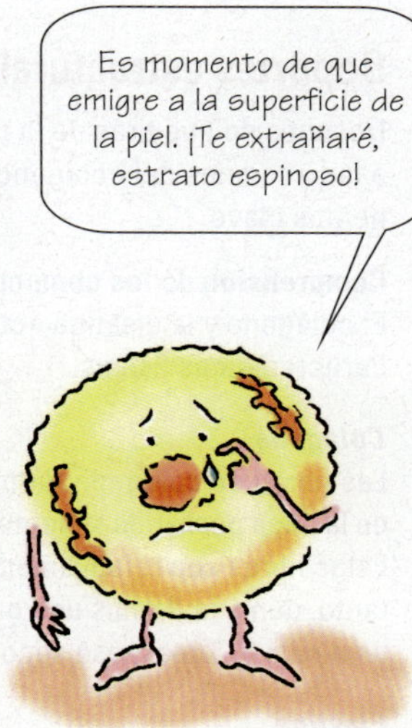
Es momento de que emigre a la superficie de la piel. ¡Te extrañaré, estrato espinoso!

Dermis

La *dermis*, capa más profunda y gruesa de la piel, está constituida por fibras de colágeno y elastina, así como una matriz extracelular, lo que contribuye a su resistencia y elasticidad. Las fibras colágenas proporcionan a la piel resistencia y las de elastina proveen elasticidad. La malla de colágeno y elastina determina las características físicas de la piel (véase *Soportes estructurales: colágeno y elastina*, p. 4).

Además, la dermis contiene:

- Vasos sanguíneos y linfáticos que transportan oxígeno y nutrimentos a las células y retiran productos de desecho.
- Fibras nerviosas y folículos pilosos que contribuyen a la regulación de la temperatura, y a la excreción y absorción en la piel .
- Fibroblastos, células importantes para la producción de colágeno y elastina.

Las palmas de las manos y las plantas de los pies contienen una capa adicional llamada *estrato lúcido*, que ayuda a estas regiones a soportar la fricción.

Soportes estructurales: colágeno y elastina

Después de que tiras de la piel, normalmente regresa a su posición original debido a las acciones del colágeno y la elastina del tejido conectivo, dos de sus componentes clave.

Comprensión de los componentes
El colágeno y la elastina actúan juntos para sostener la dermis y dar a la piel sus características físicas.

Colágeno
Las fibras de colágeno forman haces gruesos estrechamente entretejidos en la capa papilar de la dermis, que corren paralelos a la superficie cutánea. Estas fibras son relativamente poco distensibles e inelásticas; por lo tanto, dan a la dermis una gran fuerza tensil. Además, el colágeno constituye casi 70 % del peso seco de la piel y es su principal proteína estructural.

Elastina
La elastina está constituida por fibras onduladas que se entremezclan con el colágeno en una distribución horizontal en la parte inferior de la dermis y en una vertical en el margen de la epidermis. La elastina hace plegable a la piel y es la proteína estructural que permite la distensibilidad de la dermis.

Observación de los efectos de la edad
Conforme una persona envejece, las fibras de colágeno y elastina se fragmentan, y aparecen líneas finas y arrugas que se relacionan con la edad. Una exposición extensa a la luz del sol acelera este proceso de fragmentación. Las arrugas profundas son producto de cambios en los músculos faciales. Con el tiempo, reír, llorar, sonreír y fruncir las cejas causan que los músculos faciales se hagan más gruesos y, en un momento dado, causen arrugas en la piel suprayacente.

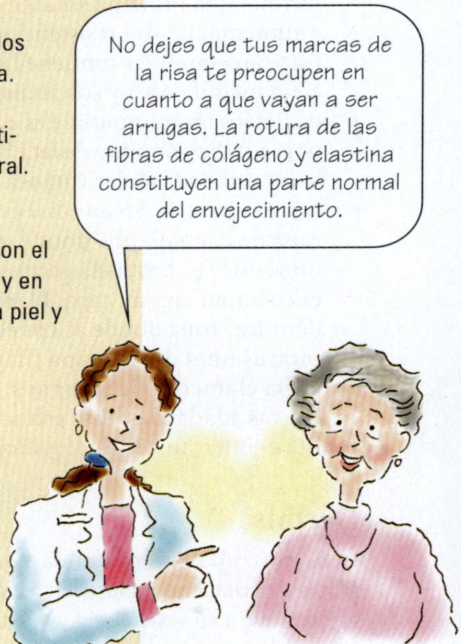
No dejes que tus marcas de la risa te preocupen en cuanto a que vayan a ser arrugas. La rotura de las fibras de colágeno y elastina constituyen una parte normal del envejecimiento.

Consta de dos

La dermis está conformada por dos capas de tejido conectivo:

- La *dermis papilar* (la capa más externa) está constituida por fibras de colágeno y reticulares, importantes para la cicatrización de las heridas. Los capilares de la dermis papilar conducen el nutrimento necesario para la actividad metabólica de esta capa.
- La *dermis reticular* (la capa más interna) está formada por redes gruesas de haces de colágeno que la anclan al tejido subcutáneo y las estructuras de sostén subyacentes (como aponeurosis, músculos y huesos).

Glándulas sebáceas y sudoríparas

Aunque parece que las glándulas sebáceas y sudoríparas se originan en la dermis, en realidad son apéndices de la epidermis que se profundizan hacia ella.

¡Da una manita a esas glándulas!

Las glándulas sebáceas, que se encuentran principalmente en la piel del cuero cabelludo, la cara, la parte superior del cuerpo y la región genital, son parte de la misma estructura que contiene los folículos pilosos. Estas glándulas sacciformes producen sebo, una sustancia grasa que lubrica y reblandece la piel, y se encuentran bajo control de los andrógenos y son muy pequeñas en los lactantes, con inicio de su crecimiento en la preadolescencia.

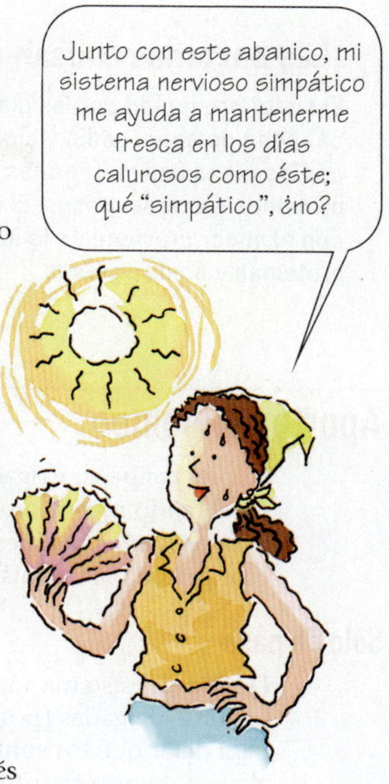
Junto con este abanico, mi sistema nervioso simpático me ayuda a mantenerme fresca en los días calurosos como éste; qué "simpático", ¿no?

No la sudes

Las glándulas sudoríparas son tubulares e intensamente enrolladas; una persona promedio cuenta con casi 2.6 millones de ellas, presentes en todo el cuerpo en diversas cantidades. Las palmas de las manos y las plantas de los pies cuentan con muchas, pero el oído externo, los márgenes de los labios, los lechos ungueales y el glande no tienen alguna.

La porción secretora de la glándula sudorípara se origina en la dermis, con su conducto que desemboca en la superficie de la piel. El sistema nervioso simpático regula la producción de sudor, que a su vez ayuda a controlar la temperatura.

Hay dos tipos de glándulas sudoríparas:

- *Merocrinas*: activas al nacer, se encuentran en todo el cuerpo, con mayor densidad en las palmas de las manos, plantas de los pies y la frente. Estas glándulas se conectan con la superficie de la piel a través de poros y producen un sudor que carece de proteínas y ácidos grasos. Las glándulas merocrinas son más pequeñas que las apocrinas.
- *Apocrinas*: éstas empiezan su función en la pubertad, se abren hacia los folículos pilosos y, por lo tanto, se encuentran en su mayor parte en zonas donde suele crecer pelo, como el cuero cabelludo, las ingles y la región axilar. La porción secretora espiral de cada glándula yace profundamente en la dermis (más honda que las glándulas merocrinas) y un conducto la conecta a la porción superior del folículo piloso. El sudor producido por las glándulas apocrinas contiene agua, sodio, cloro, proteínas y ácidos grasos. Es más denso que el sudor originado por las glándulas merocrinas y tiene un tinte lechoso o amarillento (véase *¡Las bacterias causan el olor!*, p. 6).

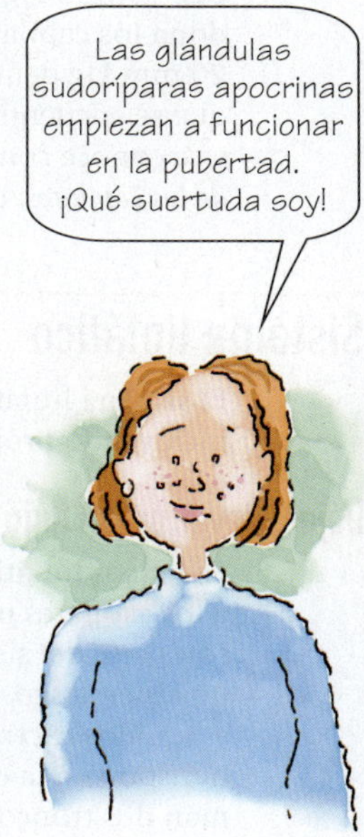
Las glándulas sudoríparas apocrinas empiezan a funcionar en la pubertad. ¡Qué suertuda soy!

Tejido subcutáneo

El *tejido subcutáneo* o *panículo* es la capa subdérmica (debajo de la piel) de tejido conectivo laxo que contiene los principales vasos sanguíneos, vasos linfáticos y nervios. El tejido subcutáneo:

- Contiene un alto porcentaje de células grasas y menos vasos sanguíneos pequeños que la dermis.
- Varía en grosor dependiendo de su tipo y localización.
- Constituye 15-20% del peso de un varón, y 20-25% de una mujer.
- Aísla al cuerpo.
- Es un sitio importante de conversión de hormonas y almacenamiento energético.
- Absorbe los golpes que pudiesen afectar al sistema esquelético.
- Ayuda a la piel a desplazarse fácilmente sobre las estructuras subyacentes.

¡Las bacterias causan el olor!

El sudor producido por las glándulas apocrinas contiene la misma cantidad de agua, sodio y cloro que se encuentran en el producido por las glándulas merocrinas; sin embargo, también contiene proteínas y ácidos grasos. El olor desagradable relacionado con el sudor proviene de la interacción de bacterias con esas proteínas y ácidos grasos.

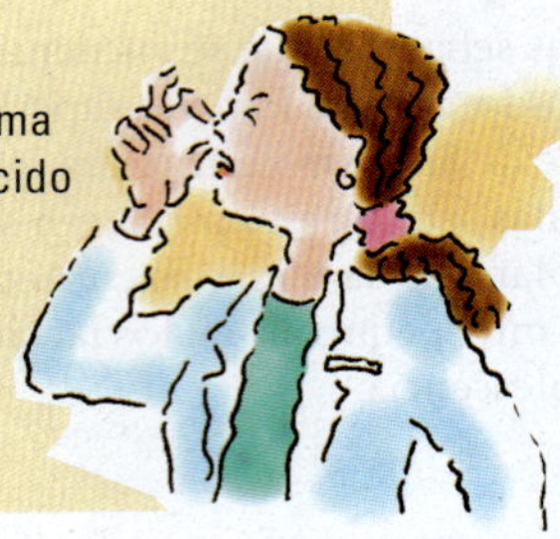

Aporte sanguíneo

La piel recibe su irrigación sanguínea a través de los vasos que se originan en el tejido muscular subyacente, donde las arterias se ramifican en vasos más pequeños que después hacen lo propio en una red de capilares, la cual penetra la dermis y el tejido subcutáneo.

Sólo de paso

Dentro del sistema vascular, sólo los capilares tienen paredes suficientemente delgadas (por lo general, una sola capa de células endoteliales) para dejar que los solutos las atraviesen. Estas paredes delgadas permiten el paso de nutrimentos y oxígeno desde la corriente sanguínea hasta el espacio intersticial que rodea a las células cutáneas. Al mismo tiempo, los productos de desecho pasan al interior de los capilares y se eliminan. La presión de la sangre arterial que ingresa a los capilares es de casi 30 mm Hg, mientras que la presión de la sangre venosa que abandona los capilares es de casi 10 mm Hg. Esta diferencia de presión de 20 mm Hg dentro de los capilares es muy baja, en comparación con la que se encuentra en las arterias más grandes del cuerpo (85-100 mm Hg), y se conoce como *presión arterial* (véase *Movimiento de los líquidos a través de los capilares*, p. 7).

Sistema linfático

El sistema linfático de la piel ayuda a retirar los productos de desecho, incluyendo proteínas y líquidos excesivos, de la dermis.

Déjate llevar por el flujo

Los vasos linfáticos, llamados de forma abreviada *linfáticos*, son similares a los capilares por su permeabilidad y pared delgada; sin embargo, no son parte del sistema circulatorio sanguíneo. Los linfáticos pertenecen a un sistema separado que retira proteínas, grandes productos de desecho y líquidos excesivos de los espacios intersticiales en la piel y después los transporta a la circulación venosa. Los vasos linfáticos se fusionan y forman dos troncos principales, el conducto torácico y el conducto linfático derecho, que se vacían en la unión de las venas subclavias y yugulares internas correspondientes.

Movimiento de los líquidos a través de los capilares

El movimiento de los líquidos a través de los capilares, un proceso llamado *filtración capilar*, es resultado del impulso de la sangre contra las paredes de estos vasos. Tal presión, llamada *presión hidrostática*, fuerza a los lípidos y solutos a atravesar la pared capilar.

Cuando la presión hidrostática dentro de un capilar es mayor que la del espacio intersticial circundante, se fuerza a los líquidos y solutos del interior del capilar para salir hacia el espacio intersticial, como se muestra en la figura. Cuando la presión dentro del capilar es menor que la externa, los líquidos y solutos retornan al interior.

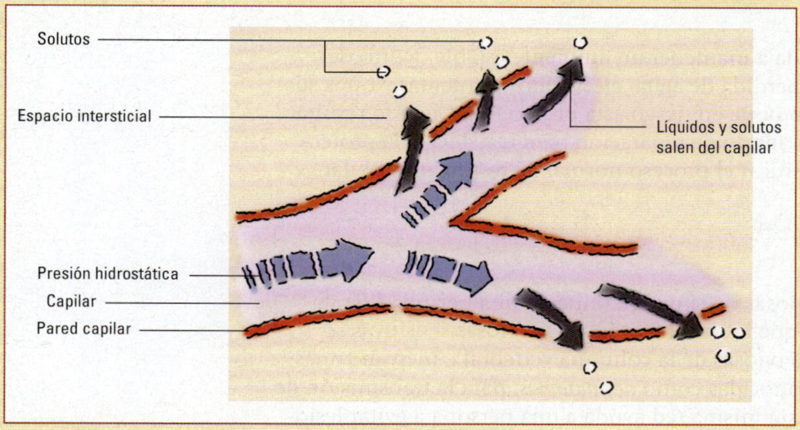

Funciones de la piel

La piel realiza o participa en un conjunto de funciones vitales, que incluyen:

- Protección de las estructuras internas
- Percepción sensorial
- Termorregulación
- Excreción
- Metabolismo
- Absorción
- Comunicación social

El daño de la piel altera su capacidad para realizar estas importantes funciones. Echemos una mirada a cada una.

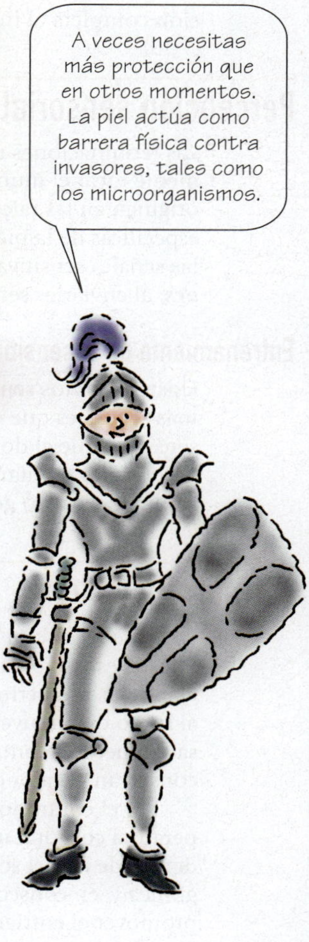
A veces necesitas más protección que en otros momentos. La piel actúa como barrera física contra invasores, tales como los microorganismos.

Protección

La piel actúa como barrera física ante los microorganismos y materiales extraños, protegiendo al cuerpo frente a las infecciones secundarias por la invasión de microorganismos. Hay dos tipos de microflora en la piel:

residente (aquélla que vive sobre la piel) y *transitoria* (que normalmente no se encuentra en la piel). La mayoría de las personas porta más de 20 cepas de bacterias y hongos residentes en la piel. Se adquieren las bacterias transitorias por el contacto con otras personas o el ambiente y, por lo general, se retiran mediante el lavado de manos y el baño.

Una piel gruesa

La piel también protege a los tejidos y estructuras subyacentes de lesiones mecánicas. Considera los pies: cuando una persona camina o corre, las plantas de los pies soportan una fuerza tremenda; no obstante, las estructuras tisulares y otras subyacentes se mantienen sin daño.

Estabilidad de las sensaciones

Finalmente, la piel ayuda a mantener un ambiente estable dentro del cuerpo previniendo la pérdida de agua, electrólitos, proteínas y otras sustancias. Cualquier daño pone en riesgo esta protección. Cuando resulta dañada, la piel entra en modo de reparación para restablecer la protección completa al intensificar el proceso normal de restitución celular.

Percepción sensorial

Las terminaciones nerviosas de la piel permiten a una persona literalmente tocar el mundo que la rodea. Las fibras nerviosas sensitivas se originan en las raíces nerviosas de la columna vertebral e inervan zonas específicas de la piel, conocidas como *dermatomas*, para la transmisión de las señales sensitivas. Esta misma red ayuda a una persona a evitar lesiones, al enviarles señales de dolor, presión, calor y frío.

Entrenamiento de la sensibilidad

Existen nervios sensitivos en la piel; sin embargo, algunas zonas son más sensibles que otras; por ejemplo, las puntas de los dedos son más sensibles que el dorso. Las sensaciones nos permiten identificar riesgos potenciales y evitar lesiones. Cualquier pérdida o disminución de la sensibilidad (local o general) aumenta la posibilidad de una lesión.

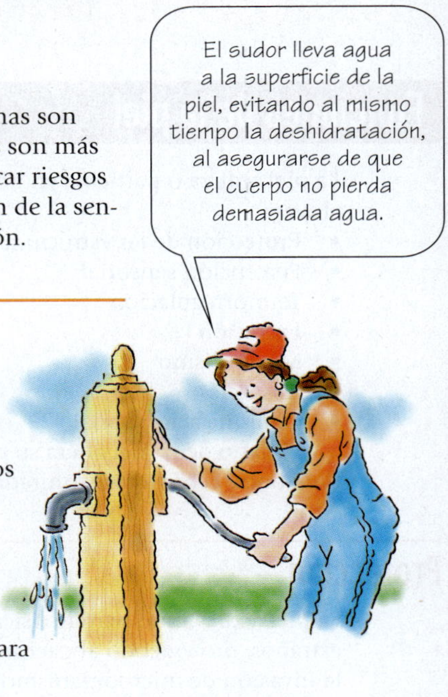
El sudor lleva agua a la superficie de la piel, evitando al mismo tiempo la deshidratación, al asegurarse de que el cuerpo no pierda demasiada agua.

Termorregulación

La *termorregulación* o control de la temperatura corporal implica el esfuerzo concertado de nervios, vasos sanguíneos y glándulas merocrinas en la dermis. Cuando la piel se expone al frío o disminuye la temperatura interna del cuerpo, los vasos sanguíneos se contraen, reducen la irrigación sanguínea y, así, conservan el calor corporal.

Por el contrario, si la piel se torna muy caliente o la temperatura corporal interna aumenta, las pequeñas arterias dentro de la piel se dilatan e incrementan la irrigación sanguínea y, en consecuencia, aumenta la producción de sudor para promover el enfriamiento.

Excreción

Aunque parezca poco probable, la piel es un órgano excretor. La excreción a través de la piel tiene una participación importante en la termorregulación, el equilibrio de electrólitos y la hidratación. Además, la excreción de sebo ayuda a mantener la integridad y flexibilidad de la piel.

El agua funciona

A través de sus más de 2 millones de poros (pequeñas aberturas en la piel por las que se secretan sebo y sudor), la piel transmite eficazmente cantidades mínimas de agua y residuos corporales hacia el ambiente. Al mismo tiempo, previene la deshidratación al asegurar que el cuerpo no pierda demasiada agua. El sudor lleva agua y sales a la superficie corporal, donde se evapora auxiliando a la termorregulación y el equilibrio de electrólitos. Además, una pequeña cantidad de agua se evapora directamente de la piel a diario, forma por la que un adulto normal pierde casi 500 mL de agua al día. Si bien la piel se ocupa de regular los líquidos que salen del cuerpo a través de la producción de sudor, los lípidos de la piel ayudan a prevenir que ingresen al cuerpo líquidos no deseados o peligrosos.

Metabolismo

La piel también ayuda a mantener la mineralización de los huesos y dientes. Se produce vitamina D por una reacción fotoquímica en la piel, crucial para el metabolismo de calcio y fósforo. Estos minerales, a su vez, tienen un papel medular en la salud de huesos y dientes. Cuando la piel se expone al espectro UV de la luz solar, sintetiza vitamina D en una reacción fotoquímica. Ten en mente, no obstante, que la sobreexposición a la luz UV causa un daño que aminora la capacidad de la piel de funcionar adecuadamente.

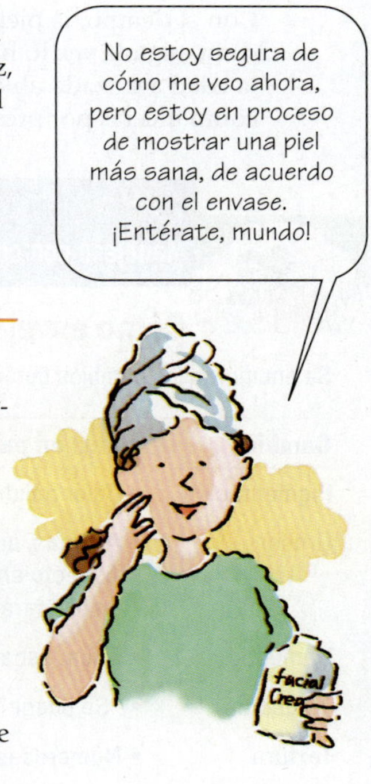
No estoy segura de cómo me veo ahora, pero estoy en proceso de mostrar una piel más sana, de acuerdo con el envase. ¡Entérate, mundo!

Absorción

Algunos fármacos y sustancias tóxicas (p. ej., pesticidas) pueden absorberse directamente a través de la piel hacia la corriente sanguínea. Los lactantes y niños pequeños se encuentran especialmente en riesgo de absorción de sustancias químicas a través de la piel. Incluso no se recomienda usar los protectores solares hasta que los niños cumplan seis meses de edad. La capacidad de la piel de absorber sustancias se puede usar para tratar ciertos trastornos con medicamentos tópicos y mediante parches cutáneos por los que se administran fármacos. Un ejemplo es el método de administración transdérmica de fármacos usado en algunos programas para el abandono de la nicotina. Esta tecnología también se usa para la administración de algunas formas de anticoncepción, el tratamiento de reposición hormonal, la nitroglicerina y algunos analgésicos.

Comunicación social

Una función de la piel a menudo soslayada pero importante, es su participación en el desarrollo de la autoestima y la comunicación social. Cada vez que una persona se mira al espejo decide si le gusta lo que ve. Aunque la estructura ósea, el tipo corporal, los dientes y el cabello tienen todos su impacto, el estado y las características de la piel pueden tener un efecto máximo sobre la autoestima de una persona. Pregunta a cualquier adolescente con acné. Si una persona gusta de lo que ve, su autoestima aumenta; si no, se desanima.

Hubieras visto su cara

Virtualmente, todo intercambio interpersonal incluye los lenguajes no verbales de la expresión facial y la postura corporal. El grado de autoestima de una persona y las características de su piel, que son visibles en todo momento, tienen un impacto en cómo se comunica verbalmente o no y la forma en que es percibida por un escucha.

Debido a que las características físicas de la piel están tan estrechamente vinculadas con la autopercepción, se dispone de una gran cantidad de productos para su cuidado y de técnicas quirúrgicas para mantenerla con un aspecto saludable.

Envejecimiento y función de la piel

Con el tiempo, la piel pierde su capacidad de funcionar eficazmente como alguna vez lo hizo (véase *Cómo envejece la piel*). Como resultado, la edad avanzada ubica a una persona en mayor riesgo de lesiones, como úlceras por presión y otros trastornos cutáneos.

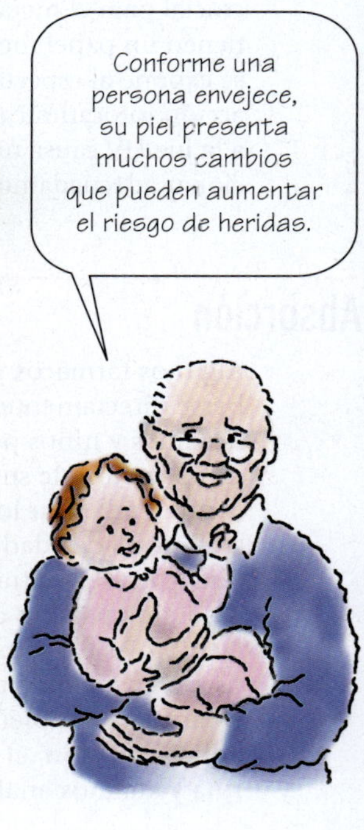
Conforme una persona envejece, su piel presenta muchos cambios que pueden aumentar el riesgo de heridas.

Manéjese con cuidado

Cómo envejece la piel

Se enumeran los cambios cutáneos que normalmente ocurren con el envejecimiento.

Cambio	Datos en pacientes de edad avanzada
Pigmentación	• Color pálido
Grosor	• Arrugas, en especial en la cara, los brazos y las piernas • Aspecto en parches, en especial sobre prominencias óseas y en las caras dorsales de manos, pies, brazos y piernas
Humedad	• Seca, escamosa y áspera
Turgencia	• "Se pliega" y se mantiene plisada
Textura	• Numerosas arrugas y líneas

El camino por recorrer

Aunque todo el cuerpo se modifica mucho con el transcurso del tiempo, varios cambios importantes de la piel incrementan el riesgo de heridas conforme una persona envejece, e incluyen:

- Disminución de 50 % en la velocidad de recambio celular del estrato córneo (la capa más externa) y 20 % menos en el grosor de la dermis.
- Reducción generalizada de la vascularización dérmica y un descenso relacionado con el riego sanguíneo cutáneo.
- Redistribución del tejido subcutáneo, que contiene menos células grasas en las personas de edad avanzada, al igual que el vientre y los muslos.
- Aplanamiento de las papilas en la unión dermoepidérmica (unión de epidermis y dermis), que disminuye la adhesión entre las capas.
- Menor cantidad de células de Langerhans (macrófagos inmunitarios que atacan microorganismos invasores) presentes en la piel.
- Reducción de 50 % en el número de fibroblastos y células cebadas (que tienen participación clave en la respuesta inflamatoria).
- Notoria disminución de la capacidad de percibir presión, calor y frío, aunque se conserve el mismo número de terminaciones nerviosas en la piel.
- Reducción significativa en el número de glándulas sudoríparas.
- Absorción más deficiente a través de la piel.
- Disminución de la capacidad de la piel para la síntesis de vitamina D.

Alerta de lesión

Conforme una persona envejece, los cambios fisiológicos también aumentan el riesgo de diversas lesiones. Por ejemplo, los adultos mayores:

- Presentan equimosis con mayor facilidad y son más proclives al edema alrededor de las heridas, por disminución de la vascularización cutánea.
- Tienen más probabilidad de sufrir daño térmico y por presión (calor y frío) en la piel por disminución de la sensibilidad.
- Tienen una mayor incidencia de isquemia (daño celular resultante de la llegada de muy poco oxígeno a las células) en los tejidos comprimidos, porque las áreas óseas tienen menos acojinamiento subcutáneo y la disminución de la percepción hace que la persona de edad avanzada sea menos sensible al malestar si está en una misma posición durante mucho tiempo.
- Tienen riesgo de hipertermia e hipotermia por disminución del tejido subcutáneo.
- Muestran menos glándulas sudoríparas y, por lo tanto, menor producción de sudor, lo que dificulta la termorregulación y aumenta el riesgo de hipertermia.
- Presentan un mayor riesgo de infección porque la piel más delgada es una barrera menos eficaz para los microorganismos y alérgenos, debido a que contiene menos células de Langerhans para luchar frente a las infecciones y menos células cebadas para mediar la respuesta inflamatoria.

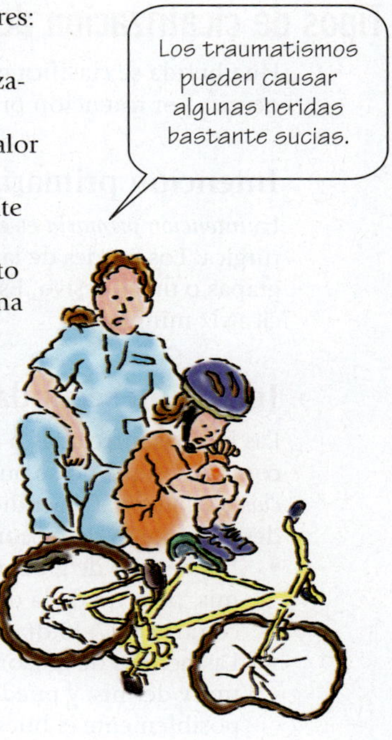

- Son más lentos para mostrar una respuesta de sensibilización (rubor, calor, malestar) debido a la disminución de células de Langerhans, lo que da como resultado el uso excesivo de medicamentos tópicos y la aparición de reacciones alérgicas más graves (porque los signos no son evidentes de manera temprana).
- Riesgo de sobredosis con medicamentos transdérmicos cuando su mala absorción los hace aplicarlos muy a menudo.
- Presentan una incidencia mucho mayor de lesiones por cizallamiento y desgarro, por afección de la adhesión de las capas cutáneas y colágeno menos flexible.

Una mirada a las heridas

Cualquier lesión de la piel se considera una herida. El daño tisular en las heridas varía ampliamente desde una pérdida de continuidad superficial en el epitelio hasta un traumatismo profundo que afecta músculos y huesos. Una herida "limpia" es como la que se produce por una intervención quirúrgica. Se describe a una herida como "sucia" si contiene bacterias u otros detritos. Los traumatismos, por lo general, causan heridas sucias. La tasa de recuperación de heridas varía según la extensión y el tipo de daño que se presentó y otros factores intrínsecos, como la circulación, la nutrición y la hidratación del paciente. Aunque la tasa de recuperación es variable, el proceso de cicatrización es muy parecido en todos los casos.

Tipos de cicatrización de las heridas

Una herida se clasifica por la forma en la que se cierra, lo que puede ocurrir por intención primaria, secundaria o terciaria.

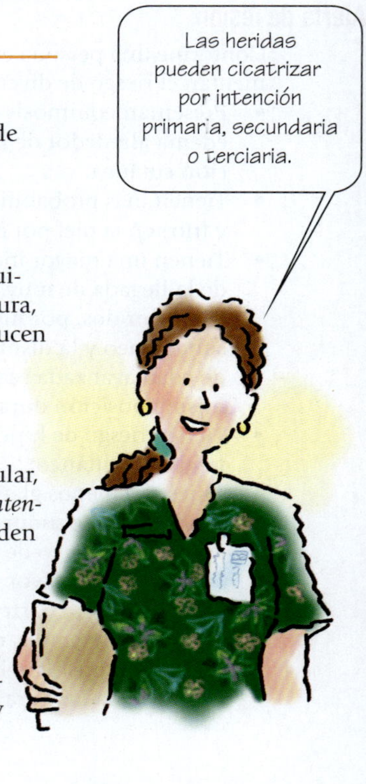

Intención primaria

La *intención primaria* es el proceso por el cual se cierra una herida quirúrgica. Los bordes de la piel se aproximan entre sí y se fijan con sutura, grapas o un adhesivo. Estas heridas suelen curar en 4-14 días y producen cicatriz mínima.

Intención secundaria

Las heridas infectadas o las que implican algún grado de pérdida tisular, con bordes que no se pueden aproximar fácilmente, cicatrizan por *intención secundaria*. Dependiendo de la profundidad de la herida, se pueden describir como de grosor *parcial* o *completo*:

- Las heridas de grosor parcial se extienden a través de la epidermis, pero no de la dermis. Son heridas superficiales que suelen cerrarse en 7-10 días, por lo general con poca o ninguna cicatriz.
- Las heridas de grosor completo se extienden a través de la epidermis y dermis, y pueden incluir al tejido subcutáneo, el músculo y posiblemente el hueso.

Te llevo bajo la piel

Durante su curación, las heridas de grosor completo que cierran por intención secundaria, se llenan de tejido de granulación; después se forma una cicatriz y ocurre la reepitelización, principalmente a partir de los bordes. Las úlceras por presión, las quemaduras, las heridas quirúrgicas dehiscentes y las lesiones traumáticas son ejemplos de este tipo de heridas, que también requieren más tiempo para cerrar, producen una cicatriz y conllevan una mayor tasa de complicaciones que las que cierran por intención primaria.

En ocasiones, la cicatrización tardía en este tipo de heridas puede llevar a la aparición de tejido hipergranular, que con frecuencia se eleva respecto del nivel de la piel intacta; es muy rojo, "carnoso" y sangra fácilmente (friable), y, por lo general, constituye una respuesta a la inflamación crónica y la carga cuantiosa de bacterias o una humedad excesiva.

Intención terciaria

Las heridas que de manera intencional se dejan abiertas para permitir la resolución del edema o una infección o el retiro de un exudado, cierran por *intención terciaria* (también llamada *intención primaria diferida*). Estas heridas se cierran más tarde con sutura, grapas o dispositivos adhesivos. Las heridas que cierran por intención terciaria causan más cicatriz que las que lo hacen por intención primaria, pero menos que las que lo hacen por intención secundaria.

Fases de la cicatrización de las heridas

Ya sea que la causa sea mecánica, química o térmica, el proceso de cicatrización es el mismo para todas las heridas. Implica cuatro fases específicas:

- De hemostasia o coagulación
- Inflamatoria
- Proliferativa o de migración
- De maduración o remodelado

Aunque esta clasificación es útil, es importante recordar que la cicatrización rara vez se presenta en este orden estricto. Por lo general, las fases de la cicatrización de heridas se superponen (véase *Cómo cierran las heridas*, p. 15).

Hemostasia

Inmediatamente después de una lesión, el cuerpo libera mediadores químicos y mensajeros intercelulares, llamados *factores de crecimiento*, los cuales inician el proceso de limpieza y cicatrización de la herida.

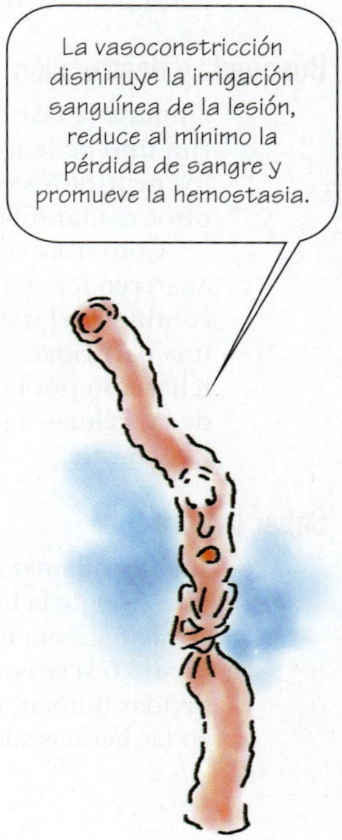

¡Detengan ese flujo!

Cuando los vasos sanguíneos se dañan, los pequeños músculos en sus paredes se contraen (vasoconstricción), con lo que disminuye la irrigación sanguínea de la lesión y reduce la pérdida de sangre. La vasoconstricción puede durar hasta 30 min. A continuación, la sangre que escurre de la herida desde vasos inflamados, dilatados o rotos, empieza a coagularse. Las fibras de colágeno de la pared de los vasos dañados activan las plaquetas sanguíneas de la sangre presente. Ayudadas por la acción de las prostaglandinas, las plaquetas aumentan de volumen y se juntan para formar un tapón temporal que ayuda a prevenir mayor pérdida sanguínea. Las plaquetas también liberan vasoconstrictores adicionales como la serotonina, que ayudan a prevenir una mayor pérdida sanguínea. Se forma trombina en una serie de sucesos estimulados por las plaquetas y se produce un coágulo para cerrar los pequeños vasos y detener la hemorragia.

La fase inicial del cierre de la herida se presenta casi de inmediato después de que ocurrió la lesión y en el transcurso de minutos en las heridas pequeñas. La hemostasia es menos eficaz para detener la hemorragia cuando participan vasos sanguíneos más grandes.

Inflamación

La fase inflamatoria es tanto un mecanismo de defensa como un componente crucial del proceso de cicatrización, en el que la herida se limpia y se inicia su reconstrucción (véase *Entender la respuesta inflamatoria*, p. 16).

Durante la fase inflamatoria, aumenta la permeabilidad vascular, lo que permite que se acumule el líquido seroso que porta pequeñas cantidades de células y proteínas plasmáticas en el tejido que circunda la herida (edema). La acumulación de líquido hace que el tejido dañado parezca hinchado, rojo y caliente al tacto.

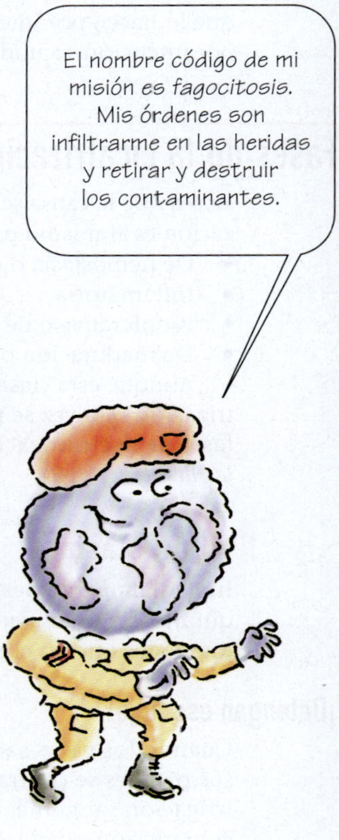
El nombre código de mi misión es *fagocitosis*. Mis órdenes son infiltrarme en las heridas y retirar y destruir los contaminantes.

Búsqueda y destrucción

Durante la fase temprana del proceso inflamatorio, los neutrófilos (un tipo de leucocitos) ingresan a la herida. La principal función de los neutrófilos es la fagocitosis (retiro y destrucción de bacterias y otros contaminantes).

Conforme se hace más lenta la infiltración por los neutrófilos, aparecen los monocitos, que se convierten en macrófagos activados y continúan el trabajo de limpieza de la herida. Los macrófagos tienen una participación clave temprana en el proceso de granulación y reepitelización por la producción de factores de crecimiento y por atracción de las células necesarias para la formación de nuevos vasos sanguíneos y colágeno.

Saber la hora

La fase inflamatoria de la cicatrización es importante para prevenir la infección de la herida. El proceso tiene influencia negativa cuando el paciente presenta un trastorno sistémico que suprime a su sistema inmunitario o si se encuentra bajo tratamiento de inmunosupresión. En las heridas limpias, la respuesta inflamatoria dura casi 36 h. En cambio, en las heridas sucias o infectadas la respuesta puede durar mucho más.

Cómo cierran las heridas

El proceso de cierre se inicia en el instante de la lesión y procede a través de una "cascada" de reparación, como se describe aquí:

1. Cuando el tejido se daña, la zona se llena de serotonina, histamina, prostaglandinas y sangre provenientes de los vasos lesionados. Las plaquetas sanguíneas forman un coágulo y la fibrina presente en él junta los bordes de la herida.

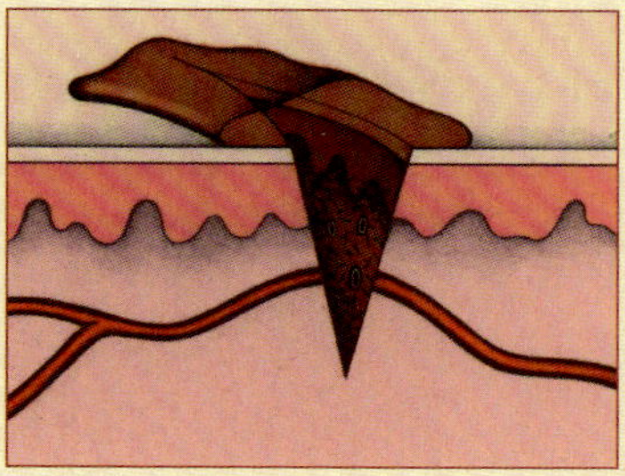

2. Los linfocitos inician la respuesta inflamatoria, con aumento de la permeabilidad capilar. Los bordes de la herida aumentan de volumen y los leucocitos de los vasos circundantes ingresan a la zona e ingieren bacterias y detritos celulares, y fragmentan el coágulo. Puede haber eritema, aumento de temperatura, edema, dolor y pérdida de la función.

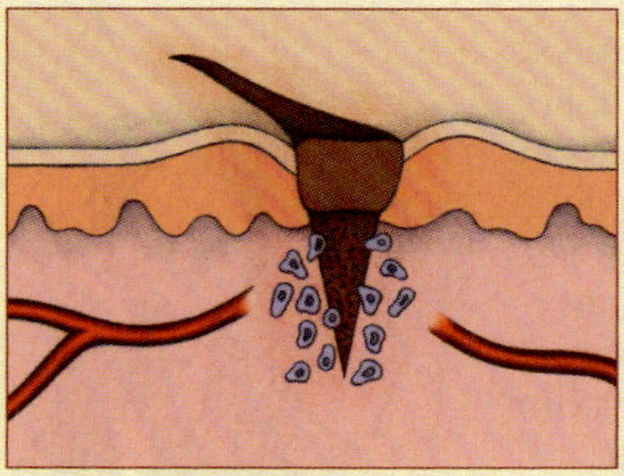

3. El tejido sano adyacente provee sangre, nutrimentos, fibroblastos, proteínas y otros materiales necesarios para formar el tejido de granulación, blando, rosado y altamente vascularizado, que empieza a formar un puente en la zona. La inflamación puede disminuir o quizás aparezcan signos y síntomas de infección (puede haber aumento del edema, de dolor, fiebre y secreción purulenta).

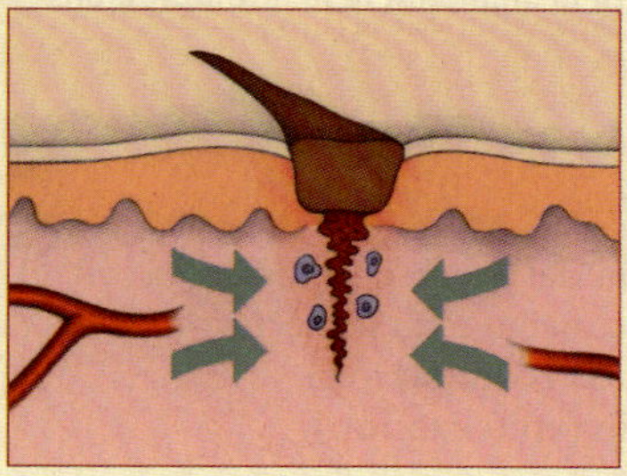

4. Los fibroblastos en el tejido de granulación secretan colágeno, una sustancia que se semeja a un pegamento. Las fibras colágenas atraviesan la zona y forman tejido cicatricial.

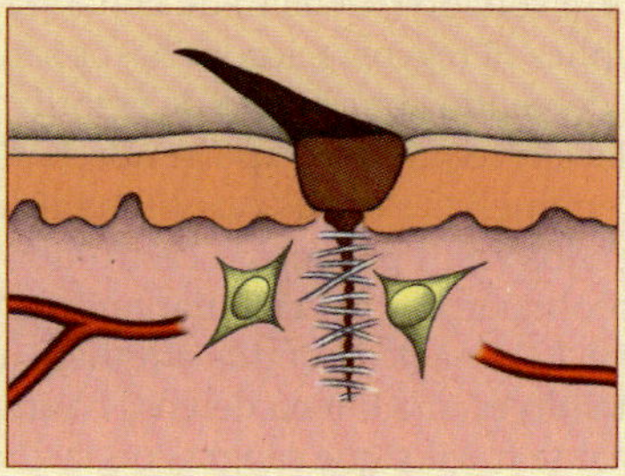

Mientras tanto, las células epiteliales en el borde de la herida se multiplican y migran hacia su centro. Una nueva capa de células superficiales sustituye a la que se destruyó. Aparece nuevo tejido sano o de granulación (si la irrigación sanguínea es inadecuada).

5. Se regeneran los tejidos dañados (incluidos linfáticos, vasos sanguíneos y la matriz del estroma). Las fibras de colágeno se acortan y la herida disminuye de tamaño. La cicatriz puede reducir su tamaño, con el retorno de la función normal, o hipertrofiarse y llevar a la formación de una de tipo queloide y la aparición de contracturas.

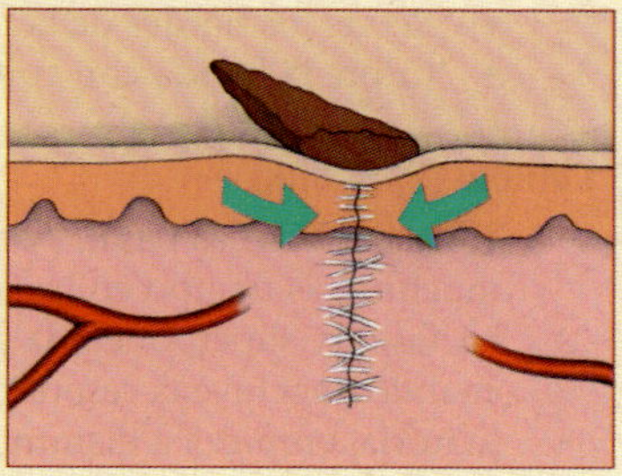

Entender la respuesta inflamatoria

En este diagrama de flujo se presenta la secuencia de sucesos del proceso inflamatorio:

Los microorganismos invaden el tejido dañado.

↓

Los basófilos liberan heparina e histamina y se producen cininas.

↓

Se presenta la vasodilatación, junto con un aumento de la permeabilidad capilar.

↓

El flujo sanguíneo aumenta en los tejidos afectados y se acumula líquido en su interior.

↓

Los neutrófilos se congregan en el sitio de invasión para engullir y destruir los microorganismos y células moribundas.

↓

Esto prepara el escenario para la siguiente fase: proliferación.

Proliferación

Durante la fase de proliferación del proceso de cicatrización, el cuerpo:

- Llena la herida con tejido conectivo (granulación).
- Retrae los bordes de la herida (contracción).
- Cubre la herida con epitelio (epitelización).

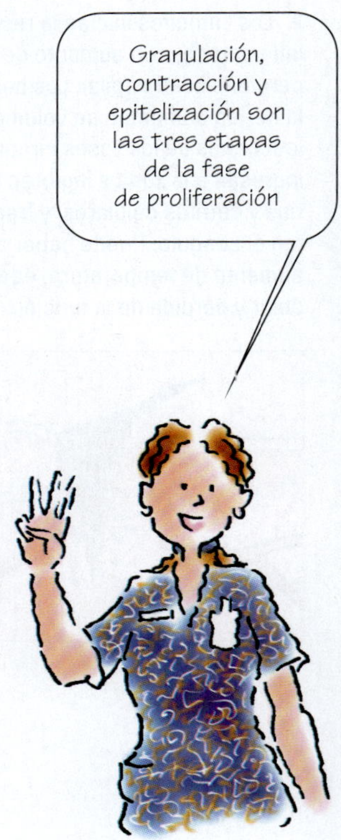
Granulación, contracción y epitelización son las tres etapas de la fase de proliferación

¡Un cambio repentino!

Todas las heridas pasan por la fase de proliferación, pero ésta consume mucho más tiempo en las que presentan pérdida tisular extensa. Si bien las fases se superponen, la granulación de la herida, en general, se inicia cuando concluye la respuesta inflamatoria. Conforme cede la fase inflamatoria, empieza a disminuir el exudado (drenaje) de la herida.

La fase de proliferación implica la regeneración de vasos sanguíneos (angiogénesis) y la formación del tejido conectivo o de granulación. El desarrollo del tejido de granulación requiere un aporte adecuado de sangre y nutrimentos. Las células endoteliales de los vasos sanguíneos del tejido circundante reconstruyen los vasos dañados o destruidos, primero por migración y después por proliferación, para formar nuevos lechos capilares. Conforme esto ocurre, la zona de la herida adquiere un aspecto rojo, carnoso y granular. Este tejido es una buena defensa contra los contaminantes, pero también bastante frágil y que sangra con facilidad.

Que empiece la reconstrucción

Durante la fase de proliferación, los factores de crecimiento impulsan a los fibroblastos para emigrar hacia la herida. Los fibroblastos constituyen el tipo celular más frecuente presente en el tejido conectivo. Se encargan de formar fibras y sustancia fundamental (también conocida como *matriz extracelular*), que proveen sostén a las células. Al principio, los fibroblastos se establecen sólo en los bordes de la herida; después, se extienden sobre toda su superficie.

Los fibroblastos tienen la importante tarea de sintetizar fibras de colágeno y producir factores de crecimiento necesarios para la reepitelización por los queratinocitos, proceso que requiere un delicado equilibrio de la síntesis y lisis de colágeno (formación de colágeno nuevo y retiro del antiguo). Cuando el proceso produce demasiado colágeno, aumenta la cicatrización y, si aporta muy poco, el tejido de cicatrización es débil y fácil de fragmentar. Puesto que los fibroblastos requieren un aporte de oxígeno para realizar su importante tarea, la regeneración del lecho capilar es crucial para el proceso.

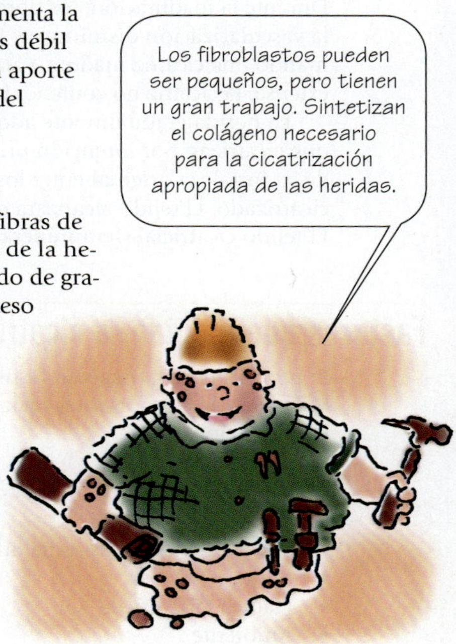
Los fibroblastos pueden ser pequeños, pero tienen un gran trabajo. Sintetizan el colágeno necesario para la cicatrización apropiada de las heridas.

Conjuntar todo

Conforme avanza la cicatrización, los miofibroblastos y las fibras de colágeno recién formadas se contraen, retrayendo los bordes de la herida para unirse. La contracción disminuye la cantidad de tejido de granulación necesaria para llenar la herida, lo que acelera el proceso de cicatrización (véase *Contracción frente a contractura*).

La cicatrización completa ocurre sólo después de que las células epiteliales han cubierto en su totalidad la superficie de la herida. Entonces los queratinocitos cambian de un modo migratorio a uno de diferenciación. La epidermis se hace más gruesa y se diferencia, y la herida se cierra. Cualquier costra restante se desprende y la nueva epidermis se refuerza por la producción de queratina, lo que también retorna la piel a su color original.

Contracción frente a contractura

Hay contracción y contractura durante el proceso de cicatrización de la herida. Si bien tienen mecanismos en común, es importante comprender cómo difieren la contracción y la contractura:

- La *contracción* es un proceso deseable que se presenta durante la cicatrización, donde los bordes de la herida se dirigen al centro para cerrarla. La contracción continúa cerrando la herida hasta que la tensión de la piel circundante la hace más lenta, y después la detiene.
- La *contractura* es un proceso indeseable y complicación frecuente de la curación de las quemaduras. Por lo general, ocurre después de que concluye la cicatrización. Implica un grado inadecuado de tracción o acortamiento tisulares, que da lugar a una zona de tejido con capacidad apenas limitada para moverse. Es especialmente problemática sobre las articulaciones, que pueden ser llevadas a una posición de flexión. La distensión es la única forma de contravenir la contractura y los pacientes por lo general requieren fisioterapia.

Maduración

La fase final de la cicatrización de una herida es la maduración, caracterizada por el encogimiento y reforzamiento. Es una fase transicional gradual de la cicatrización que puede continuar durante meses, o incluso años, después de que se ha cerrado la herida.

Avance

Durante la maduración, los fibroblastos abandonan el sitio de la herida, la vascularización disminuye y la cicatriz se encoge y se torna pálida, formando una cicatriz madura. Cuando la herida implica destrucción tisular extensa, la cicatriz no contendrá pelo ni glándulas sebáceas o sudoríparas.

La herida gradualmente adquiere fuerza de tensión. En las heridas que cicatrizan por intención primaria, los tejidos alcanzarán casi 30-50 % de su fortaleza original entre los días 1 y 14. Cuando esté por completo cicatrizado, el tejido alcanzará cuando mucho 80 % de su fuerza original. El tejido cicatricial siempre será menos elástico que la piel circundante.

Factores que afectan la cicatrización

El proceso de cicatrización resulta afectado por muchos factores. Las influencias más importantes incluyen:

- Nutrición
- Oxigenación
- Infección
- Edad
- Trastornos crónicos de salud
- Medicamentos
- Hábito tabáquico
- Ambiente

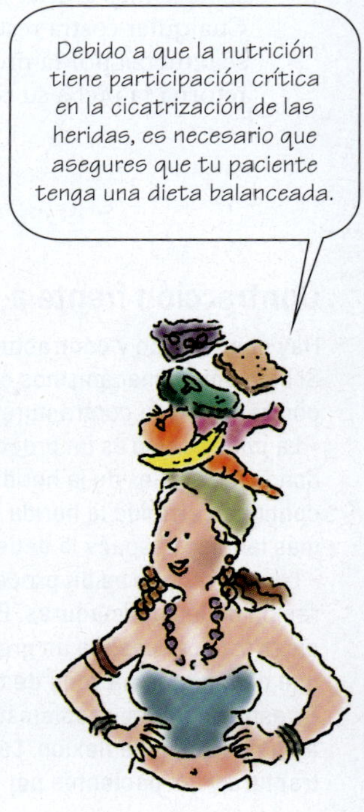
Debido a que la nutrición tiene participación crítica en la cicatrización de las heridas, es necesario que asegures que tu paciente tenga una dieta balanceada.

Nutrición

Se argumenta que la nutrición apropiada es el factor más importante en la cicatrización de las heridas; sin embargo, la desnutrición es un dato frecuente en los pacientes con heridas. Se calcula que casi 25 % de las personas hospitalizadas presenta desnutrición, y en los adultos mayores el problema es todavía más importante. Se ha comunicado desnutrición en más de la mitad de los pacientes hospitalizados de 65 años de edad y mayores.

La mala nutrición prolonga la hospitalización y aumenta el riesgo de complicaciones médicas. La gravedad de las complicaciones tiene relación directa con la intensidad de la desnutrición. Se sabe que, en los pacientes de edad avanzada, la desnutrición incrementa el riesgo de úlceras por presión y el retraso de la cicatrización de las heridas. También puede contribuir a una mala fuerza de tensión durante el cierre de las heridas, con un incremento vinculado en el riesgo de dehiscencia (véase *Consejos prácticos para la detección de problemas nutricionales*, p. 19).

Consejos prácticos para la detección de problemas nutricionales

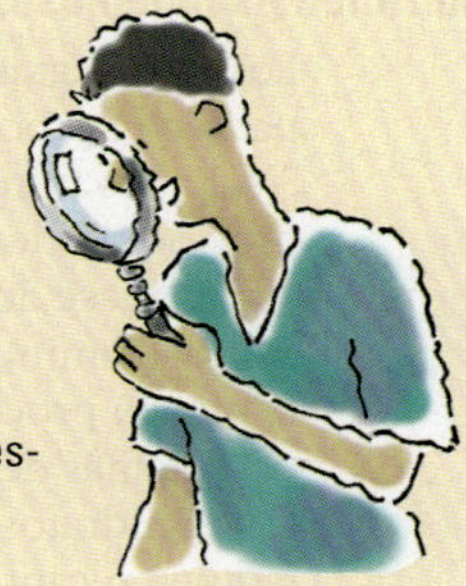

Los problemas nutricionales pueden surgir por factores del estado general, fármacos, alimentación o estilo de vida. La siguiente lista te ayudará a identificar los factores de riesgo que hacen al paciente particularmente susceptible a los problemas de nutrición.

Estado general

- Enfermedades crónicas (como la diabetes) y problemas neurológicos, cardíacos o tiroideos.
- Drenaje de heridas o fístulas.
- Aspectos del peso: disminución de 5 % del peso corporal normal, peso menor de 90 % del ideal, aumento o disminución de peso de 4.5 kg o más en los últimos seis meses, obesidad o un incremento de 20 % por arriba del peso corporal normal.
- Antecedentes de trastornos gastrointestinales.
- Anorexia o bulimia.
- Depresión o ansiedad.
- Traumatismo grave.
- Quimioterapia o radioterapia reciente.
- Limitaciones físicas, como paresias o parálisis.
- Intervención quirúrgica mayor reciente.
- Embarazo, en especial en adolescentes, o cuando es múltiple.

Fármacos y alimentación

- Dietas de moda.
- Uso de esteroides, diuréticos o antiácidos.
- Problemas de boca, algunos dientes o toda la dentadura.
- Ingestión excesiva de alcohol.
- Dieta líquida o restricciones por vía oral durante más de tres días.

Factores del estilo de vida

- Carencia de respaldo de familiares o amigos.
- Carencia de recursos para obtener alimentos saludables.

El poder de las proteínas

Las proteínas son cruciales para que las heridas cicatricen apropiadamente. De hecho, una persona necesita duplicar la ración diaria recomendada de proteínas (0.7-1.5 g/kg/día) incluso antes de que sus tejidos empiecen a cicatrizar. Si se ha perdido una cantidad significativa de peso corporal en relación con la lesión, se debe recuperar hasta 50 % de lo perdido antes de inicie la cicatrización. Un paciente con bajas reservas de proteínas tiene cicatrización lenta, si acaso, y aquél con desnutrición limítrofe puede manifestarla fácilmente de forma completa con este requerimiento adicional.

El cuerpo necesita proteínas para formar colágeno durante la fase de proliferación. Sin las proteínas adecuadas, la formación de colágeno disminuye o se retrasa y el proceso de cicatrización se hace más lento. Los estudios de pacientes desnutridos indican que presentan cifras menores de albúmina sérica, lo que da lugar a una difusión más lenta del oxígeno y, a su vez, a una disminución de la capacidad de los neutrófilos para eliminar bacterias. Tan sólo el exudado de las heridas puede contener hasta 100 g de proteínas por día.

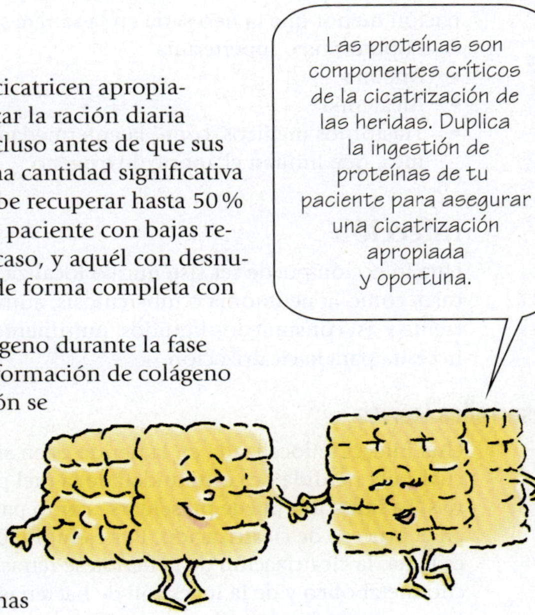

Nutrimentos ingeniosos

Los ácidos grasos (lípidos) se usan en las estructuras celulares y participan en el proceso inflamatorio. También las vitaminas C, de complejo B, A y E , los minerales hierro, cobre, cinc y calcio son importantes para el proceso de cicatrización. Una deficiencia de cinc afecta de manera adversa la fase de proliferación, al hacer más lenta la velocidad de epitelización y disminuir la fortaleza del colágeno producida y, por lo tanto, la de la piel en proceso de cicatrización.

Además de proteínas y cinc, la síntesis de colágeno requiere aportes de hidratos de carbono y grasas. Los enlaces cruzados de colágeno requieren cantidades apropiadas de vitaminas A y C, hierro y cobre. La vitamina C, el hierro y el cinc son importantes para aportar fuerza de tensión durante la fase de maduración de la cicatrización de las heridas.

Oxigenación

La cicatrización de una herida depende del aporte regular de oxígeno. Por ejemplo, el oxígeno resulta crítico para que los leucocitos destruyan las bacterias y para que los fibroblastos estimulen la síntesis de colágeno. Si el aporte se ve obstaculizado por una irrigación sanguínea deficiente en la zona de la herida o si la capacidad del paciente de captar suficiente oxígeno está alterada, el resultado es el mismo, de alteración de la cicatrización.

Las posibles causas de irrigación sanguínea inadecuada a la zona de la herida incluyen presión, oclusión arterial o vasoconstricción prolongada, tal vez vinculadas con trastornos médicos como la enfermedad vascular periférica y la ateroesclerosis. Las posibles causas de una oxigenación menor que la necesaria en la sangre sistémica incluyen:

- Hipotermia o hipertermia
- Anemia
- Alcalemia
- Trastornos médicos, como la enfermedad pulmonar obstructiva crónica, que limitan el aporte de oxígeno.

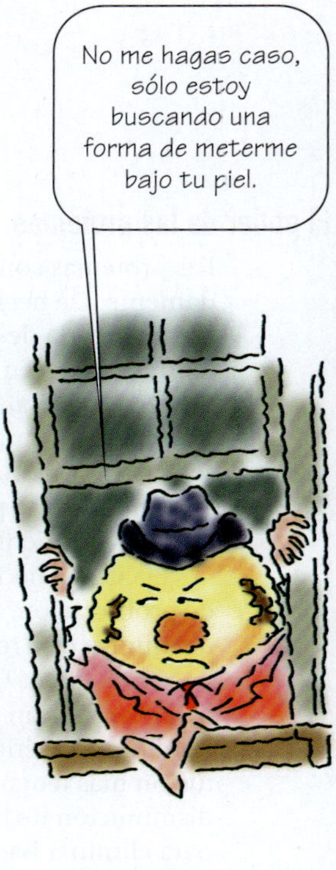
No me hagas caso, sólo estoy buscando una forma de meterme bajo tu piel.

Infección

Una infección puede ser sistémica o localizada en la herida. En el primer caso, como la neumonía o tuberculosis, aumenta el metabolismo del paciente y así consume los líquidos, nutrimentos y el oxígeno que el cuerpo necesita para la cicatrización.

Desarrollos lesivos

Una infección localizada en la herida es en sí más frecuente. Recuerda, cualquier pérdida de continuidad de la piel permite que entren las bacterias. La infección puede presentarse como parte de la lesión, o más tarde en el proceso de cicatrización. Por ejemplo, cuando la fase inflamatoria es lenta, la cicatrización de la herida se retrasa y los productos de desecho metabólico y de la ingestión de bacterias se acumulan en la herida. Esta acumulación interfiere con la formación de nuevos vasos sanguíneos y la síntesis de colágeno. También puede ocurrir infección en una herida que ha estado cicatrizando normalmente. Esto es especialmente válido para las heridas de mayor tamaño, que incluyen daño tisular extenso. El dolor nuevo o su aumento, el eritema, el calor local y el exudado son signos de una infección nueva. En cualquier caso, la cicatrización no puede progresar hasta que se haya resuelto la causa de la infección.

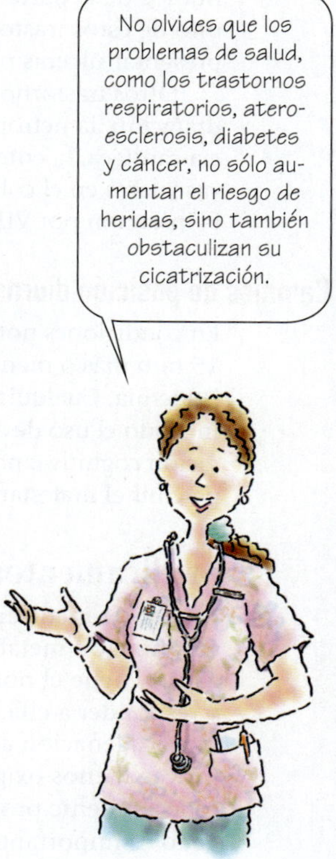
No olvides que los problemas de salud, como los trastornos respiratorios, ateroesclerosis, diabetes y cáncer, no sólo aumentan el riesgo de heridas, sino también obstaculizan su cicatrización.

Edad

Los cambios en la piel que ocurren con el envejecimiento pueden prolongar el tiempo de cicatrización en los pacientes de edad avanzada. Aunque la cicatrización tardía se debe parcialmente a cambios fisiológicos, suele complicarse por otros problemas vinculados con el envejecimiento, como la desnutrición y mala hidratación, la presencia de un trastorno crónico o el uso de múltiples medicamentos (véase *Efectos del envejecimiento sobre la cicatrización de las heridas*).

Trastornos crónicos

Los problemas respiratorios, la ateroesclerosis, la diabetes, las enfermedades autoinmunitarias y el cáncer pueden aumentar el riesgo de heridas y alterar su cicatrización. Estas circunstancias pueden interferir con la oxigenación y nutrición sistémica o periférica, y afectan la cicatrización.

Complicaciones

La alteración de la circulación, un problema frecuente de los pacientes con diabetes y otros trastornos, puede causar hipoxia (carencia de oxígeno) tisular. La neuropatía vinculada con diabetes reduce la capacidad de un individuo para percibir la presión. Como resultado, el paciente con diabetes puede experimentar traumatismos, en especial de los pies, sin percatarse. La dependencia de insulina puede alterar la función de los leucocitos, lo que afecta de manera adversa la proliferación celular.

La hemiplejía y cuadriplejía implican la fragmentación de tejido muscular y una disminución del acojinamiento alrededor de los grandes

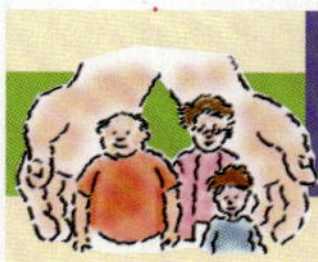

Manéjese con cuidado

Efectos del envejecimiento sobre la cicatrización de las heridas

En los adultos mayores, los siguientes factores impiden la cicatrización de las heridas:

- Menor velocidad de recambio de las células de la epidermis.
- Oxigenación deficiente en la herida por capilares más frágiles y disminución de la vascularización de la piel.
- Problemas de la nutrición y de la ingestión de líquidos debido a los cambios físicos propios del envejecimiento, como menos producción de saliva, disminución de los sentidos del gusto y el olfato, o una menor movilidad gástrica.
- Alteración de la nutrición y de la ingestión de líquidos atribuible a problemas personales o sociales, por ejemplo, prótesis dentales mal ajustadas, preocupaciones económicas, comer solo después de la muerte de un cónyuge, problemas en la preparación u obtención de alimentos.
- Alteración de la función del aparato respiratorio y el sistema inmunitario.
- Disminución de la masa dérmica y subcutánea, que lleva a un mayor riesgo de úlceras crónicas por presión.
- Heridas cicatrizadas que carecen de fuerza de tensión y son proclives a reabrirse.

huesos de la parte inferior del cuerpo. Debido a que un paciente con uno de estos trastornos carece de sensibilidad, se encuentra en riesgo de presentar úlceras por presión crónica.

Otros trastornos que pueden retrasar la cicatrización incluyen la deshidratación, la nefropatía de etapa terminal, las tiroidopatías, la insuficiencia cardíaca, la enfermedad vascular periférica, las vasculitis, los trastornos vasculares en el colágeno y otras infecciones crónicas, como la hepatitis o la infección por VIH.

Cambios de posición diurnos y nocturnos

En condiciones normales, una persona sana cambia de posición cada 15 min más o menos durante el sueño, lo que previene el daño tisular por isquemia. Cualquier cosa que altere la capacidad de percibir la presión, incluido el uso de analgésicos, las lesiones de la médula espinal o la alteración cognitiva, ponen al paciente en riesgo de traumatismo (no puede percibir el malestar creciente de la presión y responder de manera acorde).

Medicamentos

Cualquier medicamento que disminuya los movimientos, la circulación o la función metabólica de un paciente, como los sedantes y tranquilizantes, tiene el potencial de inhibir su capacidad de percibir la presión y responder a ella. Asimismo, debido a que el movimiento promueve una oxigenación adecuada, su carencia indica que la sangre periférica provee menos oxígeno a las extremidades que lo que debería. Esto es especialmente problemático para los adultos mayores. Recuerda, el oxígeno es importante, y sin él, el proceso de cicatrización se hace lento y aumenta las probabilidades de padecer complicaciones.

A paso de tortuga

Algunos medicamentos, como los esteroides y los quimioterapéuticos, disminuyen la capacidad del cuerpo de montar una respuesta inflamatoria apropiada. Esto interrumpe la fase inflamatoria de la cicatrización y puede prolongar de manera notoria el tiempo que requiere, en especial en pacientes con afección del sistema inmunitario.

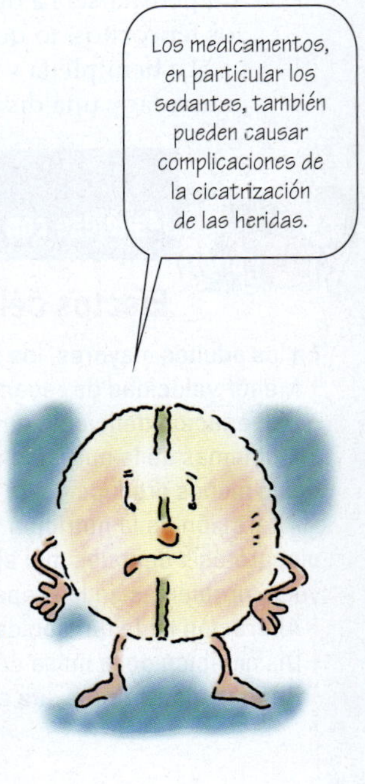
Los medicamentos, en particular los sedantes, también pueden causar complicaciones de la cicatrización de las heridas.

Hábito tabáquico

El monóxido de carbono, un componente del humo del cigarrillo, se une a la hemoglobina en lugar del oxígeno, lo que disminuye significativamente la cantidad de oxígeno circulante en la corriente sanguínea y puede impedir la cicatrización de las heridas. Hasta cierto grado, esta reacción también se presenta en personas expuestas de manera secundaria al humo del cigarrillo.

Complicaciones de la cicatrización de las heridas

Las complicaciones más frecuentes vinculadas con la cicatrización de las heridas son hemorragia, dehiscencia, evisceración e infección.

Hemorragia

La hemorragia interna puede ser producto de la formación de un hematoma, un coágulo que se solidifica para formar un bulto duro debajo de la piel. Los hematomas suelen encontrarse por debajo de la piel que presenta equimosis.

La hemorragia externa proveniente de la herida es visible, y durante la cicatrización no es rara porque los vasos sanguíneos recién desarrollados son frágiles y se rompen con facilidad. Éste es un motivo por el que la herida necesita protegerse con un apósito. Sin embargo, cada vez que sufren daño los nuevos vasos sanguíneos, la cicatrización se retrasa mientras se hacen las reparaciones.

Dehiscencia y evisceración

La *dehiscencia* es la separación de la piel y las capas tisulares subyacentes de una herida. Se presenta con toda probabilidad de 1 a 2 semanas después de que se sufre la lesión y puede ser consecutiva a una intervención quirúrgica. La evisceración es similar, pero incluye también la protrusión de los órganos viscerales subyacentes (véase *Reconocimiento de la dehiscencia y la evisceración*).

La dehiscencia puede constituir una urgencia quirúrgica, en especial si la herida es grande. La evisceración suele afectar a una herida abdominal y siempre constituye una urgencia quirúrgica. Una herida dehiscente necesitará cicatrizar por segunda intención. La mala nutrición y la edad avanzada son dos factores que aumentan el riesgo de dehiscencia y evisceración de un paciente. La obesidad también aumenta el riesgo de estas complicaciones (véase *Cicatrización de heridas y el paciente bariátrico*).

Reconocimiento de la dehiscencia y la evisceración

En la dehiscencia de una herida, sus capas se separan; en la evisceración, protruyen vísceras (en este caso un asa intestinal) a través de una herida.

Dehiscencia de una herida

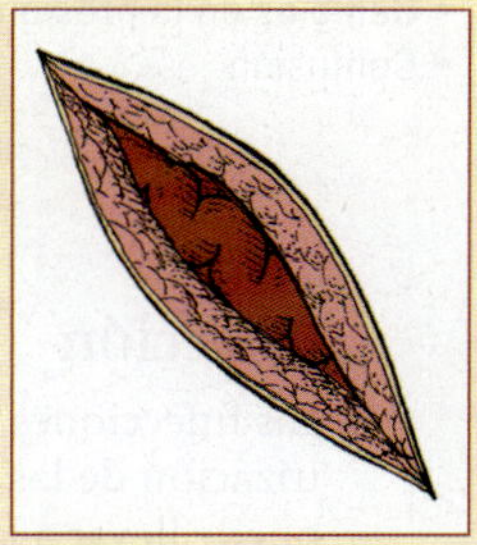

Evisceración de un asa intestinal

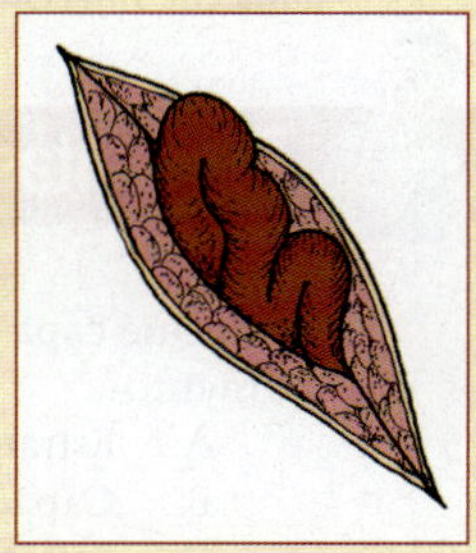

Manéjese con cuidado

Cicatrización de heridas y el paciente bariátrico

El paciente bariátrico está en riesgo de retraso de la cicatrización de una herida por:

- Disminución de la perfusión tisular en el tejido adiposo y aumento de la tensión en la línea de sutura, por el peso del exceso de grasa corporal.
- Los pliegues cutáneos excesivos (en especial si la herida está dentro de uno de los pliegues o si éstos cubren una línea de sutura, lo que pudiese mantenerla húmeda y permitir la acumulación de bacterias).
- Trastornos médicos concomitantes, como la diabetes mellitus de tipo 2.
- El consumo de proteínas (que se puede pasar por alto porque presentan sobrepeso; determina las cifras de proteínas).
- El paciente bariátrico también está en mayor riesgo de dehiscencia y evisceración porque su alimentación puede tener una carencia grave de minerales y vitaminas esenciales, que son necesarios para la cicatrización apropiada de las heridas.

Signos y síntomas de infección

Heridas agudas

- Dolor
- Secreción purulenta
- Mal olor
- Edema
- Eritema
- Induración
- Fiebre
- Letargo
- Aumento de la cifra de leucocitos
- Taquicardia
- Cambios en la presión arterial
- Confusión

Heridas crónicas

- Secreción serosa con inflamación
- Retraso de la cicatrización
- Cambio de color del tejido de granulación
- Tejido de granulación friable
- Saculaciones
- Olor fétido
- Rotura de heridas
- Aumento del dolor

Infección

Las infecciones son complicaciones relativamente frecuentes de la cicatrización de las heridas que deben abordarse con rapidez. La infección puede llevar a la celulitis, una infección bacteriana que se disemina al tejido circundante. Ten en mente que los signos y síntomas de infección pueden ser diferentes en las heridas agudas y crónicas (véase *Signos y síntomas de infección*).

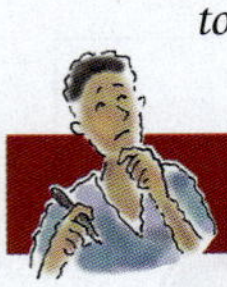

Preguntas de autoevaluación

1. ¿Qué capa de la epidermis contiene a las células productoras de pigmento?

A. Estrato córneo
B. Capa basal
C. Estrato espinoso
D. Dermis papilar

Respuesta: B. Los melanocitos, células productoras de pigmento, se encuentran en la capa basal de la epidermis.

2. La capa de la piel que contiene glándulas sudoríparas apocrinas es:

A. Estrato córneo
B. Dermis
C. Tejido subcutáneo
D. Estrato basal

Respuesta: B. Las glándulas apocrinas se sitúan en la dermis y tienen conductos que se vacían en los folículos pilosos.

3. En la piel que envejece, ¿cuál de los siguientes causa disminución de la inmunidad celular?

A. Menor síntesis de vitamina D
B. Menor recambio celular en el estrato córneo
C. Menor número de fibroblastos y células cebadas
D. Disminución de las células de Langerhans

Respuesta: D. Las células de Langerhans se originan en la médula ósea y son indispensables para la inmunidad celular de la piel.

4. Las principales funciones de la piel incluyen:

A. Respaldo, nutrición y sensibilidad
B. Protección, percepción sensorial y regulación de la temperatura
C. Transporte de líquidos, percepción sensorial y regulación del envejecimiento
D. Respaldo, protección y comunicación.

Respuesta: B. Las principales funciones de la piel implican la protección de lesiones, de sustancias químicas nocivas y de la invasión bacteriana; la percepción sensorial de tacto, temperatura y dolor; y la regulación del calor corporal.

5. ¿Qué tipo de herida se puede cerrar por primera intención?

A. Quemadura de segundo grado
B. Úlcera por presión
C. Cortada profunda por un cuchillo de cocina
D. Mordedura de perro

Respuesta: C. Un corte limpio, en el que no hay pérdida de tejidos profundos y los bordes de la herida están próximos, se puede cerrar por primera intención.

6. ¿Qué fase del proceso de cicatrización de heridas se encarga de la limpieza y el inicio de la reconstrucción?

A. Hemostasia
B. Inflamación
C. Proliferación
D. Maduración

Respuesta: B. La fase inflamatoria es tanto un mecanismo de defensa vital para prevenir la infección de la herida como un componente crucial del proceso de cicatrización.

Puntuación

☆☆☆ Si respondiste las seis preguntas correctamente, ¡felicitaciones! Parece que la información de este capítulo ha entrado bajo tu piel.

☆☆ Si respondiste cuatro o cinco preguntas correctamente, ¡buen trabajo! Es nuestra percepción sensorial que has cicatrizado bien.

☆ Si respondiste menos de cuatro preguntas correctamente, ¡no te preocupes! Después de una rápida revisión, este tema no saldrá de tu dominio para nada.

Bibliografía

Demling, R.H. "Nutrition, Anabolism, and the Wound Healing Process: An Overview," *ePlasty* 9:65-94, February 2009.

Falanga, V., and Iwamoto, S. "Chapter 248. Mechanisms of Wound Repair, Wound Healing, and Wound Dressing." In: Goldsmith, L. A., et al., (eds), *Fitzpatrick's Dermatology in General Medicine*, 8th ed. New York: The McGraw-Hill Companies, 2012. Tomado el 8 de julio de 2014 de http://accessmedicine .mhmedical.com/content.aspx?bookid=392&Sectionid=41138988

James, W.D., and Berger, T.G. (eds.). *Andrew's Diseases of the Skin*, 11th ed. Philadelphia: Saunders/Elsevier, 2011.

Lara-Pulido, A., and Guevara-Cruz, M. "Malnutrition and Associated Factors in Elderly Hospitalized," *Nutrición Hospitalaria* 27(2):652-655, March-April 2012. doi:10.1590/S0212-16112012000200044

Naude, L.L. "The Practice and Science of Wound Healing: History and Physiology of Wound Healing," *Professional Nursing Today* 14(3):17-21, 2010.

Quatrara, B. "Malnutrition in Hospitalized Patients: Results of an AMSN Survey," *Medical-Surgical Matters* 22(2):8–9, March-April 2013.

Sherman, A. R., and Barkley, M. "Nutrition and Wound Healing," *Journal of Wound Care* 20(8):357-367, August 2011.

Capítulo 2

Valoración y vigilancia de las heridas

Objetivos

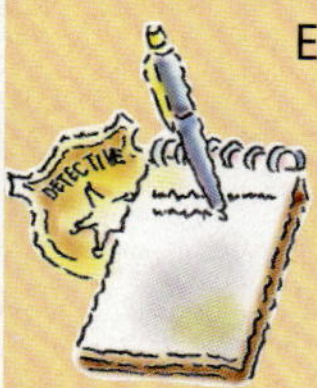

En este capítulo aprenderás:

- Métodos de valoración
- Formas de valorar las heridas según su tipo, tiempo de evolución y profundidad
- Registro preciso del progreso de la herida
- Herramientas para seguimiento de la cicatrización de la herida

Valoración de las heridas

Cada vez que valores una herida, recuerda que estás tratando a un paciente con una herida, no a ésta de manera aislada, lo que te mantendrá al tanto del cuadro completo desde la valoración inicialhasta establecer el escenario para su vigilancia eficaz y cicatrización exitosa.

Cuando busques información de una herida, debes usar todos tus sentidos. Asegúrate de cubrir las consideraciones clave de la valoración que se señalan a continuación, así como las del lecho y la secreción de la herida. Conforme realices tu valoración, recuerda que no importa qué herramienta utilices para registrar tus observaciones, en tanto seas constante.

Consideraciones clave de la valoración

Varios factores influyen en la capacidad del cuerpo de curarse, independientemente del tipo de lesión sufrida. Deberás considerar estos elementos en tu valoración de la herida:

- Estado inmunitario
- Cifras de glucemia, en especial la de hemoglobina glucosilada (HbA1c)
- Hidratación
- Nutrición
- Concentraciones sanguíneas de albúmina y prealbúmina
- Aporte de oxígeno y estado vascular
- Dolor

- Causa de la herida
- Edad del paciente

Estado inmunitario

El estado inmunitario tiene una participación medular en la cicatrización de las heridas. Si está alterado en el paciente por enfermedades crónicas, infecciones como la causada por el VIH o como resultado de quimioterapia o radioterapia, deberás vigilar la herida en cuanto a alguna alteración de su cicatrización. Hay una amplia variedad de medicamentos en el mercado que se usan para tratar el cáncer y las enfermedades inflamatorias crónicas (p.ej., la artritis), así como para prevenir el rechazo de órganos en pacientes receptores de trasplante.

Muchas personas reciben hoy medicamentos contra el factor de necrosis tumoral (TNF) o corticoesteroides para tratar trastornos cutáneos y sistémicos. Ten en mente que estos medicamentos deprimen la función del sistema inmunitario.

Cifras de glucosa en sangre

Las concentraciones sanguíneas de glucosa deberán ser menores de 100 mg/dl en ayuno y de 140 mg/dl después de una comida para lograr una cicatrización satisfactoria, independientemente de la causa de la herida. Las cifras de 140 mg/dl o mayores pueden alterar la función de los leucocitos, que son importantes para la cicatrización de las heridas, porque ayudan a prevenir infecciones.

La hemoglobina A_{1c} (HbA_{1c}) también es un índice del control de la glucosa y de la eficacia del tratamiento de la diabetes, pues refleja las cifras de glucemia de las últimas 12 semanas. Una concentración alta de HbA_{1c} tiene las mismas consecuencias que una cifra de glucemia alta: alteración de la cicatrización de heridas y menor capacidad para combatir infecciones.

Hidratación

Asegúrate de vigilar estrechamente y hacer óptimo el estado de hidratación del paciente, de esto depende la cicatrización exitosa. La piel y los tejidos subcutáneos necesitan estar bien hidratados desde el interior. La deshidratación altera el proceso de cicatrización al hacer más lento el metabolismo corporal; también disminuye la turgencia o plenitud de la piel y la hace vulnerable a nuevas heridas.

Nutrición

El estado de nutrición te ayuda a determinar la vulnerabilidad del paciente a la pérdida de continuidad de la piel, así como su capacidad corporal total de cicatrización. Una valoración amplia del estado nutricional del paciente también te ayuda a planear su atención eficaz.

El *índice de masa corporal* es un cálculo de la masa corporal de un individuo dividida por el cuadrado de su estatura; la cifra se expresa en unidades de kilogramos por metro cuadrado (kg/m^2). Este cálculo es útil para determinar si tu paciente tiene un peso inferior al normal, normal, sobrepeso u obesidad. Es una valoración de la grasa corporal en relación con la estatura, útil para determinar el estado general de salud y nutrición. Ten en mente, no obstante, que las personas con sobrepeso pueden presentar deficiencias nutricionales.

La nutrición es compleja. Si tu valoración te lleva a considerar que el estado nutricional del paciente lo coloca en riesgo de daño de la piel o retraso de la cicatrización de las heridas, consulta con un profesional de la salud calificado y un especialista en nutrición para estructurar el mejor plan terapéutico posible.

Concentraciones sanguíneas de albúmina y prealbúmina

Las cifras de albúmina y prealbúmina sanguíneas son factores esenciales en la valoración de las heridas por dos motivos importantes:

- La piel está constituida principalmente por proteínas, y la albúmina es una de ellas. Si la concentración de albúmina es baja, el cuerpo carece de un "ladrillo" importante para la reparación de la piel.
- La albúmina es el componente sanguíneo que aporta presión coloidosmótica, fuerza que impide que los líquidos se salgan de los vasos sanguíneos hacia los tejidos circundantes. La albúmina tiene una vida media de casi 20 días y refleja el estado de las proteínas séricas del paciente en el último mes (véase *Una mirada más cercana a la albúmina*). Si la concentración de albúmina desciende por debajo de 3.5 g/dl, el paciente puede presentar edema (salida de líquido hacia los tejidos), que afecta la cicatrización de la herida; también tiene

Una mirada más cercana a la albúmina

La albúmina, una gran molécula proteínica, actúa como un imán que atrae el agua y la mantiene dentro de un vaso sanguíneo.

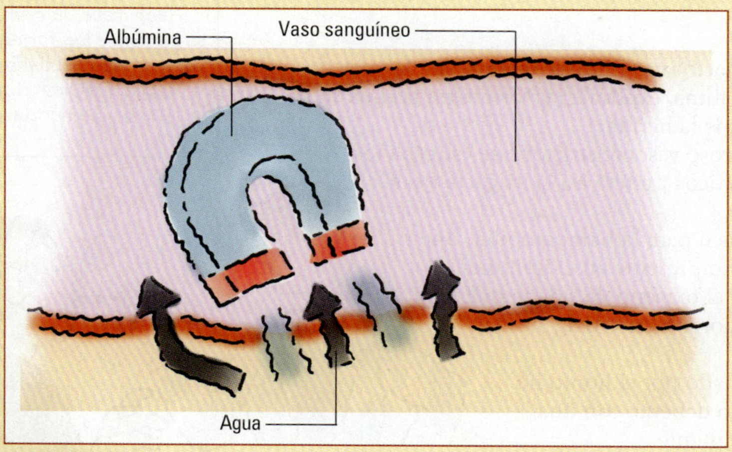

riesgo de presentar hipotensión (presión arterial baja) conforme se escapa líquido de la corriente sanguínea hacia los tejidos. Si la presión arterial desciende hasta el punto en que ya no se mantiene la irrigación sanguínea adecuada a través de los capilares cercanos a la herida, su cicatrización se hace más lenta o se detiene. La prealbúmina es una proteína con una vida media de casi 2 días.

La concentración de prealbúmina del paciente es el mejor índice de su estado nutricional, porque cuando es normal (16-35 mg/dl) se ve menos afectada por enfermedades hepáticas y renales, y por el estado de hidratación que otras proteínas séricas. Se puede usar esta prueba para identificar la desnutrición proteínica temprana y, debido a su vida media breve, también para vigilar la mejoría del estado proteínico de los pacientes dentro de un programa de recuperación nutricional. Sin embargo, la prealbúmina se afecta por la inflamación, la infección y los traumatismos recientes. La cifra de prealbúmina del paciente sirve como prueba de detección rápida, para determinar si requiere una valoración nutricional más profunda.

Aporte de oxígeno y estado vascular

La cicatrización requiere oxígeno, así de simple. Por lo tanto, cualquier cosa que impida la oxigenación completa también lo hace con la cicatrización. Durante la valoración deberás considerar los factores que pueden disminuir la cantidad de oxígeno disponible para la cicatrización. Los posibles problemas incluyen:

- Alteración del intercambio de gases, que origina concentraciones menores de oxígeno en la sangre.
- Cifras de hemoglobina muy bajas para transportar suficiente oxígeno.
- Presión arterial baja, que no puede impulsar sangre oxigenada a través de los capilares.
- Aporte arterial y capilar insuficiente en la zona de la herida.

Cualquiera de estos problemas, solo o en combinación, puede privar a la herida del oxígeno necesario para su cicatrización exitosa.

Bomba de humo

El hábito tabáquico es un factor modificable que impide la oxigenación de la herida. Si el paciente fuma, explícale las formas en las que su hábito afecta la cicatrización de la herida:

- La nicotina es un poderoso vasoconstrictor que estrecha los vasos sanguíneos periféricos y altera así la irrigación sanguínea de la piel.
- Debido a que es más fácil para la hemoglobina captar el monóxido de carbono presente en el humo del cigarrillo que absorber el oxígeno, la sangre que pasa por los capilares transporta menos oxígeno del que debería.
- El tejido pulmonar dañado por el humo no funciona tan bien como debería, con una menor oxigenación resultante.

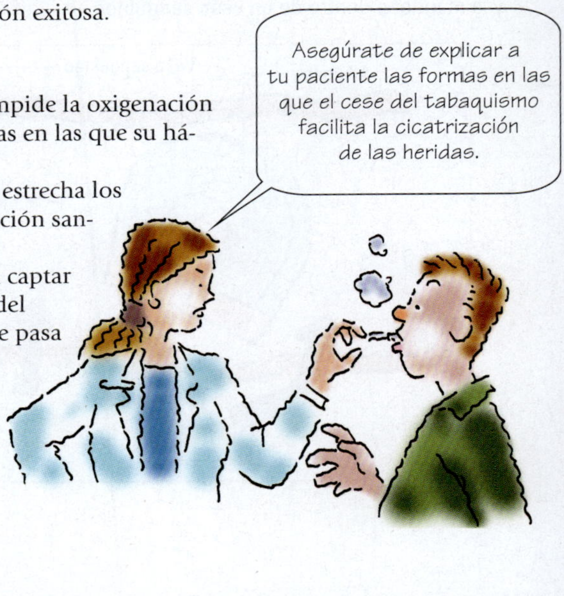
Asegúrate de explicar a tu paciente las formas en las que el cese del tabaquismo facilita la cicatrización de las heridas.

Dolor

Para favorecer su comodidad, deberás controlar el dolor del paciente con lo mejor de tus capacidades. Controlar el dolor también tiene un propósito práctico. En respuesta al dolor, el cuerpo libera adrenalina, un poderoso vasoconstrictor. La vasoconstricción disminuye la irrigación sanguínea de la herida. Cuando alivias el dolor, la vasoconstricción cede, los vasos sanguíneos se dilatan y mejora la irrigación sanguínea de la herida.

La valoración del dolor del paciente es una parte importante de la evaluación de la herida. Resulta deseable detectar el dolor relacionado con la herida misma, junto con el vinculado con la cicatrización y los tratamientos utilizados para promoverla. Para comprender concretamente el dolor del paciente, habla con él y pregúntale al respecto. Después, de manera independiente, obsérvalo para ver cómo responde al dolor y los tratamientos provistos. Como siempre, recuerda registrar los datos (véase *Cómo valorar el dolor*).

Cómo valorar el dolor

Para valorar apropiadamente el dolor de tu paciente, considera sus descripciones y tu propia observación de su reacción ante el síntoma y el tratamiento.

Habla con tu paciente

Inicia tu valoración del dolor haciendo a tu paciente las siguientes preguntas:

- ¿Dónde se localiza el dolor? ¿Cuánto dura? ¿Qué tan a menudo se presenta?
- ¿Cómo se siente el dolor? (Deja que tu paciente lo describa; no lo presiones.)
- ¿Qué alivia el dolor? ¿Qué lo empeora?
- ¿Cómo sueles obtener alivio?
- ¿Cómo calificarías tu dolor en una escala de 0 a 10, donde 0 representa ninguno y 10 el peor?

Hablar con tu paciente en cuanto a su dolor de esta manera, le ayuda a definirlo, tanto para sí mismo como para ti, y también a valorar la eficacia del tratamiento usado para aliviarlo.

Vigila y observa a tu paciente

Conforme trabajes con tu paciente, observa sus respuestas al dolor y las intervenciones pretendidas para aliviarlo.

Las respuestas conductuales que se deben vigilar incluyen:

- Modificación de la posición corporal
- Gemidos
- Susurros
- Gestos
- Retiro ante estímulos dolorosos
- Llanto
- Inquietud
- Fasciculaciones musculares
- Inmovilidad

Las respuestas simpáticas, normalmente relacionadas con el dolor leve a moderado, incluyen:

- Palidez
- Aumento de la presión arterial
- Dilatación pupilar
- Tensión en los músculos esqueléticos
- Disnea (falta de aire)
- Taquicardia (latido cardíaco rápido)
- Diaforesis (sudoración excesiva)

Las respuestas parasimpáticas, que son más frecuentes en casos de dolor intenso y profundo, incluyen:

- Palidez
- Presión arterial menor de la normal
- Bradicardia (latido cardíaco más lento del normal)
- Náuseas y vómitos
- Debilidad
- Mareo
- Pérdida del estado de vigilia

Escucha y aprende

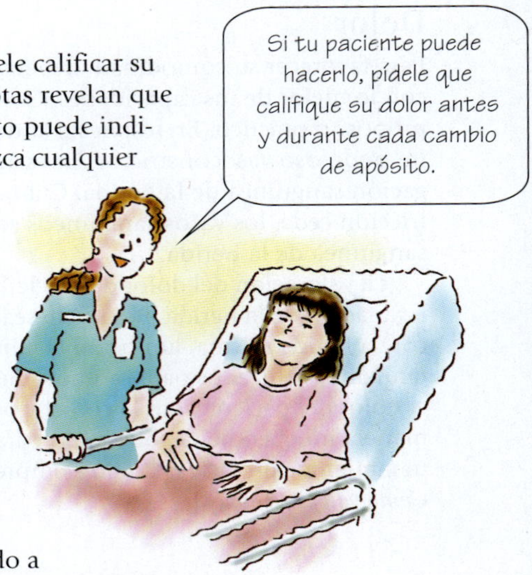
Si tu paciente puede hacerlo, pídele que califique su dolor antes y durante cada cambio de apósito.

Si el paciente está consciente y puede comunicarse, pídele calificar su dolor antes y durante cada cambio de apósito. Si tus notas revelan que el dolor es más intenso antes del cambio de apósito, esto puede indicar una infección inminente, incluso antes de que aparezca cualquier otro signo.

Si el paciente expresa que el cambio de apósito en sí es doloroso, puedes considerar administrar un analgésico antes del procedimiento o cambiar la técnica. Por ejemplo, si el tratamiento incluye una técnica de desbridamiento, puedes prever que el paciente experimentará dolor y administrar el analgésico antes del procedimiento. Recuerda registrar su dolor e informar al médico. Ten en mente que los apósitos de húmedo a seco ya no son un estándar de atención recomendado. Hay métodos mucho más eficaces y menos dolorosos de retiro de los tejidos muertos. Si hay una orden de apósitos de húmedo a seco, asegúrate de solicitar una revaloración del plan terapéutico y registrar el dolor del paciente. Si no se registra no se comunica esto, las órdenes de apósitos de húmedo a seco persistirán y el paciente puede sufrir molestias innecesarias.

Con cuidado y calma

Por lo general, cuando se retiran apósitos adherentes, es menos doloroso para el paciente si se humedecen antes. Sobre la piel íntegra también puedes usar un eliminador de adhesivo. Recuerda mantener tensa la piel. Presiona sobre la piel hacia abajo para liberar el apósito, más que jalarlo. Si el paciente aún expresa que el retiro del apósito es doloroso, el equipo encargado de la atención tal vez desee cambiar a un tipo menos adherente de apósitos.

Causa

Céntrate en la causa de la herida para ayudar a asegurar que considerarás todos los factores implicados. Por ejemplo, si estás valorando a un paciente con una úlcera por un trastorno venoso crónico, no sólo deberás medir la herida, sino también el perímetro del tobillo de manera regular, para determinar si los esfuerzos por disminuir el edema tienen éxito. Las mejores intervenciones para una úlcera por insuficiencia venosa no cicatrizarán la herida si el edema no es objeto de revisión.

Detalles en los pacientes con diabetes

De manera similar, cuando valores la herida de un paciente con diabetes, asegúrate de que su glucemia esté bien controlada y que los callos alrededor de una úlcera del pie se retiren con regularidad. De otra manera, su cicatrización se verá obstaculizada.

En otras palabras, conforme te centras en las características específicas de la herida y vigilas el proceso de cicatrización, nunca pierdas de vista todo el cuadro clínico.

Edad del paciente

Recuerda, mientras mayor sea la edad de tu paciente, más lento será el tiempo de cicatrización. Esto es especialmente válido para los mayores de 65 años y las heridas de miembros inferiores. La edad avanzada disminuye la fuerza de tensión y elasticidad de la piel. El envejecimiento también puede limitar la movilidad y poner a tu paciente en un mayor riesgo de heridas múltiples. Es especialmente importante vigilar los medicamentos que usa tu paciente de edad avanzada, así como su estado de nutrición e hidratación, porque no pueden retornar a la línea basal normal tan rápido como los pacientes más jóvenes.

Valoración del lecho de la herida

Evalúa el lecho de la herida y la piel circundante sólo después de que los hayas limpiado. Conforme realices la valoración, registra la información acerca de:

- Su tamaño, incluyendo longitud, anchura y profundidad
- La presencia de tunelización o socavación
- Las características de su lecho
- La humedad
- Sus bordes y la piel circundante

Tamaño de la herida

Usa tu regla

El método más frecuente de medición de las dimensiones de una herida es el de una guía de medición de un solo uso, desechable. Registra la longitud de la herida como la distancia total más larga (independientemente de su orientación) y el ancho como la mayor medida perpendicular (en ángulo recto). La consistencia en la medición representa el factor clave, y también se puede usar la selección de una alineación de cabeza a dedo gordo para la longitud, y de lado a lado para el ancho. Esto puede dar como resultado la máxima consistencia si más de un cuidador va a medir las heridas. Sugiere que utilicen la carátula de un reloj para identificar las 12 y las 6, y las 3 y 9, como puntos de referencia para la longitud y el ancho (véase *Medición de una herida*, p. 34).

Asegúrate de registrar por separado cualquier área de la piel intacta en la que se observen cambios de color alrededor de la abertura de la herida, no como parte del lecho de la herida. Anota todas las medidas en centímetros.

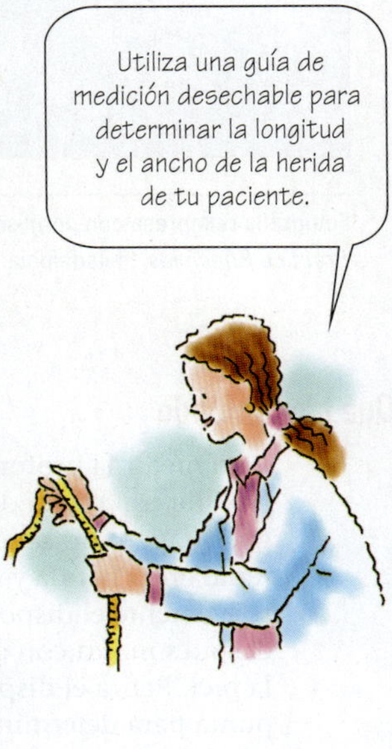
Utiliza una guía de medición desechable para determinar la longitud y el ancho de la herida de tu paciente.

Sólo un rastro

Otra forma de medir la herida es utilizar trazos (se obtienen de los bordes de la herida sobre una hoja de plástico transparente con una rejilla impresa). Puedes usar los trazos para calcular una superficie aproximada de la herida. Este método provee sólo un estimado burdo y es menos preciso para las heridas de forma muy irregular, pero es simple y bastante rápido.

¡Ojo con las heridas!

Medición de una herida

Cuando midas una herida, determina primero la distancia más larga en su zona abierta, independientemente de la orientación. Observa en esta fotografía la línea utilizada para ilustrar la longitud.

El ancho de una herida es simplemente la distancia transversal más larga en ángulo recto respecto de su longitud. Nota la relación entre longitud y ancho en esta fotografía. Mide y registra las zonas de piel enrojecida, intacta y blanca, como eritema y maceración circundantes, no como parte de la herida en sí. Para una herida como la de la fotografía, también deberás registrar la profundidad y señalar cualquier zona de tunelización o socavación.

Recuerda, si la consistencia puede ser un problema, utiliza el método de las 12, 6, 3 y 9 del cuadrante para la medición.

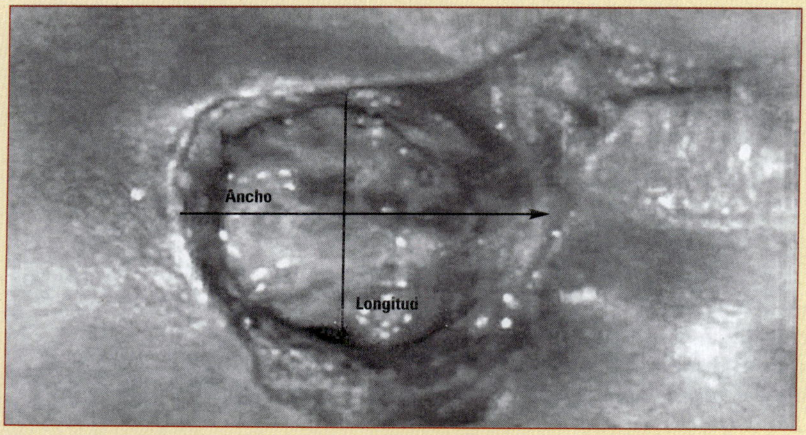

Fotografía reimpresa con permiso de Ayello, E.A., y Baranoski, S. *Wound Care Essentials: Practice Principles.* Philadelphia: Lippincott Williams & Wilkins, 2004.

Qué tan profundo

Para medir la profundidad de una herida necesitarás un dispositivo flexible con punta de espuma (puedes usar un hisopo con punta de algodón, pero no se recomienda porque podrían quedarse fibras del material en la herida y la punta rígida puede causar traumatismos). Inserta suavemente el dispositivo en la porción más profunda de la herida, y después marca con cuidado en su tallo donde corresponde al borde de la piel. Retira el dispositivo y mide la distancia desde tu marca hasta la punta para determinar la profundidad. Recuerda, nunca sondees heridas quirúrgicas, porque son de grosor completo y puedes lesionar órganos o vasos sanguíneos.

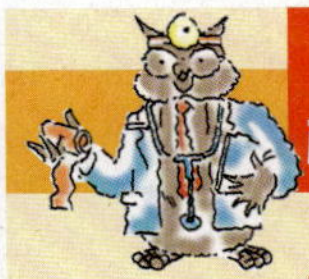

¡Ojo con las heridas!

¿Qué falta?

Si fotografiar las heridas es una parte recurrente de tu sistema de documentación, recuerda que una imagen puede valer mil palabras, pero aún son indispensables tus destrezas de valoración y observaciones personales. Muchas características de las heridas no pueden registrarse con precisión, o en absoluto, en una fotografía, e incluyen:

- Localización
- Profundidad
- Medición del túnel
- Olor
- Sensación del tejido circundante
- Dolor

Toda esta información es necesaria para que el equipo de atención médica tome decisiones terapéuticas sólidas.

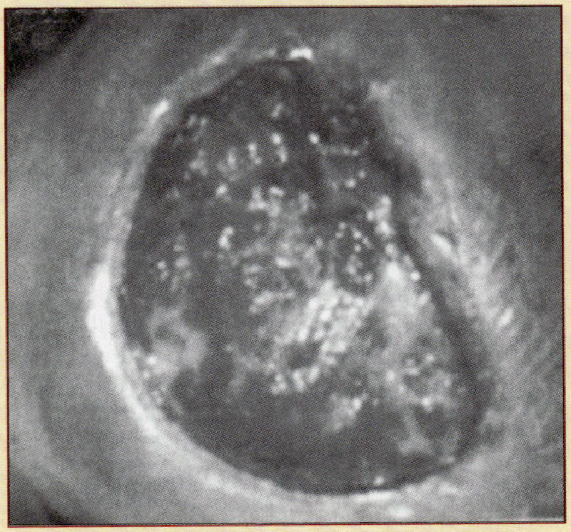

Fotografía reimpresa con autorización de la National Pressure Ulcer Advisory Panel slide series #1. Disponible en: *www.npuap.org.*

Puesto que es importante el registro preciso de las dimensiones de la herida, en muchos centros médicos se usa la fotografía como recurso para la valoración de las heridas. Si se dispone de equipo fotográfico en tu unidad, deberá incluirse en la valoración de las características de la herida. Algunas técnicas fotográficas producen una imagen con una rejilla superpuesta, útil para la medición. Recuerda que hay aspectos cualitativos de la herida que una cámara simplemente no puede registrar (véase *¿Qué falta?*). La *Health Information Portability & Accountability Act* (HIPAA) de 1996 y la *Health Information Technology for Economic and Clinical Health* (HITECH [parte de la Ley de Recuperación y Reinversión de Estados Unidos de 2009]) se aplican a la fotografía de las heridas y es necesario que el paciente firme un consentimiento para su obtención. Verifica en tu institución las políticas de fotografía de las heridas.

Tunelización y socavación

También es importante medir los túneles (extensiones del lecho de la herida hacia tejidos adyacentes) y socavaciones (zonas del lecho de la herida que se extienden debajo de la piel). Puedes medirlos del mismo modo que la profundidad de la herida. Inserta con cuidado un dispositivo con punta de espuma flexible hasta el fondo del túnel o el final de la zona socavada; después, marca su tallo y mide la distancia desde tu marca hasta la punta. Si el túnel es grande, pálpalo con un dedo enguantado, más que con un dispositivo con punta de espuma, porque puedes percibir mejor el final del túnel con tu dedo. Esto también evita dañar el tejido. Los trayectos sinuosos son túneles muy pequeños que no pueden intubarse (p. ej., no se puede introducir un dispositivo de medición). Tal vez observes una pequeña abertura y exudado en su interior, pero no intentes medir la profundidad, pues esto puede ensanchar su trayecto. A menudo, los conductos sinuosos son vías que comunican a un órgano o una cavidad corporal. Recuerda lo que veas y comunica los datos al médico a cargo de tu paciente.

Características del lecho de la herida

Las características del lecho de la herida proveen información importante acerca de ésta y de cómo está cicatrizando. Si observas un tejido rojo muy liso en una herida de grosor parcial, con toda probabilidad corresponde a la dermis. En una herida de grosor completo probablemente se trate de tejido muscular, no de granulación; además, el tejido de granulación rojo, saludable, es signo de una cicatrización apropiada. Un tejido de granulación saludable tiene un aspecto blando e irregular.

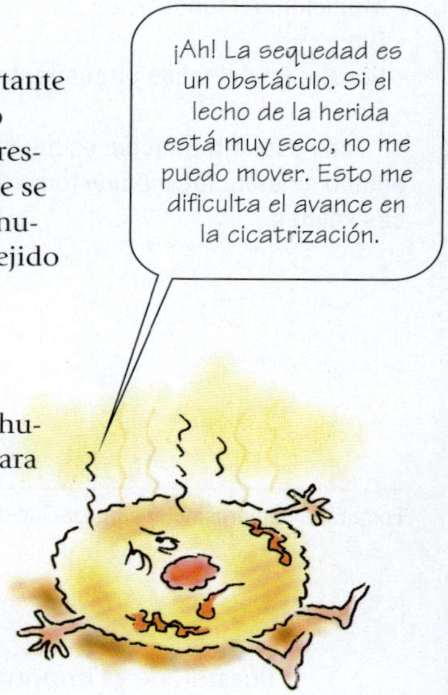
¡Ah! La sequedad es un obstáculo. Si el lecho de la herida está muy seco, no me puedo mover. Esto me dificulta el avance en la cicatrización.

Humedad

El lecho de la herida deberá estar hidratado, pero no demasiado. La humedad permite que las células y las sustancias químicas necesarias para la cicatrización recorran la superficie de la herida.

Tormenta del desierto

En los lechos de herida secos, las células involucradas en la cicatrización, que normalmente se encuentran en un medio líquido, no se pueden mover. Los leucocitos no pueden luchar contra las infecciones; las enzimas, como la colagenasa, no pueden fragmentar el material muerto; los macrófagos no pueden ingerir detrito alguno. Los bordes de la herida se enroscan para conservar la humedad, que permanece en el borde, y las células epiteliales (nuevas células cutáneas) no pueden crecer encima y cubrir la herida. La cicatrización se para en seco y se acumula tejido necrótico.

Vigilancia de inundaciones

La humedad excesiva conlleva un problema diferente. Inunda la herida y se dispersa sobre la piel, y cuando es constante causa daño a las células intactas en el borde de la herida.

Bordes y piel circundante

Al valorar los bordes de una herida, resulta deseable ver que sean lisos, no enrollados, y que se encuentren estrechamente adheridos al lecho. La piel enrollada puede indicar que el lecho de la herida está muy seco.

La piel laxa en los bordes puede indicar una lesión de cizallamiento adicional (separación de las capas cutáneas), tal vez debida a un traslado o cambio de posición brusco. En este caso, mejora las técnicas de transporte y cambio de posición para prevenir su recurrencia.

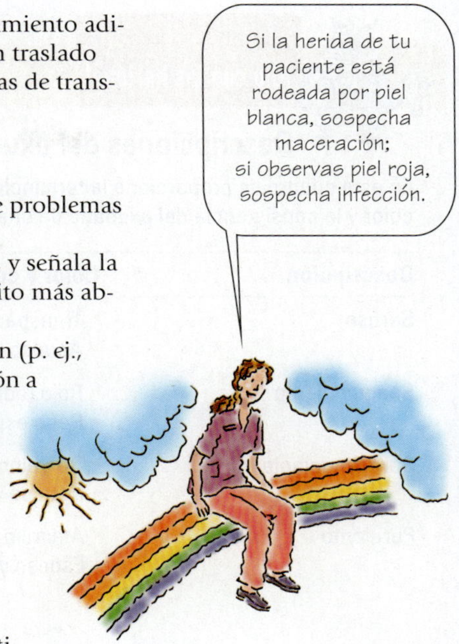
Si la herida de tu paciente está rodeada por piel blanca, sospecha maceración;
si observas piel roja, sospecha infección.

La conexión del arco iris

El color de la piel que circunda a la herida puede alertarte de problemas inminentes que pueden impedir la cicatrización:

- La piel blanca indica maceración o demasiada humedad, y señala la necesidad de una barrera protectora alrededor y un apósito más absorbente.
- El eritema o piel roja puede ser signo de inflamación, lesión (p. ej., quemadura por la tela adhesiva, presión excesiva, exposición a sustancias químicas) o infección (recuerda que la inflamación es saludable sólo durante la fase correspondiente de la cicatrización). En general, un eritema de 2-3 cm a partir del borde de la herida es señal de infección.
- Una piel morada puede sugerir equimosis, un signo de traumatismo.

Deja que tus dedos hablen

Durante tu valoración de la zona circundante a la herida, utiliza nuevamente los dedos para obtener información valiosa. Por ejemplo, escudriña con suavidad el tejido circundante a la herida (p. ej., la piel que rodea de forma inmediata al lecho de la herida) para determinar si está blando o duro (indurado). El tejido indurado, incluso en ausencia de eritema (enrojecimiento), apunta a infección. De manera similar, si el paciente presenta piel oscura, puede ser imposible obtener claves de color. Nuevamente, tus dedos pueden ayudar. Examina la zona alrededor del lecho de la herida y compara la sensación percibida respecto de la piel sana circundante. Una zona hipersensible de la piel con aspecto brillante y que se siente dura puede indicar inflamación. Asegúrate de registrar el tamaño de la zona de induración alrededor de la herida abierta.

Valoración del exudado

Para obtener la información en cuanto al exudado de la herida, primero, revisa el apósito cuando lo retires y anota las respuestas a las siguientes preguntas:

- ¿El exudado bien contenido o supura en los bordes? Si hay supuración, necesitarás un apósito más absorbente.
- Si utilizas un apósito oclusivo, ¿se sellaron bien sus bordes? (Un hidrocoloide en el área del surco interglúteo se convierte en un criadero de bacterias si sus bordes son laxos.) Si el paciente presenta incontinencia fecal, es todavía más importante verificar el estado de sellado de un apósito.
- ¿Está el apósito saturado o seco?
- ¿Qué tanto exudado hay: una cantidad escasa, moderada o grande?

¡Ojo con las heridas!

Descripciones del exudado

En este cuadro se proporciona la terminología que puedes usar para describir el color y la consistencia del exudado de una herida.

Descripción	Color y consistencia
Seroso	• Transparente o amarillo claro • Acuoso y poco espeso
Sanguinolento	• Rojo (con sangre fresca) • Poco espeso
Serosanguinolento	• De color rosado a rojo claro • Acuoso y poco espeso
Purulento	• Amarillo cremoso, verde, blanco o bronceado • Espeso y opaco

- ¿Cuáles son el color y la consistencia del exudado? (Véase *Descripciones del exudado*).
- ¿Hay un olor que emana del exudado?
- ¿El exudado tiene una textura espesa?

Olor

Si se mantiene limpia, una herida no infectada suele producir, si acaso, poco olor (una excepción es el olor normalmente presente debajo de un apósito de hidrocoloide, que contiene un producto de degradación del proceso de desecho). Un olor de detección reciente puede ser signo de infección. Asegúrate de registrar el dato respecto al olor y comunícalo al médico. Al registrar el olor de una herida, es importante incluir cuándo se percibió y si se eliminó con la limpieza de la herida.

Si hay un olor presente, puede constituir una situación incómoda o embarazosa para el paciente, así como para sus familiares, visitantes y compañeros de habitación. Si notas un olor o el paciente menciona que percibe uno después de valorar por completo la herida en cuanto a cambios, puedes usar apósitos que disminuyan el olor y, según necesidad, rociar un eliminador de olores. Los eliminadores de olores difieren de los refrescantes del aire, porque no son esencias que los enmascaran, sino más bien componentes que se unen con las moléculas que causan el olor y las neutralizan.

Textura

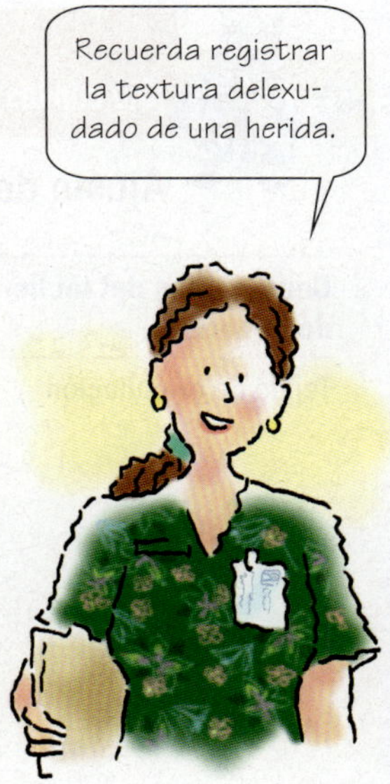

También considera la consistencia del material exudado. Si es espeso y cremoso, la herida contiene una cantidad excesiva de bacterias; sin embargo, esto no necesariamente significa que haya una infección clínicamente importante. Registra las características del líquido. Puede ser cremoso porque contiene leucocitos que han eliminado bacterias. El exudado también se contamina con bacterias superficiales que viven de manera natural en los ambientes húmedos del cuerpo humano. Debido a esta colonización bacteriana, en las guías se recomienda no usar cultivos de muestras obtenidas con hisopo para identificar infecciones de heridas. Sin embargo, algunos médicos aún ordenan cultivos a partir de estas muestras, porque son fáciles de usar y económicos. Idealmente, se obtiene la muestra con hisopo del líquido transparente que se capta por compresión del tejido de la herida después de que se limpió exhaustivamente. Esto tiene más probabilidad de aportar una muestra de las bacterias en cuestión. También se puede usar una biopsia en sacabocado del tejido, o la aspiración con aguja del líquido. Estos métodos son más precisos y deben ser realizados por un profesional de la salud calificado.

Clasificación de las heridas

Las palabras que elijas para describir tus observaciones de una herida específica tienen que comunicar lo mismo a otros miembros del equipo de atención sanitaria, las compañías de seguros, las agencias regulatorias, los familiares del paciente y, finalmente, a él mismo. Ésta es una tarea difícil cuando consideras que incluso los expertos en la atención de heridas debaten acerca de las fases descriptivas que utilizas. ¿Esfacelo o tejido necrótico? ¿Socavación o tunelización? ¿Qué tanto exudado es "moderado"? ¿Es de color verde o amarillo?

La mejor forma de clasificar las heridas es usar el sistema básico aquí descrito, que se centra en tres categorías de características fundamentales:

- Tipo
- Tiempo de evolución
- Profundidad

Tipo

Las heridas a menudo se clasifican por el mecanismo de la lesión. Por ejemplo, una *herida quirúrgica* es causada por una intervención operatoria. Una herida *no quirúrgica* puede ser provocada por un proceso patológico o un traumatismo, como una úlcera por presión, una úlcera del pie del paciente con diabetes o una úlcera vascular (véase *Ajuste de los cuidados de la herida a su valoración*, p. 40).

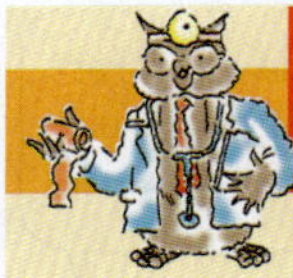

¡Ojo con las heridas!

Ajuste de los cuidados de la herida a su valoración

Condiciones del lecho de la herida	Técnicas de tratamiento
Tejido de granulación	• Cubre la herida para mantenerla limpia y protegida. Mantenla húmeda. • Para un exudado mínimo, usa un apósito de película transparente, hidrocoloide o hidrogel. • Absorbe la secreción con uso de espumas, alginatos o hidrofibras. • Recuerda, un cambio en el tejido granular puede indicar una biopelícula o un aumento de la biocarga del lecho de la herida y puede justificar el uso de un antimicrobiano tópico (p. ej., plata, yodo cadexómero). Los cambios observables son una capa delgada de material de tipo gel sobre el tejido granular o su mayor friabilidad (p. ej., sangra incluso con una manipulación suave).
Esfacelo de fibrina	• El desbridamiento cortante es la forma más rápida de disminuir el esfacelo y debe hacerlo un profesional de la salud calificado. • El desbridamiento enzimático requiere de medicamentos tópicos para facilitar la degradación del material fibrinoso. • La irrigación y el lavado pulsátil son medios mecánicos de desbridamiento. • En el desbridamiento autolítico se usan compresas de retención de la humedad, como hidrocoloides o hidrogeles, para estimular la fragmentación de fibrina. • Los apósitos de alginato o hidrofibra se usan para un mayor drenaje y el respaldo del desbridamiento autolítico.
Tejido necrótico	• Dependiendo de la localización y el tipo de la herida, deberá usarse desbridamiento cortante conservador o enzimático, o métodos de desbridamiento mecánico. • Las heridas con irrigación sanguínea inadecuada no deberán desbridarse. Mantén estas heridas y las úlceras del talón no infectadas limpias y secas.

Tiempo de evolución

Cuando se determine el tiempo de evolución de una herida, primero es necesario precisar si es aguda o crónica. Sin embargo, esta determinación puede constituir un problema si sólo te apegas al tiempo. Por ejemplo, ¿a cuánto tiempo corresponde que una herida se convierta en crónica?

Se define como heridas *crónicas* a aquellas que no han podido avanzar durante un proceso ordenado y oportuno de reparación, para alcanzar la integridad anatómica y funcional en un período de 3 meses o aquellas que no disminuyen el 30% de su tamaño en 3 semanas o 50% en 4-5 semanas. Si una herida no disminuye el 50% de su tamaño en 4 semanas, hay probabilidad de 91% de que no cicatrice en 12 semanas.

Las heridas crónicas tienen menor capacidad de montar una respuesta inflamatoria aguda en presencia de infección. Por lo tanto, los pacientes con heridas de mayor tiempo de evolución pueden haber cambiado o presentar signos y síntomas de infección.

Las heridas crónicas no cicatrizan tan fácilmente como las agudas. El exudado en heridas crónicas contiene una mayor cantidad de enzimas destructivas y fibroblastos (p. ej., las células que actúan como arquitectos en la cicatrización de las heridas). Son menos eficaces para la producción de colágeno, se dividen con menos frecuencia y envían menos señales a otras células, instándolas a que se dividan y llenen el espacio de la herida. También suelen presentar biopelículas en su superficie, que son colonias de bacterias que se han adaptado al ambiente de la herida para promover su proliferación en el hospedero.

Profundidad

La profundidad es otra característica fundamental usada para clasificar las heridas. En la valoración, registra la profundidad de la herida como de grosor parcial o completo (véase *Clasificación de la profundidad de las heridas*).

¡Ojo con las heridas!

Clasificación de la profundidad de las heridas

Una herida se clasifica como de grosor parcial o completo, según su profundidad. Las heridas de grosor *parcial* incluyen a la epidermis y se extienden parcialmente hasta la dermis, pero no la atraviesan. Las heridas de grosor *completo* se extienden a través de la dermis hasta los tejidos infrayacentes y pueden exponer tejido adiposo, músculo o hueso. En estos esquemas se ilustra la profundidad relativa de ambas clasificaciones.

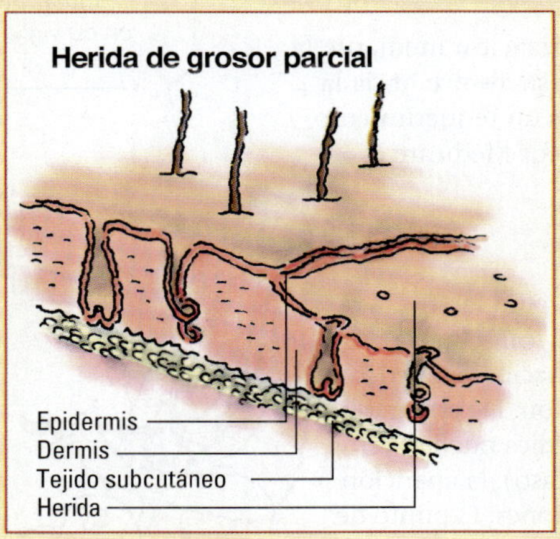

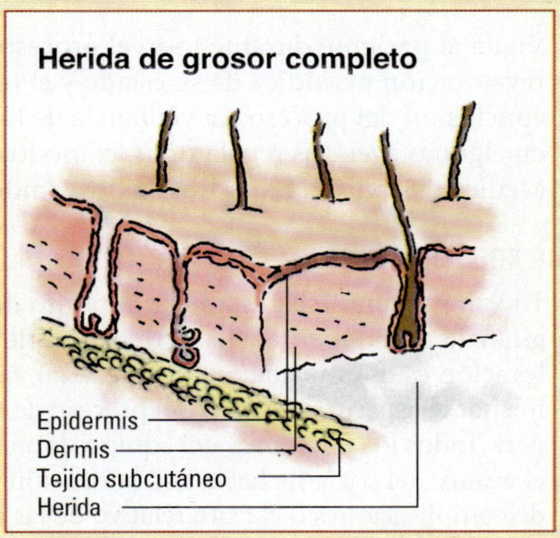

De grosor parcial

Las heridas de grosor parcial normalmente cicatrizan con rapidez porque involucran a la epidermis y sólo parte de la dermis. La dermis se mantiene al menos parcialmente intacta para generar la nueva epidermis, necesaria para cerrar la herida. Las heridas de grosor parcial también son menos susceptibles a las infecciones, porque parte del primer nivel de defensa corporal (la dermis parcial) está intacta. Estas heridas tienden a ser dolorosas y requieren protección para disminuir el dolor y el riesgo de infección local al mínimo.

De grosor completo

Las heridas de grosor completo penetran la piel hasta los tejidos subyacentes. Pueden exponer tejido adiposo (grasa), músculo, tendón o hueso. En el abdomen puedes observar tejido adiposo o epiplón (la cobertura del intestino). Cuando hay presencia de epiplón, el intestino puede protruir a través de la herida (evisceración). El tejido de granulación puede ser visible si la herida ha empezado a cicatrizar.

Las heridas de grosor completo cicatrizan por granulación y contracción, y requieren más recursos corporales y más tiempo que las heridas de grosor parcial para su cicatrización. Cuando valores una herida de grosor completo, informa de su profundidad, longitud y el ancho.

La presión agregada de las úlceras por presión

En el caso de las úlceras por presión, la profundidad de la herida permite clasificar la úlcera por etapas de acuerdo con el sistema creado por el *National Pressure Ulcer Advisory Panel* (NPUAP) (véase cap. 6, *Úlceras por presión*).

Vigilancia de la herida

Vigila al paciente durante todo el proceso de cicatrización mediante la revaloración periódica de su estado y el registro de su avance hacia la conclusión del proceso. La vigilancia de la herida es un requerimiento en algunas agencias regulatorias, como los Centers for Medicare & Medicaid Services (CMS) de Estados Unidos.

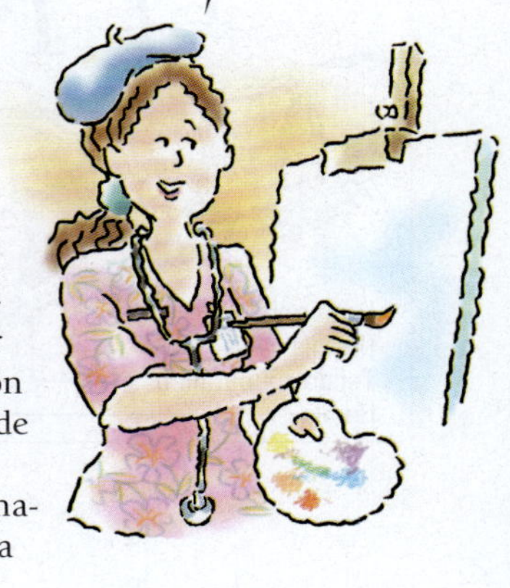
La imagen de la herida que pintes durante tu valoración inicial tiene un papel importante en su vigilancia.

Obtén una imagen

Tu valoración inicial establece el punto de partida para la vigilancia subsiguiente y las actividades de revaloración. Una valoración es un informe estático; realizar varias evaluaciones puede ilustrar el aspecto dinámico del proceso de cicatrización. De esta manera, todos los miembros del equipo de atención médica pueden ver el avance del paciente hacia la cicatrización (o su fracaso), la aparición de complicaciones o el éxito relativo de las intervenciones. El punto de vista dependerá de la precisión, calidad y consistencia de tu registro.

Durante la valoración de una herida se obtiene bastante información útil en cuanto al paciente, su ambiente, las características de la

Para recordar

Usa la mnemotecnia WOUND PICTURE (IMAGEN DE LA HERIDA) para ayudarte a recordar y organizar los factores clave en tu registro:

W (del inglés ***W**ound*): localización de la herida o úlcera.

Olor (en la habitación o después de descubrir la herida).

Úlcera: categoría, etapa (para las debidas a presión) o clasificación (para la del paciente con diabetes), y profundidad (de grosor parcial o completo).

Necrosis tisular.

Dimensión (forma, longitud, ancho, profundidad); color, consistencia y cantidad de la secreción (escasa, moderada, abundante).

P (del inglés ***P**ain*): dolor (cuándo ocurre, qué lo alivia, la descripción y calificación por el paciente en una escala de 0 a 10).

Induración (tejido circundante duro o firme).

Color del lecho de la herida (rojo-amarillo-negro, o su combinación).

Tunelización (longitud y dirección, hacia la derecha o izquierda, la cabeza o los pies, del paciente).

U (del inglés ***U**ndermining*) Socavación (longitud y dirección con uso de referencias al cuadrante horario para su descripción).

Rubor o cambio de color en la piel circundante.

E (del inglés ***E**dge*) Borde de la piel, laxo o fuertemente adherido, y los bordes planos o enrollados subyacentes.

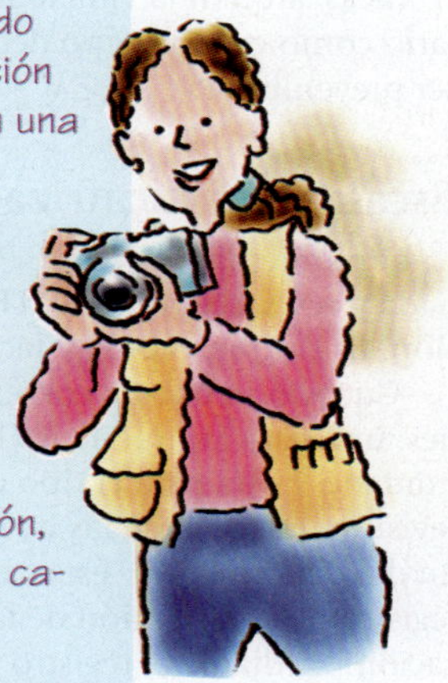

herida y el estado actual del proceso de cicatrización. Cuando documentes tu valoración, asegúrate de incluir la fecha y hora de tus observaciones. También esfuérzate por obtener mediciones precisas, utilizando las unidades apropiadas. Verifica que todo el equipo de atención médica use la misma herramienta para medir la herida del paciente. Recuerda registrar sólo los hechos, no tus opiniones, acerca de la herida.

El programa de vigilancia, revaloración y registro con respecto al tiempo puede parecer abrumador; sin embargo, están disponibles varias herramientas de documentación basadas en la investigación, o en tu unidad puedes tener una propia, para ayudarte a esta tarea.

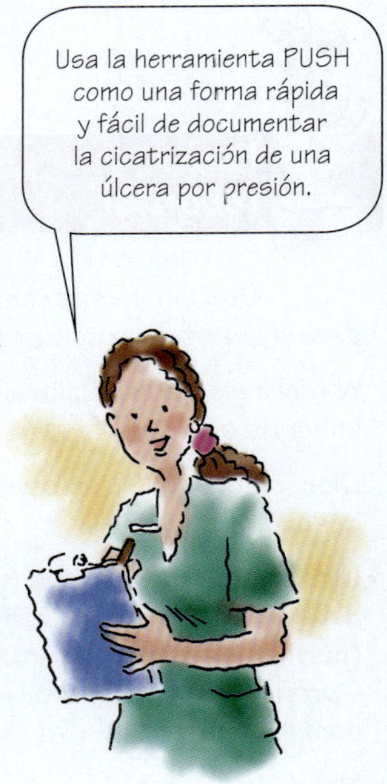
Usa la herramienta PUSH como una forma rápida y fácil de documentar la cicatrización de una úlcera por presión.

Herramientas de registro

Casi todas las herramientas de registro de heridas que se usan en Estados Unidos se centran en las úlceras por presión, y fueron elegidas por su notorio impacto en la vida de incontables pacientes y en el mismo sistema de atención médica. Las úlceras por presión son dolorosas, por lo general crónicas, afectan la vida diaria y su tratamiento es costoso, tanto monetario como en el tiempo dedicado por profesionales calificados, y suelen ser prevenibles.

Escala de la cicatrización de las úlceras por presión

La herramienta PUSH (de *Pressure Ulcer Scale for Healing*) fue perfeccionada y revisada por la NPUAP y es aplicable sólo a las úlceras por presión. Es simple, rápida y fácil de calificar (véase *Herramienta PUSH*).

Cuando se trabaja con esta herramienta, se obtienen tres calificaciones: una para la superficie (longitud × ancho), otra para la cantidad de exudado y otra para el tipo de tejido presente en la herida, durante cada revisión. La suma de las tres calificaciones da un total para la herida en un día determinado. Esta calificación se superpone entonces sobre un registro de cicatrización de las úlceras por presión y una gráfica de cicatrización. Mediante el registro y revisión de las calificaciones con respecto al tiempo, puedes determinar la velocidad de avance hacia la cicatrización.

Herramienta del estado de la úlcera por presión

La *Herramienta del estado de la úlcera por presión* (PSST, de *Pressure Sore Status Tool*) permite vigilar las calificaciones de 11 factores con respecto al tiempo, cada uno calificado con base en una escala numérica cuyas cifras se suman. La calificación total refleja el estado global de la herida.

La PSST constituye un registro preciso de los cambios de la herida y requiere dedicar bastante tiempo para su llenado. En consecuencia, se usa más en la investigación que en la práctica clínica.

Escala de cicatrización de heridas

La *Escala de cicatrización de heridas* es un sistema de clasificación simple que combina la designación para la etapa de la herida o su grosor con un método de descripción tisular. Por ejemplo, una úlcera por presión en etapa III, que contiene tejido necrótico, se califica como 3N. Con esta herramienta se puede vigilar la dirección general de la cicatrización, al observar, por ejemplo, que esta semana la herida es una FG (de grosor completo [*full*] con tejido de granulación), en tanto que la semana pasada era una FN (de grosor completo con tejido necrótico). La herramienta incluye modificadores que permiten usarla para todos los tipos de heridas, aunque inicialmente se perfeccionó para utilizarse en úlceras por presión.

Herramienta PUSH

La herramienta PUSH es fácil y rápida de utilizar, y cuenta con una calificación sencilla.

Nombre del paciente: Doris McCoy   Localización del usuario: Rockdale Nursing Home

I.D. del paciente # 0162386   Fecha: 7/26/06

Instrucciones

Observa y mide la úlcera por presión. Clasifícala con respecto a la superficie, el exudado y el tipo de tejido de la herida. Registra una subcalificación para cada una de las características de la úlcera y súmalas para obtener la calificación total. Una comparación de las calificaciones totales con respecto al tiempo provee un índice de la mejoría o el deterioro de la cicatrización de la úlcera por presión.

Longitud × ancho	**0** 0 cm^2	**1** < 0.3 cm^2	**2** 0.3-0.6 cm^2	**3** 0.7-1 cm^2	**4** 1.1-2 cm^2	**5** 2.1-3 cm^2	Subcalificación
		6 3.1-4 cm^2	**7** 4.1-8 cm^2	**8** 8.1-12 cm^2	**9** 12.1-24 cm^2	**10** > 24 cm^2	3
Cantidad de exudado	**0** Ninguno	**1** Escaso	**2** Moderado	**3** Abundante			Subcalificación 2
Tipo de tejido	**0** Cerrado	**1** Tejido epitelial	**2** Tejido de granulación	**3** Esfacelado	**4** Necrótico		Subcalificación 1
						Calificación total:	6

Longitud × ancho

Mide la longitud (de pies a cabeza) y el ancho (de lado a lado) máximos con el uso de una regla en centímetros. Multiplica estas dos mediciones (longitud × ancho) para obtener un cálculo de la superficie en centímetros cuadrados (cm^2). ¡No supongas! Usa siempre una regla en centímetros y el mismo método cada vez que midas la úlcera.

Cantidad de exudado

Calcula la cantidad de exudado (drenaje presente) después de retirar el apósito y antes de aplicar cualquier medicamento tópico a la úlcera. Clasifícalo como ninguno, escaso, moderado o abundante.

Tipo de tejido

Se refiere a los tipos de tejido presentes en el lecho de la herida (úlcera). Las calificación es de 4 si observas tejido necrótico. La calificación es de 3 si percibes esfacelo, pero no tejido necrótico. La calificación es de 2 si la herida es limpia y contiene tejido de granulación. Califica una herida superficial en reepitelización con 1. Cuando la herida esté cerrada, califícala como 0. Las siguientes guías describen cada tipo de tejido:

4 — Tejido necrótico (escara): tejido negro, pardo o café, que se adhiere firmemente al lecho de la herida o los bordes de la úlcera y puede ser más firme o más blando que el tejido circundante.

3 — Esfacelo: tejido amarillo o blanco que se adhiere al lecho de la úlcera en tiras o grumos gruesos, o que es mucinoso.

2 — Tejido de granulación: tejido rosado o rojo carnoso con un aspecto brillante, húmedo, granular.

1 — Tejido epitelial: en úlceras superficiales, tejido rosado o brillante nuevo (piel) que crece al interior desde los bordes, o como islas sobre la superficie de la úlcera.

0 — Cerrado o que reemergió a la superficie: herida cubierta completamente por epitelio (nueva piel).

Herramienta de valoración de la herida de Bates-Jensen

Se trata de una herramienta de valoración de úlceras por presión validada, donde se precisa el estado de la herida en un continuo (véase *Bates-Jensen Wound Assessment Tool [BWAT]* en los Apéndices y el Índice alfabético de materias).

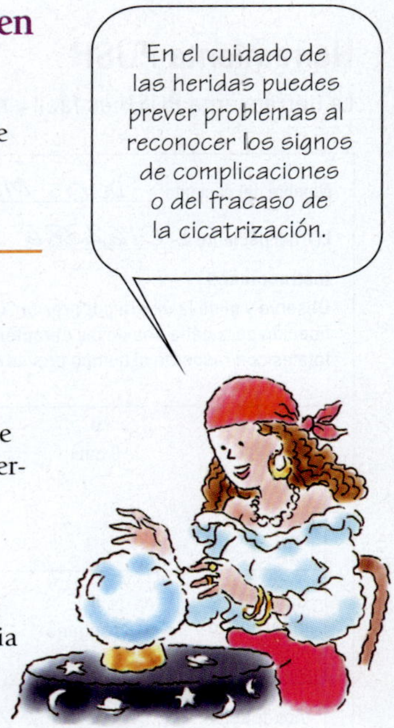
En el cuidado de las heridas puedes prever problemas al reconocer los signos de complicaciones o del fracaso de la cicatrización.

Reconocimiento de las complicaciones

Es importante vigilar y seguir, o revalorar, el estado de la herida para identificar signos y síntomas de complicaciones o del fracaso de la cicatrización tan tempranamente en el proceso como sea posible. La intervención anticipada mejora la posibilidad de resolver exitosamente las complicaciones y llevar de nuevo el proceso de cicatrización a su vertiente normal.

Dime, ¿puedes ver?

Realizarás tus revaloraciones utilizando los mismos criterios que en la valoración inicial, con una ventaja añadida: la perspectiva. La vigilancia cuidadosa puede ayudarte a detectar fracasos de la cicatrización de forma temprana, para que puedas intervenir de manera apropiada (véase *Detección del fracaso de la cicatrización*, p. 47 y 48).

Mientras más rápido, mejor

El éxito o fracaso del proceso de cicatrización tiene un impacto tremendo sobre la calidad de vida del paciente, así como la de su familia. La intervención temprana puede significar que el paciente con una úlcera de pie por diabetes pueda evitar la amputación, o que uno con paraplejía y una úlcera isquiática pueda sentarse nuevamente y llevar una vida activa.

Las úlceras crónicas constituyen un problema en particular difícil, no sólo para los profesionales individuales, sino también para la industria de los cuidados de la salud en conjunto. El tratamiento de las úlceras crónicas es costoso, porque son difíciles de cicatrizar y a menudo recidivan. En consecuencia, las personas encargadas de la porción más grande de la cuenta, el gobierno y las compañías de seguros, están poniendo mayor énfasis en la intervención temprana y la prevención.

Vencer en la cicatrización de las heridas

Ahora que sabes qué buscar o cuándo las cosas *no están yendo bien*, echemos un vistazo a lo que se puede esperar que ocurra cuando la cicatrización avance en orden. En este caso, el paciente:

- Está bien hidratado, bien nutrido, cómodo y cobijado.
- Es tratado correctamente respecto de sus enfermedades concomitantes o contribuyentes, como diabetes, insuficiencia cardíaca o insuficiencia renal.
- Muestra una respuesta normal del sistema inmunitario.

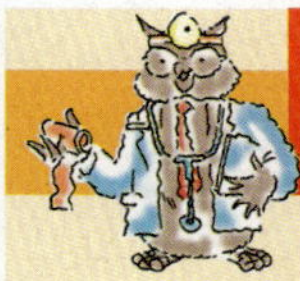

¡Ojo con las heridas!

Detección del fracaso de la cicatrización

En este cuadro se presentan los signos más frecuentes del fracaso de la cicatrización, así como las causas probables vinculadas y las intervenciones apropiadas.

Signo	Causas	Intervenciones
Lecho de la herida		
Muy seco	• Exposición al aire de tejidos y células que normalmente se hallan en un ambiente húmedo • Hidratación inadecuada	• Agregar hidratación de forma regular. • Usar un apósito que mantenga la humedad, como película transparente de hidrocoloide o hidrogel.
Sin cambios de tamaño o profundidad en 2 semanas	• Presión o traumatismo de la zona • Mala nutrición, mala circulación o hidratación inadecuada • Mal control de un proceso patológico, como la diabetes • Biopelícula o colonización cuantiosa. • Infección • Desbridamiento	• Revalora al paciente en cuanto a problemas locales y sistémicos que alteran la cicatrización de la herida e intervén según la necesidad. • Si es a causa del desbridamiento, no es necesaria ninguna intervención.
Con aumento de tamaño o profundidad	• Isquemia por presión excesiva o mala circulación • Infección	• Consulta al cirujano vascular para valorar si se puede mejorar el estado de los vasos sanguíneos. No todos los problemas de circulación pueden resolverse. Si no se puede mejorar la circulación, disminuye la presión/carga de la herida y atiende una posible infección.
Con necrosis	• Isquemia	• Está indicado el desbridamiento si el tejido vivo restante tiene circulación adecuada.
Con aumento del exudado o cambio de su color, de transparente a purulento	• Desbridamiento autolítico o enzimático • Infección • Si el desbridamiento no es la causa, valorar la herida en cuanto a infección	• Cuando es causado por desbridamiento autolítico o enzimático, no require intervención. Es de esperar un aumento en el exudado o un cambio en su color, por la fragmentación de tejidos muertos.
Con tunelización	• Presión sobre prominencias óseas • Presión de cuerpo extraño • Infección profunda	• Protege la zona de la presión. • Irriga y haz una inspección del túnel con tanto cuidado como sea posible, en busca de una sutura oculta o un fragmento de material del apósito que se quedó ahí. • Si el túnel no se acorta en su longitud cada semana, limpia exhaustivamente y obtén una biopsia tisular en busca de infecciones y, ante una herida crónica, en busca de un posible cáncer.

Detección del fracaso de la cicatrización *(continuación)*

Signo	Causas	Intervenciones
Bordes de la herida		
Piel roja, caliente; hipersensibilidad e induración	• Inflamación por presión excesiva o infección. • Si la redistribución de la presión no resuelve la inflamación en 24 h, puede estar indicado el tratamiento antimicrobiano.	• Protege el área de la presión.
Maceración (piel blanca)	• Humedad excesiva. • Si es práctico, obtén una orden para un apósito de mayor absorción.	• Protege la piel con ungüento de petrolato o un material de barrera.
Bordes cutáneos enrollados	• Lecho muy seco de la herida.	• Obtén una orden de apósitos de retención de humedad. • Si no se resuelve el enrollamiento en 1 semana, puede requerirse desbridamiento de los bordes.
Socavamiento o equimosis de la piel circundante (bordes cutáneos laxos o con equimosis)	• Fuerza de cizallamiento excesiva en la zona.	• Inicia las medidas para proteger la región, en especial durante el transporte del paciente.

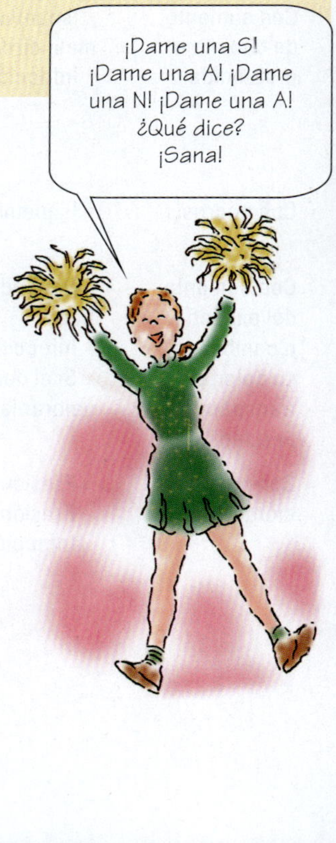
¡Dame una S! ¡Dame una A! ¡Dame una N! ¡Dame una A! ¿Qué dice? ¡Sana!

Además, la herida misma:

- Recibe oxígeno y los nutrimentos que requiere (irrigación vascular adecuada).
- Está húmeda y protegida del ambiente.
- Está libre de tejido necrótico.

Estas circunstancias hacen óptima la cicatrización de la herida. Con el uso de las técnicas de valoración presentadas en este capítulo, tú serás parte del éxito.

Jugador estrella

La cicatrización de las heridas no es un tema simple de coordinar, aunque a través de la vigilancia, valoración y registro constantes el éxito es mucho más probable. Al utilizar la mayoría de tus sentidos puedes tener una influencia importante para que una herida cicatrice o se haga crónica y más difícil de manejar. Con la detección de las señales de alarma que alertan del fracaso de la cicatrización y el conocimiento de las intervenciones apropiadas, ¡sé parte del equipo ganador en la cicatrización de heridas!

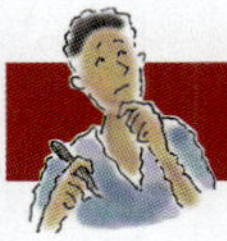

Preguntas de autoevaluación

1. Una herida que se extiende a través de la epidermis y parcialmente en la dermis se clasifica como:

A. Crónica
B. Aguda
C. De grosor parcial
D. De grosor completo

Respuesta: C. Las heridas de grosor parcial se extienden hasta la dermis, pero sin atravesarla, lo que conserva la función que ayuda al proceso de cicatrización.

2. ¿Qué características indican un tejido de granulación normal, saludable?

A. Rojo con aspecto irregular o empedrado
B. Rojo con superficie brillante de tipo gel
C. Fibras amarillas a pardas de fácil retiro
D. Superficie seca, negra y densa

Respuesta: A. El tejido rojo con aspecto irregular o empedrado indica uno de granulación saludable.

3. ¿Cuáles de las siguientes técnicas de manejo serían apropiadas para un lecho de una herida con esfacelo de fibrina al 80%?

A. Cubrir la herida para mantenerla limpia y protegerla con uso de un apósito de película transparente, de hidrocoloide o hidrogel
B. Considerar el desbridamiento cortante o enzimático para la degradación del material fibrinoso
C. Aplicar antimicrobianos tópicos
D. Mantenerla limpia y seca

Respuesta: B. Considerar el desbridamiento cortante o enzimático para degradar el material fibrinoso.

4. Si observas múltiples colores en el lecho de una herida, la mejor forma de describirla es:

A. Por el porcentaje de los tipos tisulares
B. Por el color menos saludable que observes
C. Por el color más visible
D. Por el número de colores presente

Respuesta: A. Describe una herida con múltiples colores con base en el porcentaje de tipos tisulares en su lecho.

5. La herramienta PUSH es útil para:

A. Medir el tamaño de las heridas
B. Detectar infecciones en las heridas
C. El seguimiento de la cicatrización de las úlceras por presión
D. Medir la profundidad de las úlceras crónicas

Respuesta: C. La herramienta PUSH permite el seguimiento de la cicatrización de las úlceras por presión.

6. ¿Qué término podría usarse para describir con precisión el material drenado poco espeso y rojo brillante?

A. Seroso
B. Sanguinolento
C. Serosanguinolento
D. Purulento

Respuesta: B. El exudado sanguinolento es rojo, por lo general debido a la presencia de sangre fresca.

7. ¿Cuál es la intervención apropiada para una herida con tunelización?

A. Proveer calor a la zona
B. Hacer un desbridamiento cortante conservador
C. Proteger la zona de la presión
D. No se requiere intervención

Respuesta: C. Puesto que la tunelización puede ser causada por la presión sobre las prominencias óseas, deberá protegerse la herida de la presión.

8. ¿Qué mostraría tu valoración de una herida que no cicatriza si la causa fuese un lecho muy seco?

A. Bordes cutáneos enrollados
B. Maceración
C. Piel roja, caliente
D. Socavación

Respuesta: A. Un lecho muy seco de una herida muestra bordes cutáneos enrollados y requiere apósitos de retención de humedad o desbridamiento.

Puntuación

☆☆☆ Si respondiste correctamente las ocho preguntas… ¡Párate y agradece los aplausos! Eres toda una estrella del cuidado de heridas.

☆☆ Si contestaste de cinco a siete preguntas correctamente… ¡Gran trabajo! Sobresales del resto.

☆ Si contestaste menos de cinco preguntas correctamente… ¡No te preocupes! Apenas has llegado a la superficie del cuidado de las heridas; hay nueve capítulos más por avanzar.

Bibliografía

Arroyo-Novoa, C.M., et al. "Acute Wound Pain: Gaining a Better Understanding," *Advances in Skin & Wound Care* 22(8):373-380, August 2009.

Barie, P.S. "Infection Control Practices in Ambulatory Surgical Centers." *Journal of the American Medical Association* 303(22):2295-2297, June 2010.

Bonham, P. "Swab Cultures for Diagnosing Wound Infections: A Literature Review and Clinical Guideline," *Journal of Wound, Ostomy, and Continence Nursing* 36(4):389-395, July-August 2009. doi:10.1097/WON.0b013e3181aaef7f

Evans, D.C., et al. "Obesity in Trauma Patients: Correlations of Body Mass Index with Outcomes, Injury Patterns, and Complications," *The American Surgeon* 77(8):1003-1008, August 2011.

Fife, C.E., and Yankowsky, K.W. "HIPAA and HITECH: Where Are Your Photos? Do You Know?," *Today's Wound Clinic* 16-22, April 2011.

Milojkovic, R. "HbA1c for the Diagnosis of Diabetes," *MLO: Medical Laboratory Observer* 46(5):12, May 2014.

National Pressure Ulcer Advisory Panel, European Pressure Ulcer Advisory Panel, and Pan Pacific Pressure Injury Alliance. *Prevention and Treatment of Pressure Ulcers: Clinical Practice Guideline*. Osborne Park, Western Australia: Cambridge Media, 2014.

Nicks, B.A., et al. "Acute Wound Management: Revisiting the Approach to Assessment, Irrigation, and Closure Considerations," *International Journal of Emergency Medicine* 3(4):399-407, August 2010.

Tsourdi, E., et al. "Current Aspects in the Pathophysiology and Treatment of Chronic Wounds in Diabetes Mellitus," *Biomed Research International* 2013:385641, April 2013. doi:10.1155/2013/385641

Weir, D., and Unger, P. "Wound Bioburden: Providing Infection Control While Managing Pain," *Today's Wound Clinic* 4(6):20-25, May 2012.

Widgerow, A.D. "Deconstructing the Stalled Wound," *Wounds* 24(3):58-66, March 2012.

Capítulo 3

Procedimientos básicos del cuidado de las heridas

Objetivos

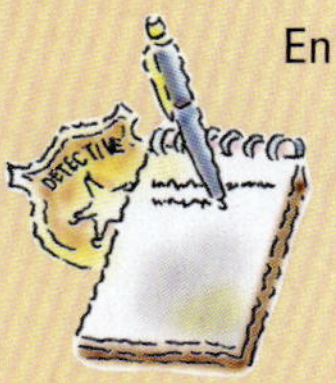

En este capítulo aprenderás:

- Los componentes de una orden de cuidados de una herida
- Técnicas de limpieza e irrigación de heridas
- Técnicas de aplicación de apósitos
- Técnicas de desbridamiento
- Técnicas de colección de muestras

Determinación de un plan de atención de una herida

Los cuidados de una herida se basan en el paciente como un todo: su estado general, sus necesidades y las características de la herida; el propósito de cuyos cuidados incluye:

- Promoción de la cicatrización mediante control o eliminación de causas
- Prevención o tratamiento de infecciones
- Retiro del tejido no viable (desbridamiento), según necesidad
- Aumento de la irrigación sanguínea, hasta que sea apropiado
- Provisión de respaldo nutricional y de líquidos
- Creación y mantenimiento de un lecho limpio, húmedo y protegido
- Tratamiento de la secreción o exudado de la herida
- Mantenimiento de la piel circundante a la herida, para asegurar que se mantenga seca e íntegra
- Promoción de la cicatrización al mantener la herida húmeda, limpia y sin detritos

No obstante, los requerimientos para la provisión de cuidados de las heridas varían de acuerdo con la valoración del paciente y la naturaleza de la lesión (véase *Guía para tomar decisiones en el cuidado de las heridas*, p. 53).

Una mirada a las órdenes de cuidados de las heridas

Los profesionales de la salud calificados suelen prescribir órdenes de cuidados de las heridas; sin embargo, las políticas y procedimientos relacionados con las actividades de los cuidados de la piel y las heridas por lo

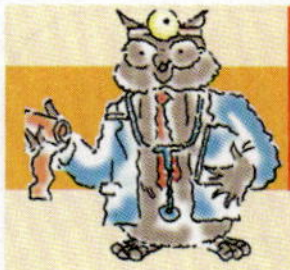

¡Ojo con las heridas!

Guía para tomar decisiones en el cuidado de las heridas

Formula las siguientes preguntas para ayudarte a determinar qué tipo de cuidados requiere la herida de tu paciente y cómo deberás proceder. Asegúrate de valorar la herida y documentar la actividad, de acuerdo con las políticas y procedimientos institucionales.

¿Con qué debo limpiar la herida?
___Agua ___Solución salina ___ Limpiador de heridas comercial

¿La herida es de grosor parcial o completo?
___Parcial ___Completo

¿La herida está limpia, necrótica o infectada?
___Limpia ___Necrótica ___Infectada

¿Hay gangrena?
___Sí ___No

¿Hay irrigación sanguínea en la zona?
___Sí ___No

¿La herida necesita desbridamiento?
___Sí ___No

¿Qué tipo de desbridamiento es apropiado?
___Cortante ___Químico ___Mecánico ___Autolítico

¿Qué tanto exudado está presente?
___Ninguno ___Mínimo ___Moderado ___Abundante

¿Qué aspecto tiene la piel circundante?
___Intacta ___Irritada ___Denudada

¿Qué cubierta o apósito es apropiado?
___De película transparente ___Hidrogel ___Hidrocoloide ___Alginato ___Espuma ___Gasa ___Otros

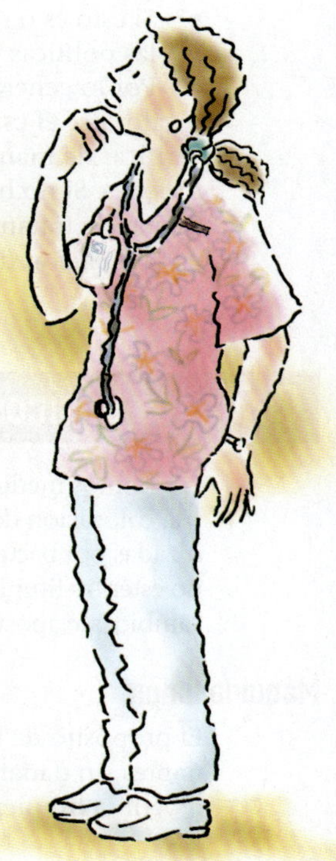

regular los redacta y realiza el personal de enfermería certificado bajo su supervisión y aprobación. En muchas instituciones se cuenta con políticas y procedimientos específicos para los diferentes tipos de heridas.

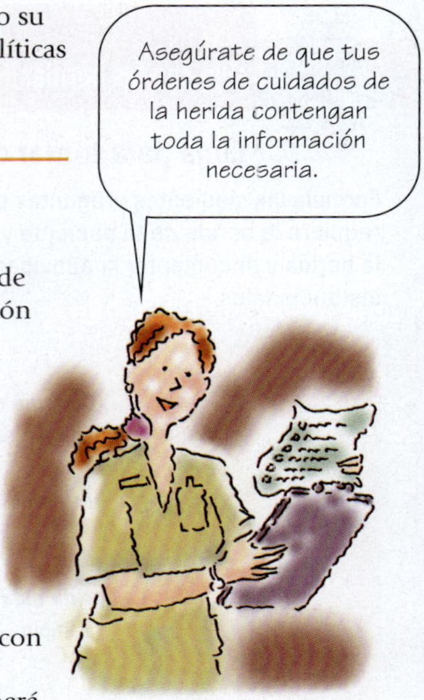
Asegúrate de que tus órdenes de cuidados de la herida contengan toda la información necesaria.

Qué incluir

Cuando se te presente una orden para proveer los cuidados de una herida o si estás en posición de redactar políticas y procedimientos de cuidados de las heridas, ten en mente la siguiente lista de información esencial que deberá incluirse:

- Descripción de la herida, incluyendo su causa, localización, aspecto y tamaño
- Agente y método de limpieza que se debe utilizar
- Tipo de apósito para las capas primaria y, según la necesidad, secundaria
- Los medicamentos tópicos necesarios
- La frecuencia de los cambios de apósito
- El intervalo para valorar la herida y cambiar los apósitos
- Si esto es o no parte de un protocolo de enfermería, de acuerdo con las políticas y procedimientos institucionales

Por lo general, si no hay cambio en la herida en 2 semanas, deberá revalorarse el estado del paciente, incluido el nutricional y la herida, y verificar de manera acorde el plan terapéutico. Pueden requerirse nuevas órdenes. Si no hay avance aparente de la cicatrización después de 4-8 semanas de tratamiento, se recomienda enviar al paciente a un especialista en la atención de heridas.

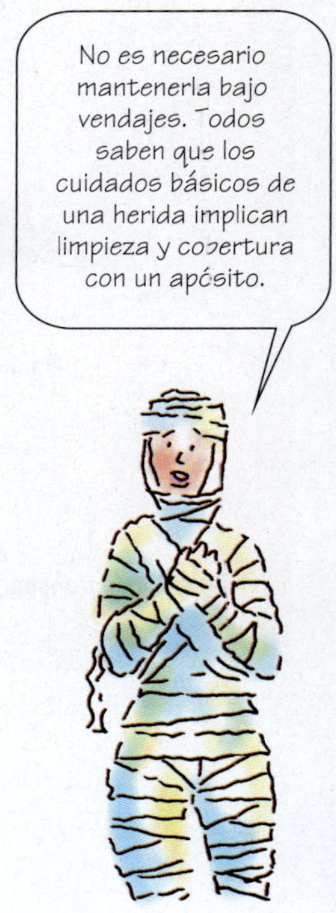
No es necesario mantenerla bajo vendajes. Todos saben que los cuidados básicos de una herida implican limpieza y cobertura con un apósito.

Cuidados básicos de una herida

Los puntos medulares de los cuidados básicos de una herida son la limpieza y la colocación de un apósito. Debido a que las heridas abiertas están colonizadas por bacterias, utiliza una técnica limpia mediante el uso de guantes no estériles limpios para proveer los cuidados, a menos que se especifiquen cambios de apósitos estériles. Siempre sigue las medidas preventivas estándar.

Máquina limpia

El propósito de la limpieza de la herida es retirar los detritos y contaminantes sin dañar tejidos sanos. La herida deberá limpiarse al inicio (y repetir la limpieza, según la necesidad) o con cada cambio de apósito.

Cobertura óptima

El propósito básico de un apósito es proveer un ambiente óptimo donde el cuerpo pueda curarse a sí mismo. Considera este ambiente cuando selecciones un apósito. Las funciones de un apósito para herida incluyen:

- Protegerla de los contaminantes y traumatismos
- Proveer compresión, si se prevé hemorragia o edema

- Aplicar medicamentos
- Absorber el exudado o retirar el tejido necrótico del desbridamiento
- Llenar o empaquetar la herida
- Proteger la piel circundante a la herida

Sigue la regla dorada

La regla más importante es mantener el tejido de la herida húmedo, y el circundante, seco. Idealmente, un apósito debe mantener húmeda la herida, absorber el exudado o los detritos, amoldarse a la herida y adherirse a la piel circundante y ser fácil de retirar. Debe también ser de fácil uso, requerir cambios mínimos, disminuir la necesidad de un apósito secundario y ser eficaz en cuanto a costos y cómodo para el paciente.

Qué se necesita

Red elástica o una cinta hipoalergénica ❁ mesa puente ❁ sistema de irrigación de tipo pistón ❁ dos pares de guantes limpios o estériles (dependiendo de la política de la institución) ❁ solución de limpieza (como la salina normal), según prescripción ❁ recipiente limpio o estéril (dependiendo de las políticas de la institución) ❁ paquetes de gasas de 10 × 10 cm estériles ❁ el apósito tópico seleccionado ❁ cojinetes para protección de la ropa ❁ bolsa para residuos de plástico impermeable ❁ dispositivo de medición de heridas desechable ❁ dispositivos con punta de espuma, flexibles, estériles.

Preparativos

Confirma la identificación del paciente usando dos métodos para tal efecto, según la política institucional. Después, reúne al equipo al lado de la cama. Utiliza técnica limpia o estéril de acuerdo a la política institucional, y revisa las órdenes de cuidados de la herida. Corta la cinta en tiras para fijar los apósitos. Afloja las tapas de las soluciones de limpieza y fármacos para su rápido uso. Acopla una bolsa para residuos de plástico impermeable a la mesa puente para eliminar los apósitos usados y los desechos.

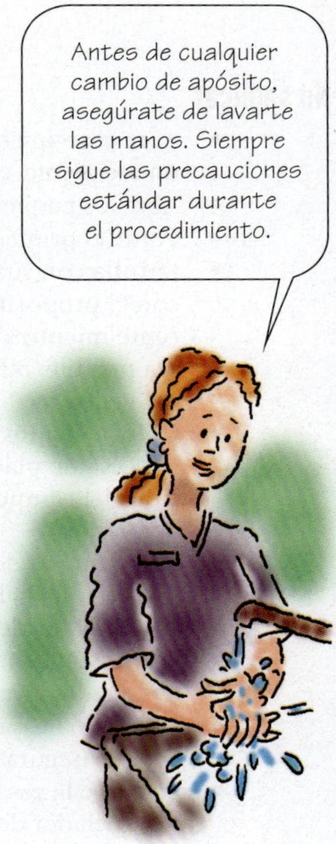
Antes de cualquier cambio de apósito, asegúrate de lavarte las manos. Siempre sigue las precauciones estándar durante el procedimiento.

Cómo se hace

Antes de cualquier cambio de apósito, lávate las manos y revisa los principios de las medidas preventivas estándar.

Limpieza de la herida

- Provee privacidad y explica el procedimiento que se va a realizar al paciente, para aliviar sus temores y promover su cooperación.
- Coloca al paciente de forma que haga máxima su comodidad, al tiempo que permita el fácil acceso al sitio de la herida.
- Cubre las ropas de cama con un material protector para prevenir que se ensucien.

¡Ojo con las heridas!

Selección de un agente de limpieza

El agente de uso más frecuente para la limpieza es la solución salina estéril normal, que provee un ambiente húmedo, promueve la formación de tejido de granulación y causa mínimos cambios hídricos en los adultos sanos.

Las soluciones antisépticas pueden dañar los tejidos y retrasar la cicatrización, pero a veces se utilizan para limpiar heridas infectadas o recién contaminadas. Son ejemplos de soluciones antisépticas:

- *Peróxido de hidrógeno* (por lo general, usado con dilución al 50 %), que se utiliza para irrigar la herida y ayudar al desbridamiento mecánico; su acción espumosa también entibia la herida, promueve la vasodilatación y disminuye la inflamación (nota: no usar esta solución en las heridas quirúrgicas).
- *Ácido acético*, que se utiliza para tratar las infecciones por especies de *Pseudomonas* (*nota*: esta solución cambia el color del exudado o la secreción de la herida).
- *Hipoclorito de sodio* (solución de Dakin), un antiséptico que disuelve ligeramente los tejidos necróticos (*nota*: esta solución inestable debe prepararse a intervalos de 24 h).
- *Yodopovidona*, un agente antimicrobiano de acción rápida y amplio espectro (cuidado con la sensibilidad del paciente a esta solución; además, protege la piel circundante de su contacto, porque puede secarla y teñirla).

No salpicar

- Abre el recipiente de la solución de limpieza y viértela con cuidado a un recipiente, evita salpicar (véase *Selección de un agente de limpieza*).
- Abre los paquetes de materiales.
- Ponte el primer par de guantes.
- Enrolla con suavidad o levanta el borde del apósito contaminado, con el propósito de obtener un punto de inicio. Sostén la piel adyacente mientras liberas el apósito sucio por contratracción. Cuando sea posible, retira el apósito en la misma dirección de crecimiento del vello.
- Coloca el apósito sucio y los guantes contaminados dentro de la bolsa de plástico para tal efecto, a fin de evitar la contaminación del campo limpio o estéril. A continuación, realiza la higiene de manos.
- Ponte un par de guantes limpios.
- Inspecciona la herida. Registra el color, la cantidad y el olor de la secreción y los detritos necróticos.
- Revisa la piel alrededor de la herida en cuanto a eritema, aumento de temperatura local y humedad.
- Dobla una gasa estéril de 10 × 10 cm en cuatro y sujétala con tus dedos. Asegúrate de que el borde plegado de al frente.
- Sumerge la gasa plegada en la solución de limpieza o utiliza un frasco con rociador de palanca para aplicarla sobre la gasas.

Aplica la solución y, luego, retírala

- Cuando limpies, asegúrate de ir de la zona menos contaminada a la más contaminada.
  - Para una herida lineal, como una incisión quirúrgica, limpia con suavidad de arriba hacia abajo, con un movimiento que inicie directamente sobre la herida y dirigiéndote hacia afuera.
  - Para una herida abierta, como una úlcera por presión, limpia con suavidad en círculos concéntricos, iniciando otra vez directamente sobre la herida y en dirección centrípeta.
- Desecha la gasa usada en la bolsa de plástico correspondiente.
- Usa una gasa limpia para cada movimiento y repite el procedimiento hasta que hayas limpiado toda la herida.
- Seca la herida con gasas de 10 × 10 cm, utilizando el mismo procedimiento que para la limpieza. Desecha las gasas usadas en la bolsa de plástico para residuos y después vuelve a lavar tus manos.
- Mide la herida y entérate de la política institucional para el procedimiento, en el que siempre deberás ser constante (véase cap. 2, *Valoración y vigilancia de las heridas*).
- Una tunelización suele señalar la extensión de la herida en dirección de los planos aponeuróticos. Mide su profundidad determinando hasta dónde puedes insertar tu dedo o un dispositivo con punta de espuma.
  - La socavación señala la destrucción de tejidos alrededor de los bordes de la herida. Mide su profundidad determinando qué tan lejos puedes introducir el dispositivo con punta de espuma bajo la piel en dirección de los bordes de la herida.
- Revalora el estado de la piel y la herida. Observa las características del lecho de la herida después de limpiarla, así como la piel circundante.
- Si observas material necrótico adherente, notifica a un especialista de cuidados de heridas o a un médico para asegurar que el desbridamiento sea apropiado.
- Prepárate para aplicar el apósito tópico adecuado. A continuación, encontrarás las instrucciones para la aplicación de apósitos de gasa hidratados con solución salina, de película transparente, hidrocoloide, alginato, espuma e hidrogel (véase *Selección de un apósito para una herida*, p. 58).

Para otros apósitos o agentes tópicos, sigue los protocolos institucionales o las instrucciones del fabricante.

Aplicación de un apósito de gasa humedecido con solución salina

- Humedece el apósito con solución salina normal. Exprime el exceso de líquido
- Coloca con suavidad el apósito sobre la superficie de la herida. Para separar las superficies dentro de la herida, guía la gasa con suavidad entre caras opuestas. No introduzcas la gasa de manera forzada para evitar dañar los tejidos.
- Aplica un material sellador o de barrera para proteger la piel circundante de la humedad.
- Cambia el apósito con suficiente frecuencia para mantener la herida húmeda, por lo general, dos o tres veces al día.

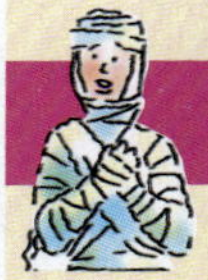

Vendaje óptimo

Selección de un apósito para una herida

Las necesidades del paciente y las características de su herida determinan qué tipo de apósito utilizarás.

Apósitos de gasa
Fabricados con algodón absorbente o una tela sintética, son permeables al agua, al vapor de agua y al oxígeno, y pueden impregnarse con hidrogel u otro agente. Cuando tengas duda en cuanto a qué apósito usar, puedes aplicar una gasa humedecida con solución salina normal, hasta que el especialista en heridas recomiende el tratamiento definitivo.

Apósitos de hidrocoloide
Se trata de láminas de hidrocoloide adhesivas, moldeables, de un material a base de hidratos de carbono que suele tener material impermeable. Son impermeables al oxígeno, al agua y al vapor de agua, y la mayor parte presenta alguna propiedad de absorción.

Apósitos de película transparente
Los apósitos de película transparente son adherentes, transparentes y sin absorción. Estos apósitos a base de polímeros son permeables al oxígeno y al vapor de agua, pero no al agua líquida. Su transparencia permite una inspección visual. Puesto que no pueden absorber las secreciones, se utilizan en heridas de grosor parcial con mínimo exudado.

Apósitos de alginato
Fabricados a base de algas, los apósitos de alginato son absorbentes, no tejidos, disponibles como cojinetes o lienzos estériles blandos. Absorben el exudado excesivo y se pueden usar en heridas infectadas. Conforme estos apósitos absorben el exudado, se convierten en un gel que mantiene húmedo el lecho de la herida y promueve la cicatrización. Cuando el exudado ya no sea excesivo, cambia a otro tipo de apósito.

Apósitos de espuma
Los apósitos de espuma son de un polímero, a semejanza de esponjas, que pueden impregnarse o cubrirse con otros materiales. Algo absorbentes, pueden ser adherentes. Estos apósitos promueven la cicatrización de una herida húmeda y son útiles cuando se desea una superficie no adherente.

Apósitos de hidrogel
Los apósitos de hidrogel son a base de agua y no adherentes; son polímeros con algunas propiedades de absorción. Se utilizan cuando la herida necesita humedad. Disponibles como gel en un tubo, como hojas flexibles y como tiras de paquetes de gasas saturadas, y pueden tener un efecto de enfriamiento.

Aplicación de un apósito de hidrocoloide

- Selecciona un apósito de tamaño predeterminado, limpio y seco, o corta uno que cubra la herida con casi 2.5 cm de borde. Retira el apósito de su empaque, desprende el papel del lado adherente y aplícalo sobre la herida. Mantén el apósito en su lugar con tu mano (la temperatura corporal lo moldeará para acoplarlo a la piel).

Tratamiento antiarrugas

- Conforme apliques el apósito, alisa con cuidado las arrugas y evita estirarlo.
- Si los bordes del apósito necesitan fijarse con cinta, aplica un sellador cutáneo a la piel intacta que la circunde. Cuando la zona esté seca,

adhiere el apósito a la piel. El sellador protege la piel de quemaduras por la cinta y desgarros, y promueve la adherencia de la cinta. Evita ejercer tensión o presión cuando apliques la cinta.

- Retira los guantes y colócalos en la bolsa de plástico correspondiente para su eliminación de acuerdo con la política institucional y después lávate las manos.
- Cambia un apósito de hidrocoloide cada 3-7 días, según necesidad; hazlo de inmediato si el paciente se queja de dolor, el apósito ya no se adhiere o presenta filtraciones.

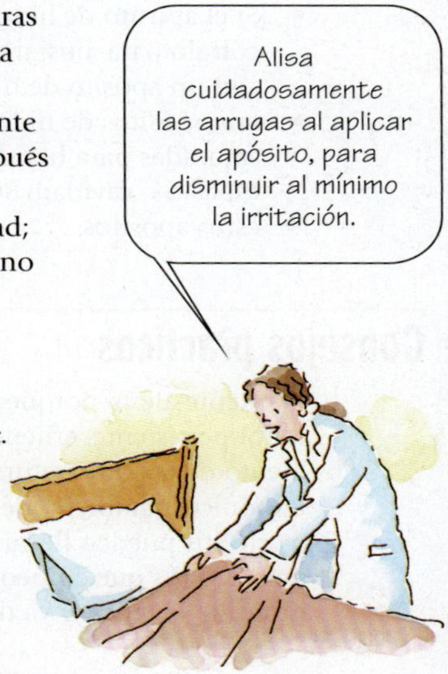
Alisa cuidadosamente las arrugas al aplicar el apósito, para disminuir al mínimo la irritación.

Aplicación de un apósito de película transparente

- Selecciona un apósito para cubrir la herida con 2.5-5 cm de borde.
- Acopla con suavidad el apósito sobre la herida; evita las arrugas. Para prevenir una fuerza de cizallamiento, no estires el apósito sobre la herida. Presiona firmemente sobre los bordes del apósito para promover su adherencia. Aunque este tipo de apósito es autoadhesivo, tal vez tengas que poner cinta en los bordes para prevenir que se enrollen.
- Cambia el apósito cada 3-5 días, dependiendo de la cantidad de secreción. Si el sello ya no es seguro o si el líquido tisular acumulado se extiende más allá de los bordes de la herida hacia la piel circundante, cambia el apósito.

Aplicación de un apósito de alginato

- Aplica el apósito sobre la superficie de la herida. Cubre la zona con un apósito secundario (como gasas o película transparente), según prescripción. Fija el apósito con cinta o una red elástica.
- Si la herida drena cuantiosamente, cambia el apósito 1-2 veces al día durante los primeros 3-5 días. Conforme disminuya la secreción, cambia el apósito con menos frecuencia, cada 2-4 días, o según la prescripción. Cuando el exudado cese o el lecho de la herida parezca seco, deja de usar el apósito de alginato.

Aplicación de un apósito de espuma

- Coloca suavemente el apósito sobre la herida.
- Utiliza cinta, red elástica o gasa para mantenerlo en su lugar.
- Cambia el apósito cuando la espuma ya no absorba el exudado.

Aplicación de un apósito de hidrogel

- Aplica una cantidad moderada de gel al lecho de la herida.
- Cubre la zona con un apósito secundario (de gasa, película transparente o espuma).
- Cambia el apósito a diario, o según necesidad, para mantener húmedo el lecho de la herida.

- Si el apósito de hidrogel que seleccionaste viene en forma de lámina, córtalo para ajustarlo a la herida y después aplícalo como lo harías con un apósito de hidrocoloide.
- Los apósitos de hidrogel también vienen preempacados como gasas saturadas para heridas y cavidades que requieren que se llene un espacio o cavidad. Sigue las instrucciones del fabricante para aplicar estos apósitos.

Consejos prácticos

Mantente alerta porque una infección puede causar un exudado fétido, dolor persistente, eritema intenso, induración y elevación de la piel y aumento de la temperatura corporal (sin embargo, algunos apósitos y agentes tópicos también pueden producir un olor). La infección en avance o celulitis pueden llevar a la septicemia. El eritema grave puede señalar una celulitis que empeora, lo que significa que los microorganismos han invadido el tejido y ya no están localizados.

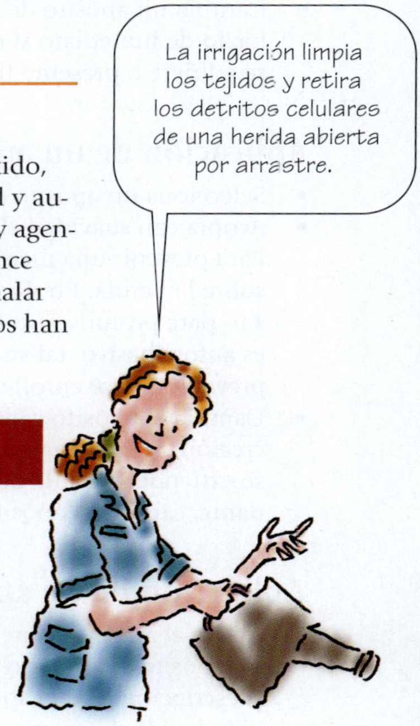

Irrigación de la herida

La irrigación limpia los tejidos y retira los detritos celulares y las secreciones de una herida abierta. También ayuda a prevenir la cicatrización superficial prematura sobre un absceso o un trayecto infectado. Después de la irrigación, rellena ligeramente las heridas abiertas para absorber el exudado adicional. Recuerda siempre seguir las medidas preventivas estándar.

Qué se necesita

Bolsa de plástico impermeable para residuos ❁ protector para ropa de cama ❁ recipiente para vómito o riñonera ❁ dos pares de guantes limpios o estériles (dependiendo de la política de la institución) ❁ gafas de protección, según indicación ❁ bata, si está indicada ❁ irrigante, como solución salina estéril normal o agua estéril ❁ recipiente limpio o estéril (dependiendo de las políticas institucionales) ❁ materiales para el cuidado de la herida, según necesidad ❁ equipo de irrigación estéril y apósito ❁ limpiador comercial de heridas ❁ jeringas de 35 mL con émbolo y una aguja o catéter calibre 19G, o equipo de irrigación de la herida comercial ❁ secante (sellador de piel) u otra barrera cutánea de protección.

Preparativos

Confirma la identificación del paciente utilizando dos métodos de acuerdo con la política institucional. Después, alista el equipo en el cuarto del paciente. Verifica la fecha de caducidad de cada empaque estéril y haz una inspección en cuanto a rasgaduras. Marca cualquier recipiente con la fecha en la que se abrió.

No uses solución alguna que haya estado abierta más de 24 h. Según necesidad, diluye el irrigante prescrito en las proporciones correctas con agua estéril o solución salina normal. Permite que la solución alcance la temperatura ambiente o caliéntala hasta 32.2-35 °C.

Abre la bolsa de plástico hermético para residuos y colócala cerca del lecho del paciente. Forma un doblez en su borde al girar la parte alta de la bolsa.

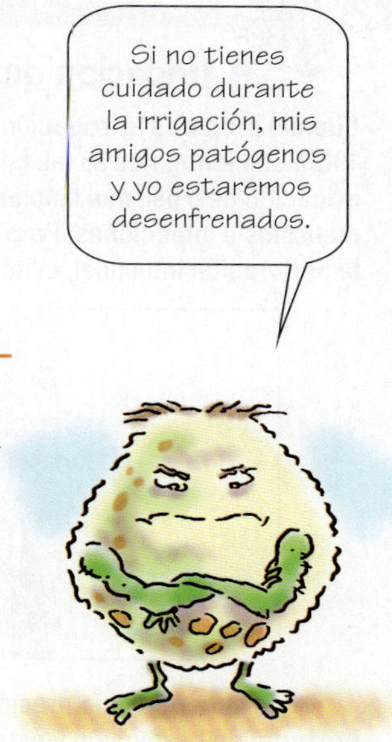
Si no tienes cuidado durante la irrigación, mis amigos patógenos y yo estaremos desenfrenados.

Cómo se hace

- Verifica la orden del médico, identifica al paciente, valora su estado y detecta alergias.
- Explica el procedimiento al paciente, ofrece privacidad y colócalo correctamente para realizarlo.
- Coloca el protector de ropa debajo del paciente y el recipiente para vómito debajo de la herida, de manera que la solución de irrigación fluya de ésta al recipiente.
- Lava tus manos y después ponte bata y guantes.
- Retira el apósito sucio y después deséchalo junto con los guantes en la bolsa de residuos.
- Establece un campo limpio o estéril con todo el equipo y los materiales que requieras para la irrigación de la herida y la aplicación de un apósito.
- Vierte la cantidad prescrita de solución de irrigación a un recipiente limpio o estéril.
- Ponte un nuevo par de guantes y bata, así como protección ocular, según indicación.

De limpio a sucio

- Llena la jeringa con la solución de irrigación y conéctala al catéter 19G o aguja.
- Inyecta suavemente en un chorro lento y constante de la solución hacia la herida, hasta que la jeringa se vacíe (véase *Irrigación de una herida profunda*, p. 62). Asegúrate que la solución fluya de la zona limpia a la sucia de la herida, para prevenir la contaminación de tejidos limpios por el exudado. También asegúrate de que la solución alcance todas las zonas de la herida.
- Rellena la jeringa, reconéctala al catéter 19G o aguja y repite la irrigación. Continúa irrigando la herida hasta que hayas administrado la cantidad prescrita de solución o si ésta escurre de regreso sin cambiar de color. Anota la cantidad de solución administrada. Después, desacopla y desecha el catéter o aguja y la jeringa en el recipiente apropiado, de acuerdo con las políticas institucionales (véase *Recomendaciones prácticas para la irrigación de las heridas*, p. 63).

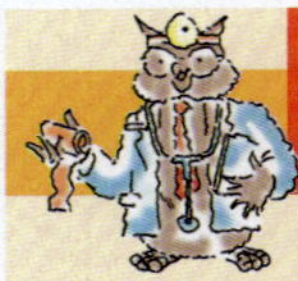

¡Ojo con las heridas!

Irrigación de una herida profunda

Cuando prepares la irrigación de una herida, acopla una aguja o catéter calibre 19G a una jeringa de 35 mL con émbolo. Este dispositivo provee una presión de irrigación de 8 psi, que limpiará eficazmente la herida y disminuirá el riesgo de traumatismos e infecciones. Para prevenir el daño tisular o, en una herida abdominal, la perforación intestinal, evita forzar la aguja o el catéter al interior de la herida.

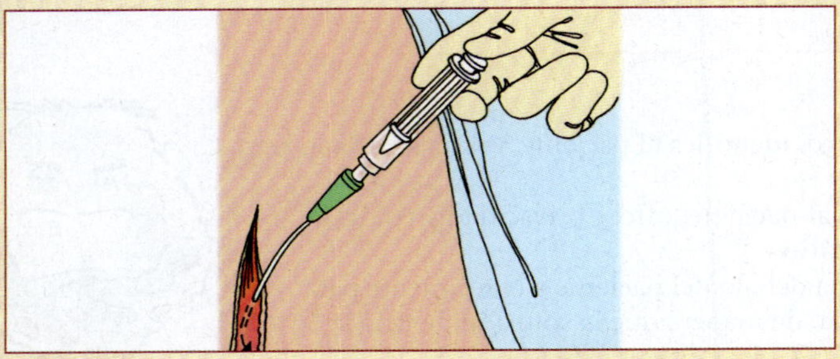

Irriga la herida bajo presión suave hasta que hayas administrado la cantidad prescrita de la solución y ésta se recupere limpia. Mantén un recipiente bajo la herida para recolectar cualquier exudado residual.

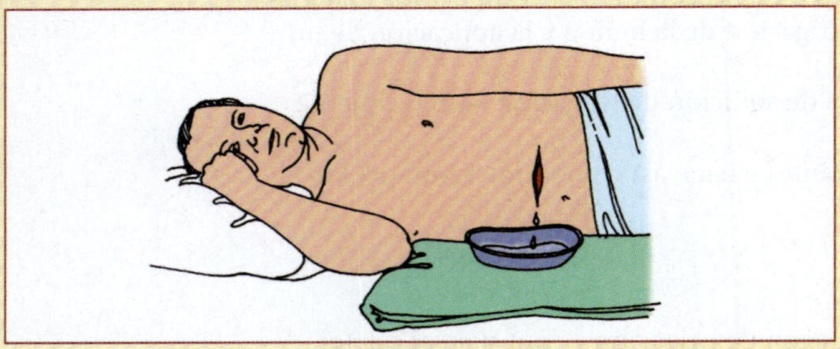

En posición para el éxito

- Asegúrate de explicar al paciente lo que vas a hacer.
- Pídele que te diga si experimenta algún malestar o dolor durante el procedimiento.
- Mantenlo en una posición que permita un drenaje adicional de la herida en el recipiente.
- Limpia la zona alrededor de la herida con solución salina normal y sécala con gasa, a golpecitos; limpia la piel circundante íntegra con un protector y déjala secar.

¡Ojo con las heridas!

Recomendaciones prácticas para la irrigación de las heridas

¿Cómo puedes evitar los derrames y salpicaduras al irrigar una herida en una localización difícil de alcanzar? He aquí algunas recomendaciones que puedes seguir.

Heridas en una extremidad

Puedes humedecer la herida de un brazo o una pierna dentro de un recipiente grande de líquido de irrigación tibio, como agua, solución salina normal o un antiséptico apropiado. Un agitador puede ayudar a desalojar bacterias y soltar detritos. Recuerda que este método está contraindicado en los pacientes con celulitis, estudios de coagulación que señalen inestabilidad o trombosis venosa profunda.

De ser posible, enjuaga la herida varias veces y desecha con cuidado el líquido contaminado en el lugar apropiado. Separa el equipo que usaste para este paciente en particular. Enjuágalo, sécalo y almacénalo, después de humedecerlo en desinfectante.

Heridas en el tronco o los muslos

Debido a que son difíciles de irrigar, estas heridas requieren algún ingenio. En un método se utiliza una cámara de irrigación de plástico y pasta de carboximetilcelulosa aplicada sobre la herida (haz correr solución tibia a través del equipo de infusión y coléctala en una bolsa para drenaje).

También puedes usar una jeringa asepto para la irrigación. Cuando sea posible, dirige el flujo en ángulo recto a la herida y deja que el líquido drene por gravedad. El hacerlo requiere un posicionamiento cuidadoso del paciente, ya sea en cama o en una silla. Puede requerirse analgesia durante el tratamiento.

Si la irrigación no es posible, tendrás que frotar para limpiar la herida, lo que consume tiempo. Elimina el exudado por frotamiento con uso de un antiséptico o solución para limpiar la herida (teniendo cuidado de no llevar detritos sueltos hacia ella).

- Rellena un poco la herida, según prescripción, y aplica un apósito.
- Retira y desecha tus guantes y bata.
- Asegúrate que el paciente esté cómodo.
- Desecha el equipo de drenaje, las soluciones, la bolsa para residuos y el equipo y provisiones sucias de acuerdo con las políticas institucionales y las guías de los Centers for Disease Control and Prevention.

Consejos prácticos

- Intenta coordinar la irrigación de la herida con la consulta del médico o especialista en cuidados de heridas, para que haga su inspección.
- Irriga con una jeringa asepto si la herida es pequeña o no resulta particularmente profunda, o si no se dispone de una con émbolo. Sin embargo, utiliza la jeringa asepto con cuidado, porque no aporta suficiente presión para limpiar adecuadamente la herida.

Desbridamiento

El desbridamiento del tejido no viable es el factor más importante para tratar una herida. La cicatrización de la herida no puede ocurrir sino hasta que se retire el tejido necrótico, que puede ser de color amarillo o gris y que se separa de los tejidos viables. Si este tejido húmedo necrótico se seca, se torna en uno grueso, duro, con consistencia de cuero. Las zonas de tejido necrótico pueden enmascarar acumulaciones de líquido o accesos subyacentes. Aunque el desbridamiento puede ser doloroso (en especial ante quemaduras), es necesario para prevenir infecciones y promover la cicatrización de las quemaduras y otros tipos de herida.

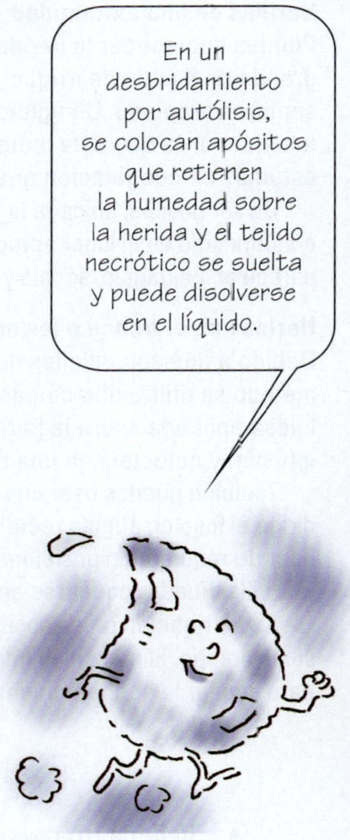
En un desbridamiento por autólisis, se colocan apósitos que retienen la humedad sobre la herida y el tejido necrótico se suelta y puede disolverse en el líquido.

Tipos de desbridamiento

Se puede hacer el desbridamiento del tejido necrótico por técnicas quirúrgica, autolítica, química o mecánica. El tipo de desbridamiento utilizado (con mayor frecuencia el quirúrgico) puede corresponder a la guía de una agencia regulatoria o a las políticas de la institución.

Desbridamiento quirúrgico

El desbridamiento quirúrgico implica retirar tejido tanto necrótico como sano del lecho de la herida con un instrumento cortante. Este procedimiento convierte una herida crónica en una aguda limpia. Se realiza sólo por un profesional de la salud calificado en una sala de curaciones o en un quirófano, con el paciente bajo analgesia, que puede incluir la administración intravenosa de medicamentos y anestesia local o general. Sigue las políticas institucionales respecto al consentimiento informado y los procedimientos después de un descanso. Deberá tenerse precaución cuando se haga un desbridamiento cortante quirúrgico en pacientes con recuentos bajos de plaquetas o que estén tomando anticoagulantes.

Desbridamiento autolítico

Implica el uso de apósitos que retienen la humedad para cubrir el lecho de la herida. A continuación, el tejido necrótico se disuelve mediante digestión por las enzimas presentes en el líquido de la herida. Aunque el desbridamiento autolítico requiere más tiempo que otros métodos, no es doloroso, es fácil de realizar y apropiado para quienes no pueden tolerar algún otro método. No realices el desbridamiento autolítico si la herida está infectada.

Desbridamiento químico

El desbridamiento químico con agentes enzimáticos es un método selectivo, en el que se aplican de forma tópica sólo en zonas de tejido necrótico, lo que fragmenta los elementos tisulares desvitalizados. Las enzimas digieren sólo el tejido necrótico, no dañan los tejidos sanos. Estos agentes requieren condiciones específicas que varían de acuerdo con el producto. Son eficaces cuando se siguen cuidadosamente las instrucciones del fabricante. Considera detener la acción de las enzimas cuando la herida esté limpia, con tejido de granulación rojo, y elige otro método para continuar los cuidados de la cicatrización húmeda.

Tratamiento con larvas (o todo lo que es antiguo vuelve a ser nuevo)

El tratamiento con larvas también se conoce como *insectoterapia*. Las larvas licúan el tejido necrótico, del que se alimentan sin dañar los tejidos sanos. Cuando uses este método, hazlo de acuerdo con las políticas y el manual de procedimientos institucionales.

Desbridamiento mecánico

Incluye el desbridamiento cortante conservador, los apósitos de húmedo a seco, el lavado pulsátil y la hidroterapia.

Retiro del tejido necrótico

El desbridamiento cortante conservador implica el retiro sólo del tejido necrótico. Suele realizarlo un profesional de la salud calificado. Durante este procedimiento se levanta cuidadosamente la costra suelta y se corta con pinzas y tijeras para separarla del tejido viable subyacente. Como uno de los tipos más dolorosos de desbridamiento, puede requerir la administración de analgésicos tópicos o sistémicos. También puede necesitarse consentimiento informado y un procedimiento posterior a un descanso, de acuerdo con las guías institucionales.

Una situación pegajosa

Los apósitos de húmedo a seco, por lo general usados en heridas con tejido necrótico extenso y mínimo exudado, requieren de una técnica apropiada y los materiales de que constan son críticos para el resultado. El médico coloca un apósito húmedo en contacto con la lesión y lo cubre con una capa externa de vendaje. Conforme el apósito se seca, se adhiere a la herida. Cuando se retira el apósito seco, el tejido necrótico se desprende con él. Desafortunadamente, ésta no es una forma selectiva de desbridamiento y no deberá ser considerada ideal, ¡ya que también se retira tejido sano! La gasa *no puede* diferenciar el tejido en buen estado del necrótico.

Dedo en la llaga o magia con remolinos

El lavado intermitente y la hidroterapia (o hidromasaje con remolino) son opciones usadas por los fisioterapeutas (véase cap. 10, *Modalidades terapéuticas*).

Dedo en la llaga

El lavado intermitente implica el uso de una solución antiséptica o salina normal a presión, que limpia los tejidos de la herida y retira los detritos y el exudado excesivo.

Magia con remolinos

La hidroterapia, comúnmente referida como "baño en tina", "jacuzzi"o de "remolino", implica la inmersión del paciente en un tanque de agua tibia con agitación intermitente. Suele hacerse ante heridas grandes con una cantidad significativa de tejido no viable que cubre su superficie.

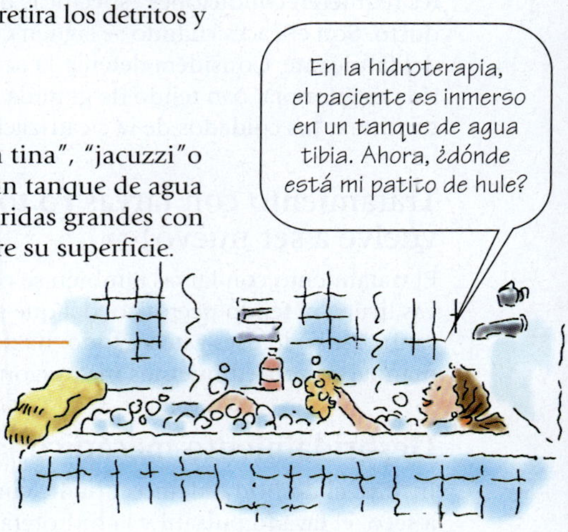
En la hidroterapia, el paciente es inmerso en un tanque de agua tibia. Ahora, ¿dónde está mi patito de hule?

Qué se necesita

Prescripción del analgésico ❉ dos pares de guantes limpios o estériles (dependiendo de la política de la institución) ❉ dos batas o delantales ❉ mascarillas ❉ tijeras o bisturí y hoja estériles ❉ pinzas estériles ❉ gasas de 10 × 10 cm estériles ❉ soluciones de limpieza estériles apropiadas ❉ marcador y etiquetas estériles ❉ apósitos estériles ❉ cinta hipoalergénica o red elástica ❉ agente hemostático, de acuerdo a prescripción ❉ portaagujas y sutura de *catgut* con aguja (para controlar la hemorragia).

Cómo se hace

- Confirma la identidad del paciente utilizando dos métodos de identificación, de acuerdo con las políticas institucionales.
- Debe obtenerse el consentimiento informado (en especial antes de usar analgésicos sistémicos).
- Debe hacerse después de un descanso al lado de la cama, de acuerdo con las políticas institucionales.
- Provee privacidad y explica el procedimiento al paciente para aliviar sus temores y promover su cooperación. Enséñale técnicas de distracción y relajación, de ser posible, para disminuir al mínimo sus molestias.
- De acuerdo con la orden, administra el analgésico 20 min antes de empezar el desbridamiento o inyecta un analgésico intravenoso (i.v.) inmediatamente antes del procedimiento.

Desbridamiento cortante conservador

- Mantén abrigado al paciente. Expón sólo la zona que se va a desbridar para prevenir los escalofríos y la pérdida de líquidos y electrólitos.
- Lava tus manos y después ponte guantes limpios.
- Retira los apósitos de la herida y límpiala.

- Quítale los guantes sucios y vuelve a lavarte las manos.
- Prepara un campo estéril y etiqueta todos los medicamentos, recipientes y otras soluciones, dentro y fuera de dicho campo.
- Ayuda al profesional de la salud calificado a ponerse bata, mascarilla y guantes estériles, y después ponte los tuyos.
- Ayuda al médico conforme levante los bordes sueltos del tejido necrótico con pinzas estériles, sujete el tejido necrótico a tensión con ellas y corte el tejido muerto de la herida con éstas o con la hoja del bisturí.
- Durante el procedimiento, irriga la herida, según necesidad.

Poca a ninguna

- Debido a que en el desbridamiento se retira sólo tejido muerto, la hemorragia deberá ser mínima. Si se presenta, ejerce presión suave sobre la herida con gasas estériles de 10 × 10 cm. Después, aplica un agente hemostático. Si persiste la hemorragia, notifica al profesional de la salud calificado y mantén la presión sobre la herida. La hemorragia excesiva o el observar vasos que emiten chorros pueden justificar la ligadura.
- Realiza procedimientos adicionales, como la aplicación de medicamentos tópicos y la sustitución del apósito, según prescripción.
- Desecha todos los artículos cortantes en un recipiente apropiado.

Toma de muestras de la herida

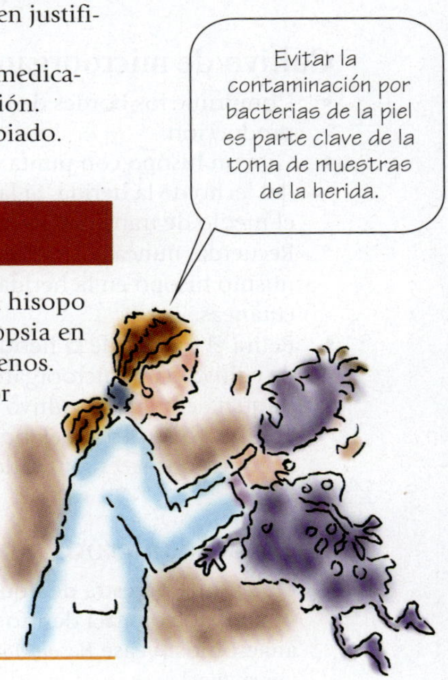
Evitar la contaminación por bacterias de la piel es parte clave de la toma de muestras de la herida.

La colección de una muestra de la herida implica el uso de un hisopo con punta de algodón estéril, aspiración con una jeringa o biopsia en sacabocado, para ayudar a identificar microorganismos patógenos.

Puesto que la mayor parte de las heridas está colonizada por bacterias superficiales, la técnica de toma de muestra con hisopo es limitada, porque sólo permite cultivos superficiales. Se recomiendan la aspiración con aguja del líquido de la herida o biopsia en sacabocado para los cultivos apropiados de la secreción de la herida. Tales técnicas las realizan profesionales de la salud calificados.

Qué se necesita

Guantes limpios y estériles ❊ torundas con alcohol o con yodopovidona ❊ hisopos estériles ❊ jeringa estéril de 10 mL ❊ aguja estéril calibre 21G ❊ tubo con medio de cultivo estéril y para transporte (o equipo comercial para la toma de muestra para cultivo de microorganismos aerobios) ❊ etiquetas ❊ tubo especial de cultivo para microorganismos anaerobios, que contiene dióxido de carbono o nitrógeno ❊ apósitos estériles para la herida recién obtenidos ❊ formato de solicitud del laboratorio ❊ etiquetas del paciente.

Cómo se hace

- Confirma la identidad del paciente utilizando dos métodos, de acuerdo con las políticas institucionales.
- Provee privacidad y explica el procedimiento al paciente.
- Lava tus manos, prepara un campo estéril y ponte guantes limpios o estériles.
- Retira el apósito para exponer la herida. Desecha adecuadamente los apósitos sucios.
- Ponte un nuevo par de guantes.
- Limpia bien la herida.
- Inspecciona la herida y registra el color, cantidad y olor de la secreción, así como la presencia de detritos necróticos.
- Limpia la zona alrededor de la herida usando una torunda con alcohol o yodopovidona para disminuir el riesgo de contaminación de la muestra por bacterias de la piel. Después, deja que se seque la zona. Recuerda verificar que ningún antiséptico entre a la herida.

Cultivo de microorganismos aerobios

- Comprime los bordes de la herida para obtener líquido de reciente producción.
- Gira un hisopo con punta de algodón estéril a los lados y en la base del lecho de la herida. Si la herida está seca, humedece el hisopo en el medio de transporte antes de recorrer la base de la herida con él. Recuerda, nunca colectes exudado de la piel y después insertes el mismo hisopo en la herida; esto puede contaminarla con bacterias cutáneas.
- Retira el hisopo de la herida y de inmediato colócalo dentro del tubo de cultivo para microorganismos aerobios.
- Etiqueta el tubo de cultivo y envíalo al laboratorio de inmediato, con la forma de solicitud elaborada. Recuerda anotar en la solicitud el antibiótico que se está usando.

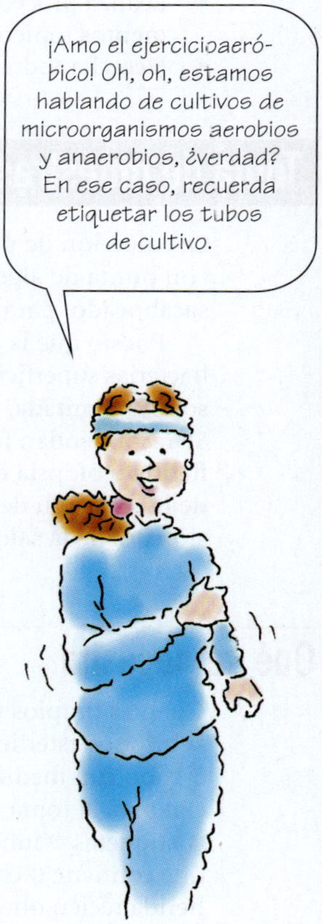
¡Amo el ejercicioaeró-bico! Oh, oh, estamos hablando de cultivos de microorganismos aerobios y anaerobios, ¿verdad? En ese caso, recuerda etiquetar los tubos de cultivo.

Cultivo de microorganismos anaerobios

- Obtén una muestra de líquido de la herida, como se describió. De inmediato colócala dentro del tubo de cultivo de microorganismos anaerobios (véase *Recolector de muestra para cultivo de microorganismos anaerobios*).
  - — O inserta una jeringa de 10 mL estéril sin aguja en la herida y aspira 1-5 mL de exudado. Después, acopla la aguja calibre 21G a la jeringa y de inmediato inyecta el material aspirado en el tubo de cultivo de microorganismos anaerobios.
  - — Etiqueta el tubo de cultivo de acuerdo con las políticas institucionales y envíalo de inmediato al laboratorio con la forma de solicitud elaborada. Recuerda anotar la administración actual de antibióticos en la solicitud.
  - — Si no se dispone de un tubo para cultivo de microorganismos anaerobios, obtén un tapón de goma, acopla la aguja a la jeringa

y empuja suavemente todo el aire de su interior presionando el émbolo. Introduce la punta de la aguja en el tapón de goma, retira y desecha tus guantes y envía la jeringa del aspirado al laboratorio inmediatamente, con la solicitud escrita.

Consejos prácticos

- Aunque normalmente limpiarías la zona alrededor de la herida con alcohol para evitar la contaminación por microflora de la piel normal, no limpies así una herida perineal, porque puedes irritar tejidos sensibles.

Recolector de muestra para cultivo de microorganismos anaerobios

Puesto que la mayor parte de los microorganismos anaerobios mueren cuando se exponen al oxígeno, deben transportarse en tubos rellenados con dióxido de carbono o nitrógeno. El recolector de muestra que se presenta aquí incluye un tubo lleno de dióxido de carbono, un tubo interno más pequeño y un hisopo acoplado a un émbolo de plástico.

Antes de la obtención de la muestra, el tubo interno que contiene el hisopo se sostiene en su lugar por el tapón de goma (como se muestra a la izquierda). Después de colectar la muestra, coloca rápidamente el hisopo en el tubo interno y aprieta el émbolo para separarlo del tapón (como se muestra a la derecha), forzándolo hacia el tubo más grande y exponiendo la muestra a un ambiente rico en dióxido de carbono.

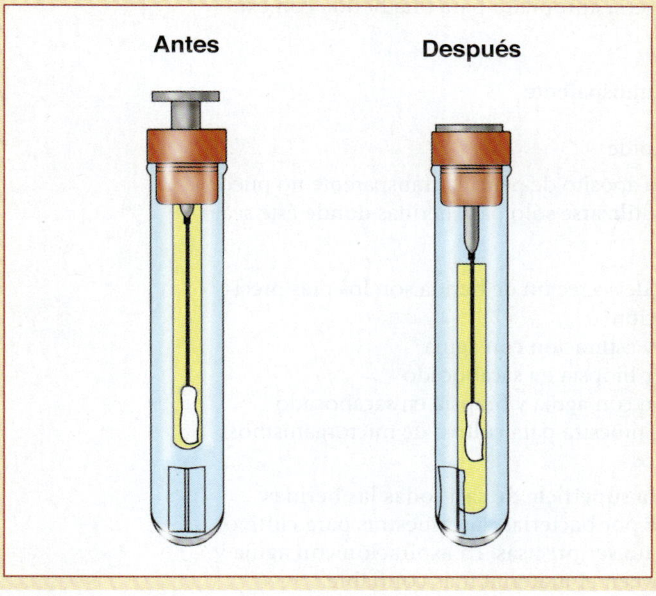

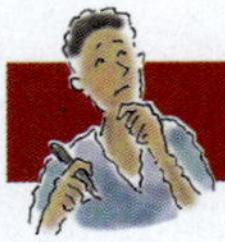

Preguntas de autoevaluación

1. Como el desbridamiento mecánico es doloroso, el procedimiento deberá limitarse a:

A. 5 min
B. 10 min
C. 20 min
D. 25 min

Respuesta: C. El desbridamiento se realiza en no más de 20 min. Si es necesario, puede repetirse para completar la eliminación de tejido necrótico.

2. Para irrigar una herida dirige el flujo del líquido:

A. Hacia la herida
B. Alejándose de la herida
C. Hacia el centro de la herida
D. Al cúmulo dentro de la herida

Respuesta: B. Dirige el flujo lejos de la herida para prevenir la contaminación.

3. El agente de limpieza utilizado con más frecuencia es:

A. Solución salina normal
B. Peróxido de hidrógeno
C. Solución de yodopovidona
D. Hipoclorito de sodio

Respuesta: A. La solución salina normal estéril es la de uso más frecuente, porque provee un ambiente húmedo, promueve la formación de tejido de granulación y causa mínimas variaciones hídricas en los adultos sanos.

4. ¿Qué tipo de apósito no sería apropiado para una herida con exudado excesivo?

A. Apósito de gasa
B. Apósito de película transparente
C. Apósito de alginato
D. Apósito de hidrocoloide

Respuesta: B. Debido a que un apósito de película transparente no puede absorber un exudado, deberá utilizarse sólo para heridas donde éste sea mínimo.

5. ¿Qué métodos de cultivo de secreción de herida son los más precisos para determinar una infección?

A. Técnica con hisopo y aspiración con aguja
B. Técnica con hisopo y biopsia en sacabocado
C. Técnica de aspiración con aguja y biopsia en sacabocado
D. Técnicas de toma de muestra para cultivo de microrganismos aerobios y anaerobios

Respuesta: C. Debido a que la superficie de casi todas las heridas normalmente está colonizada por bacterias, las muestras para cultivo tomadas con hisopo pueden no ser precisas. La aspiración con aguja y la biopsia en sacabocado proveen el material más confiable.

Puntuación

☆☆☆ Si respondiste las cinco preguntas correctamente… ¡Bravo! Eres un espécimen bastante bueno.

☆☆ Si respondiste cuatro preguntas correctamente… ¡Buen trabajo! Realmente limpiaste la zona de procedimientos básicos de cuidado de las heridas.

☆ Si respondiste menos de cuatro preguntas correctamente… ¡No te desesperes! Irriga tu sistema y después revisa otra vez el capítulo.

Bibliografía

Atkin, L. "Understanding Methods of Wound Debridement," *British Journal of Nursing* 23(Suppl. 12):S10-S15, June-July 2014.

Bryant, R.A., and Nix, D.P. (eds.). *Acute & Chronic Wounds: Current Management Concepts*. St. Louis, MO: Mosby, 2012.

Endara, M., and Attinger, C. "Using Color to Guide Debridement," *Advances in Skin & Wound Care* 25(12):549-555, December 2012.

Griffin, J. "What Nurses Need to Know About the Application of Larval Therapy," *Journal of Community Nursing* 28(2):58-62, April-May 2014.

Madhok, B.M., et al. "New Techniques for Wound Debridement," *International Wound Journal* 10(3):247-251, February 2013.

Wound, Ostomy and Continence Nurses Society Wound Committee; Association for Professionals in Infection Control and Epidemiology, Inc. 2000 Guidelines Committee. "Clean vs. Sterile Dressing Techniques for Management of Chronic Wounds: A Fact Sheet," *Journal of Wound, Ostomy, and Continence Nursing* 39(2 Suppl.):S30-S34, March-April 2012.

Capítulo 4

Heridas agudas

Objetivos

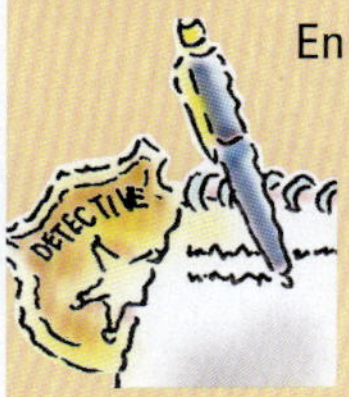
DETECTIVE

En este capítulo aprenderás:

- Los tipos de heridas agudas, incluidas las quirúrgicas, por infecciones, traumatismos y quemaduras
- Los factores de valoración de cada tipo de herida aguda
- Las intervenciones de enfermería y estrategias terapéuticas para los diferentes tipos de heridas agudas

Una mirada a las heridas agudas

Las heridas agudas pasan por un proceso ordenado de reparación que incluye hemostasia, proliferación, maduración y remodelado, lo que lleva a su cicatrización con un buen resultado funcional. Las heridas agudas pueden ser *simples* o *complejas*, dependiendo de su tamaño, localización en el cuerpo, estructuras anatómicas involucradas y biocarga. Haz estas preguntas cuando clasifiques una herida aguda:

- ¿Es la herida nueva o relativamente nueva?
- ¿Ocurrió de manera súbita (en contraposición a un desarrollo paulatino)?
- ¿Se encuentra cicatrizando de una manera oportuna, predecible y mensurable?

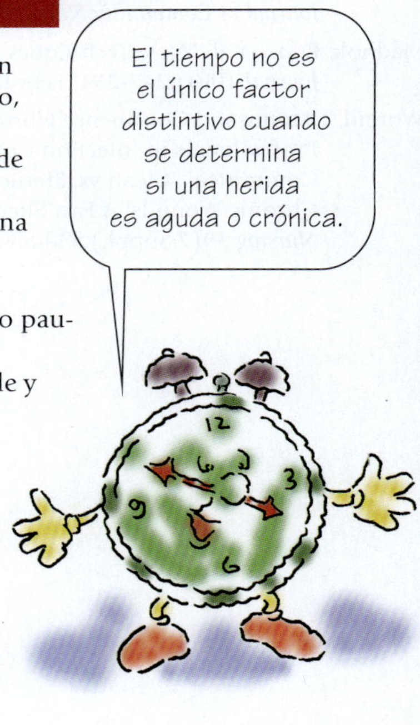
El tiempo no es el único factor distintivo cuando se determina si una herida es aguda o crónica.
12
3
6
9

¿Intencional o accidental?

Las heridas agudas pueden ocurrir por intención o por traumatismo. Por poner un ejemplo, una incisión quirúrgica representa una herida aguda causada de manera intencional. Las heridas traumáticas pueden ir de simples a graves. Las quemaduras constituyen un tipo de herida traumática que presenta un conjunto único de causas, complicaciones potenciales y opciones terapéuticas.

Cualquiera que sea la causa, cuando atiendas o cuides a un paciente con una herida aguda, es necesario que te enfoques en promover su cierre y el restablecimiento de la estructura anatómica normal, de la función fisiológica y del aspecto (lo cual a veces se logra con un injerto cutáneo).

Heridas quirúrgicas

Una *herida quirúrgica aguda* es una pérdida de continuidad de la piel que es saludable y sin complicaciones, producto de una intervención quirúrgica. En un individuo sano, este tipo de herida responde bien a los cuidados postoperatorios y cierra sin incidentes, en un período predecible.

Factores que afectan la cicatrización

Varios factores pueden afectar en gran medida la evolución de una herida quirúrgica postoperatoria, entre ellos, edad del paciente, su estado de nutrición, su salud general antes de la cirugía, la presencia de infección y el estado de oxigenación de la herida.

Edad

La edad es un factor importante en el proceso de cicatrización, en especial en pacientes pediátricos y adultos mayores. Los neonatos prematuros y los lactantes de hasta 1 año de edad tienen sistemas inmunitarios inmaduros y, por lo tanto, mayor riesgo de infecciones antes, durante y después de una intervención quirúrgica. Los adultos mayores, por lo general, presentan una cicatrización más problemática después de una intervención quirúrgica por sus cambios en la piel. Conforme una persona envejece, su piel se hace más delgada y menos elástica (véase *Edad y cicatrización de heridas*, p. 74).

Nutrición

La nutrición apropiada resulta crucial para que el cuerpo se cure eficazmente. Durante tu valoración es necesario que identifiques con anticipación los problemas nutricionales y que estructures un plan que aborde las deficiencias. Usa los recursos que tengas a la mano, como la asistencia de los bromatólogos.

Después de una intervención quirúrgica, el cuerpo consume con rapidez sus reservas de nutrimentos (en especial en una herida muy exudativa), incluso un paciente sano desde otros puntos de vista se puede desnutrir si no se presta atención a su alimentación. El plan de atención debe incluir una dieta con nutrimentos adecuados para mantener la homeostasia y crear un ambiente óptimo para la cicatrización de la herida. Puede requerirse nutrición intestinal o parenteral en algunos pacientes.

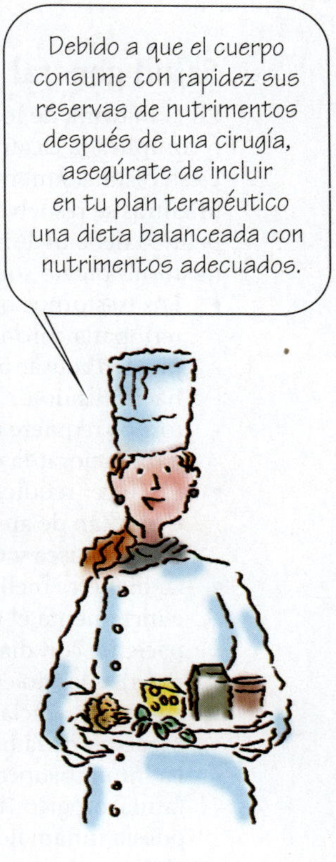
Debido a que el cuerpo consume con rapidez sus reservas de nutrimentos después de una cirugía, asegúrate de incluir en tu plan terapéutico una dieta balanceada con nutrimentos adecuados.

La adiposidad conlleva problemas

Un paciente con sobrepeso tiene un problema adicional. El tejido adiposo carece de una irrigación sanguínea extensa, como la de la piel. Conforme aumenta la cantidad de tejido adiposo, la irrigación sanguínea de la piel disminuye, lo que aminora la cantidad de oxígeno y nutrimentos que alcanza la zona de la herida, obstaculizando la cicatrización y aumentando el riesgo de dehiscencia.

Manéjese con cuidado

Edad y cicatrización de heridas

Las heridas quirúrgicas pueden no cicatrizar normalmente en los lactantes y pacientes de edad avanzada.

Lactantes
En neonatos prematuros y lactantes de hasta 1 año de edad, el sistema inmunitario y otros sistemas corporales no están desarrollados por completo, por lo que hay un mayor riesgo de infecciones antes, durante y después de las intervenciones quirúrgicas. La técnica estéril es un componente crítico de los cuidados en los pacientes muy jóvenes.

Pacientes de edad avanzada
Conforme las personas envejecen, la piel se torna más delgada y menos elástica, con la disminución de su fuerza de tensión. Las poblaciones de células que reparan tejidos y luchan contra las infecciones se reducen y el sistema vascular de la piel es menos robusto. Como resultado, las heridas quirúrgicas en los pacientes de edad avanzada cicatrizan con más lentitud, lo que aumenta el riesgo de infección.

Salud general

En la mayoría de los casos, una enfermedad o infección previa retrasa o complica la cicatrización después de una intervención quirúrgica. Desafortunadamente, no siempre es posible retrasar una operación mientras se resuelve el trastorno subyacente. En estos casos, el plan terapéutico debe incluir medidas que disminuyan al mínimo el impacto del trastorno previo sobre el proceso de cicatrización. Por ejemplo:

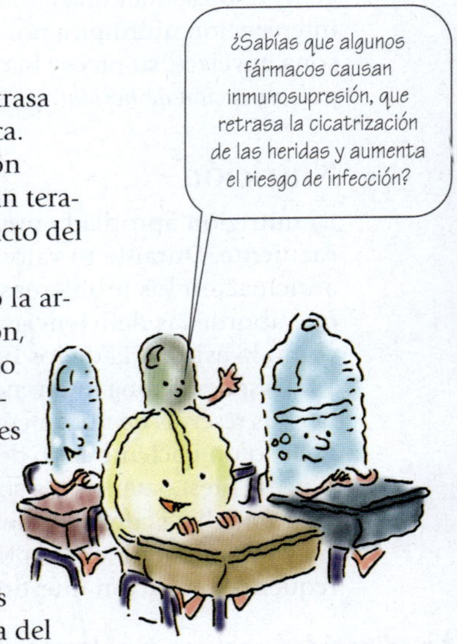
¿Sabías que algunos fármacos causan inmunosupresión, que retrasa la cicatrización de las heridas y aumenta el riesgo de infección?

- Los trastornos que obstaculizan la irrigación sanguínea, como la arteriopatía coronaria, la vasculopatía periférica y la hipertensión, pueden causar problemas por disminución del flujo sanguíneo hacia el sitio de la incisión. Un paciente con uno de estos trastornos requiere un plan de atención que incluya intervenciones para mejorar la circulación.
- El cáncer requiere un tratamiento más intensivo para el dolor o un plan de atención que incluya abordar síntomas tales como náusea y vómitos.
- La diabetes mellitus impide la cicatrización en muchas formas e incrementa el riesgo de infección del paciente. La neuropatía del paciente con diabetes (inflamación y degeneración de nervios periféricos), cuando está presente, puede interferir con la vasodilatación y, en consecuencia, con la circulación en la zona de la incisión. La cicatrización de la herida mejora con un control óptimo de la glucemia.
- La inmunosupresión resultante de una enfermedad o un tratamiento farmacológico (corticoesteroides, quimioterapia) puede alterar la respuesta inflamatoria, retrasar la cicatrización de las heridas y aumentar el riesgo de infección en el paciente.

Infección

Una infección en la herida también retrasa o altera la cicatrización. Los signos de su presencia incluyen:

- Aumento del exudado
- Exudado purulento (que contiene pus)
- Eritema (tejido enrojecido) alrededor de la herida
- Aumento de la temperatura cutánea en la herida o alrededor
- Dolor nuevo o que aumenta
- Malestar general
- Fiebre
- Aumento en la cifra de leucocitos

Todas las heridas abiertas son colonizadas por bacterias superficiales, pero las heridas infectadas tienen una cicatrización lenta y pueden tornarse dehiscentes o con evisceración.

Estado del oxígeno

Es necesaria una oxigenación adecuada para el proceso de cicatrización. Cualquier circunstancia que impida la oxigenación íntegra de la herida o que disminuya la cantidad de oxígeno que le llega, por ejemplo, la ateroesclerosis o una menor circulación, hace más lento el proceso de cicatrización.

Valoración y cuidados

Tus cuidados deberán centrarse en mantener la herida limpia y protegerla de traumatismos. Los cuidados apropiados durante la cicatrización varían dependiendo del método de cierre usado, el desarrollo del borde de cicatrización y el tipo de apósito indicado. La capacidad del paciente para realizar los cuidados adecuados de la herida después del alta también afecta la cicatrización.

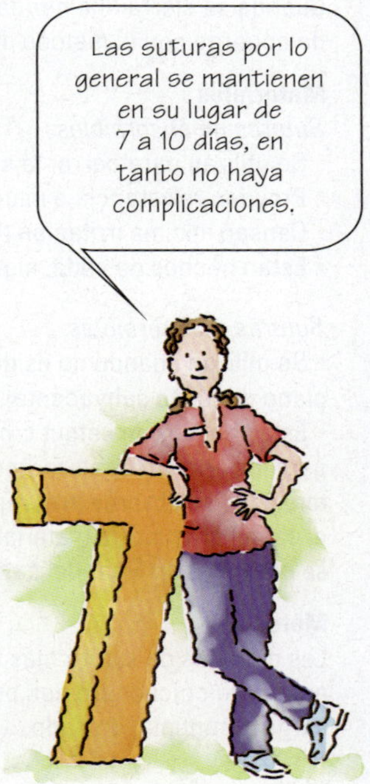
Las suturas por lo general se mantienen en su lugar de 7 a 10 días, en tanto no haya complicaciones.

Cierre de la herida

El cirujano debe determinar el método apropiado de cierre de la herida con fundamento en sus características y por selección del método menos invasivo, con el mínimo riesgo de complicaciones y el mejor resultado estético. En la mayoría de los casos se emplean suturas. Las heridas limpias y con buena aproximación de sus bordes se pueden cerrar por intención primaria utilizando grapas, suturas o cintas. El cierre primario tardío puede hacerse después de 3-5 días. Las heridas por mordedura, al igual que las laceraciones, se pueden cerrar con esta técnica. Las heridas que cicatrizan por segunda intención lo hacen por granulación y reepitelización eventual, por lo que no se cierran. Las heridas contaminadas, las infectadas o las quirúrgicas dehiscentes se pueden tratar de esta manera. Por lo general de usa un tratamiento de presión negativa en la herida como adyuvante para la cicatrización por segunda intención.

Coser... una hebra jalada por una aguja

En la sutura se usa una hebra de material natural o sintético para cerrar la herida (véase *Materiales y métodos de sutura*).

Las suturas, por lo general, se mantienen en su lugar 7-10 días, dependiendo de la extensión de la herida, el tipo de tejido involucrado y si la cicatrización progresa como se esperaba. Los factores que afectan el momento del retiro del material de sutura incluyen el estado general del paciente, la forma, el tamaño y la localización de la incisión, y si hay presencia de inflamación, exudado o infección.

Soluciones de acero inoxidable

El cirujano puede elegir utilizar grapas o clips (presillas) cutáneos como alternativa a las suturas, si no hay preocupación por los resultados estéticos. Estos métodos permiten cerrar la herida más rápido que las suturas. La reacción tisular es mínima debido a que están hechos de acero inoxidable quirúrgico. Las grapas y clips apropiadamente colocados distribuyen la tensión de manera homogénea sobre la línea de sutura, reducen el traumatismo tisular y la compresión, lo que promueve la cicatrización normal y disminuye al mínimo la de tipo patológico. El cirujano no utilizará grapas o clips si hay menos de 5 mm de tejido entre la grapa y cualquier hueso, vaso sanguíneo u órgano subyacente (véase *Uso de las suturas de retención*, p 77).

Materiales y métodos de sutura

Cuando se cierra una herida quirúrgica, la selección del material de sutura varía de acuerdo con el método de cierre, la localización y el tipo de tejido.

Materiales

Suturas no absorbibles:

- Se utilizan para cerrar la superficie cutánea.
- Proveen resistencia e inmovilidad.
- Causan mínima irritación de los tejidos.
- Están hechos de seda, algodón, acero inoxidable o dacrón.

Suturas reabsorbibles:

- Se utilizan cuando no es deseable el retiro de la sutura (p. ej., suturas en un plano de tejido subyacente).
- Están hechas de catgut crómico (un catgut natural tratado con trióxido de cromo para mejorar su fortaleza y prolongar el tiempo de absorción), catgut simple (un material que se absorbe más rápido y tiene más probabilidades de causar irritación que el catgut crómico), o materiales sintéticos (como el ácido poliglicólico), que cada vez se usan más en lugar del catgut porque son más fuertes, durables y menos irritantes.

Métodos

Los métodos de sutura más frecuentes incluyen la de colchonero, la simple continua, la de colchonero con puntos separados, la simple con puntos separados y el surgete continuo anclado.

Manéjese con cuidado

Uso de las suturas de retención

Las suturas de retención se utilizan para fijar los bordes de una herida y sostener la línea de sutura en los pacientes bariátricos. También pueden usarse en pacientes de alto riesgo, como los que han requerido más de una intervención quirúrgica en poco tiempo. El uso de suturas de retención en los pacientes bariátricos ayuda a dar sostén a los tejidos profundos mientras cicatrizan las aponeurosis y los tejidos cutáneos más superficiales. Las suturas de retención se colocan a través de la pared abdominal antes de cerrar sus planos para reforzar la línea de sutura. Se mantienen en su lugar durante más tiempo que las suturas estándar, a menudo durante varias semanas, o hasta que la herida cicatriza casi por completo por segunda intención.

¡Quédate conmigo!

Las heridas pequeñas con poco exudado se pueden cerrar con cinta adhesiva, tiras adhesivas, vendoletes o adhesivos tisulares. Al igual que las grapas y los clips, estos métodos de cierre causan poca reacción tisular y, por lo general, se usan para heridas con poca tensión. Se pueden usar solos o en combinación. Los cierres con material adhesivo se pueden emplear después del retiro de las suturas o las grapas para proveer respaldo continuo a una incisión en proceso de cicatrización (véase *Tipos de cierres con cinta adhesiva en la piel*, p. 78).

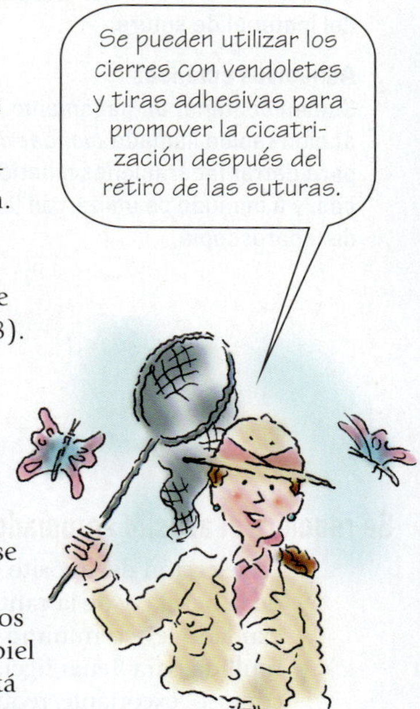

El borde de cicatrización

Para valorar apropiadamente la cicatrización, es importante comprender cómo se desarrolla el borde de cicatrización de una incisión después de una operación quirúrgica. El borde de cicatrización es una estructura de fibras de colágeno que inicia su formación durante la fase inflamatoria del cierre de una herida (por lo general, en las primeras 24-72 h) y alcanza el máximo durante la fase de proliferación (entre los días 5 y 9). Debes percibir este borde cuando palpes con suavidad la piel a cada lado de la herida. El *borde de cicatrización* es un signo de que está progresando el cierre de la herida. Si no puedes percibir el borde, la cicatrización no avanza como se esperaba, requiere mayor valoración y deberás notificar al médico. En los casos en los que el borde no se desarrolla, la causa más probable es la tensión mecánica en la herida.

Apósitos

Los apósitos de una incisión la protegen frente a los microorganismos patógenos, así como a la superficie cutánea del exudado irritante. El apósito es el componente principal en el tratamiento de las heridas quirúrgicas; por lo tanto, es importante elegir el tipo adecuado. Es una práctica estándar mantener un apósito quirúrgico en su lugar durante 48-72 h después de la operación, para prevenir una infección en la herida quirúrgica.

Tipos de cierres con cinta adhesiva en la piel

Los tres tipos más frecuentes de cierre con cinta adhesiva son tiras, vendoletes y adhesivos cutáneos.

Tiras adhesivas
Las tiras delgadas de cinta estéril no entretejida constituyen un medio primario de sostén en una herida después de retirar el material de sutura.

Cierres con vendoletes
Se trata de dos tiras adhesivas estériles impermeables unidas por un "puente" estrecho no adhesivo. Se utilizan para dar sostén a heridas pequeñas ya cerradas con el fin de promover la cicatrización después del retiro del material de sutura.

Adhesivos cutáneos
Suelen contener un pegamento fuerte de acción rápida llamado *cianoacrilato*. Se usan para cerrar laceraciones o heridas quirúrgicas, y a menudo se utilizan en las incisiones de laparoscopia.

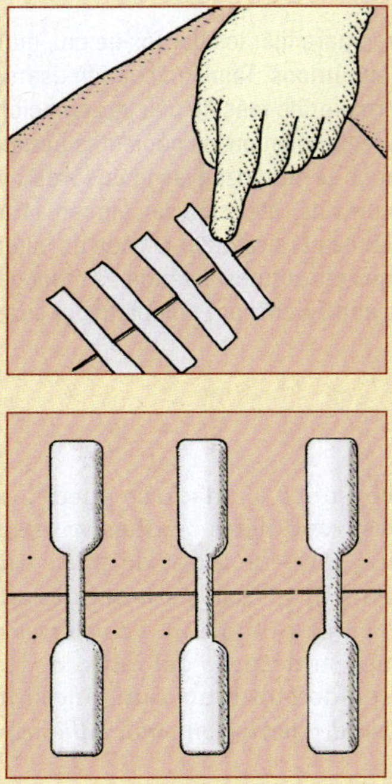

Se requiere el apósito apropiado

La selección del apósito deberá guiarse por el tamaño y la profundidad de la herida, y de la cantidad de exudado. Por lo general, las heridas con exudado leve o mínimo requieren sólo una cubierta de gasa o una gasa mullida para llenar ligeramente la profundidad. Una herida con exudado copioso, excoriante, requiere un apósito absorbente, como el de alginato de calcio o hidrofibra. Se puede usar saculación externa para contener el exudado y proteger la piel circundante (véase *Saculación de una herida*, p. 79).

Cuando cubras con un apósito una herida quirúrgica, usa técnica y aditamentos estériles para prevenir la contaminación. Cambia el apósito tan a menudo como sea necesario para absorber el exudado y mantener la piel circundante seca; sin embargo, recuerda que una herida cicatriza mejor a la temperatura corporal. El cambio del apósito disminuye la temperatura en el sitio de la herida, lo que hace más lenta la cicatrización hasta que retorna a la temperatura normal. Valora la incisión en cuanto a signos de infección, exudado, dolor o eritema circundante en cada cambio de apósito. Las tendencias recientes para la prevención de infecciones del sitio quirúrgico son aplicación de apósitos argénticos o presión negativa. Los apósitos argénticos ayudan en

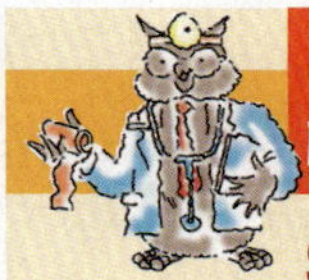

¡Ojo con las heridas!

Saculación de una herida

Si la herida del paciente está drenando mucho o el exudado puede dañar la piel circundante, necesitas aplicar una bolsa. Se puede usar una bolsa recolectora para estoma o una de recolección especializada de una herida, dependiendo del tamaño de ésta. He aquí cómo se aplica:

- Limpia la herida y la piel circundante. Seca a golpecitos.
- Aplica un protector cutáneo, como una barrera de material de protección, a la piel circundante.

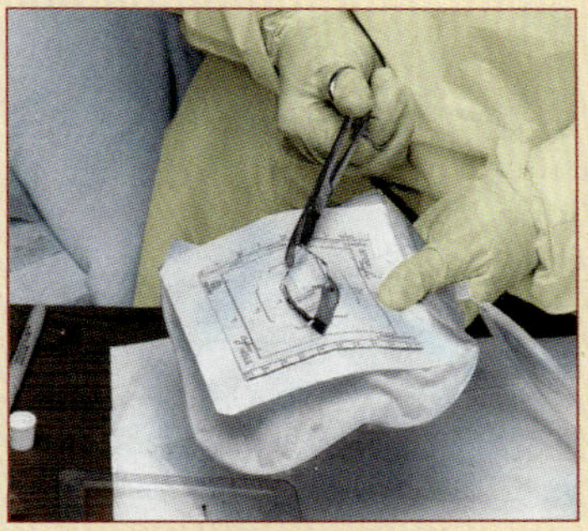

- Mide la herida. Corta una abertura 3 mm mayor que la herida al frente de la bolsa de colección (véase foto anterior).
  - Pasta para estoma, tiras de barrera o anillos, como los usados para el cuidado de las ileostomías; se pueden utilizar para llenar superficies cutáneas irregulares, según necesidad.
- Asegúrate de cerrar el puerto de drenaje en la parte baja de la bolsa para prevenir escurrimientos. Después, presiona suavemente la abertura de la bolsa, centrada alrededor de la herida, iniciando en el borde inferior para captar cualquier exudado (véase la siguiente foto).

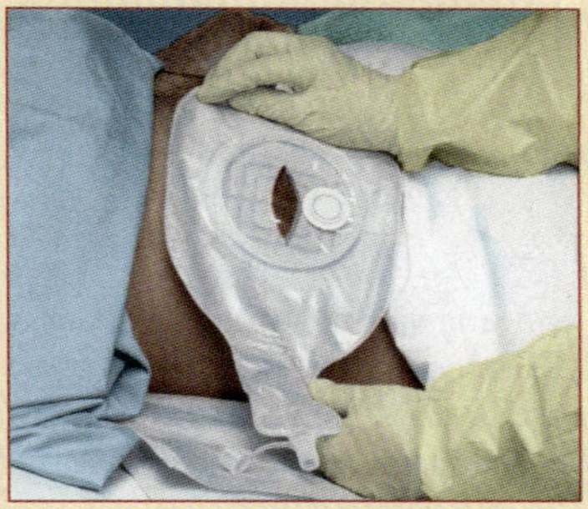

- Para vaciar la bolsa ponte guantes, usa un escudo o mascarilla facial y protección ocular. Inserta la porción inferior de la bolsa en el recipiente de riesgos biológicos graduado y abre el puerto de drenaje (foto de arriba a la derecha). Registra el color, la consistencia, el olor y la cantidad de líquido. Si fue requerida, obtén una muestra para cultivo y envíala al laboratorio de inmediato (siempre sigue las precauciones

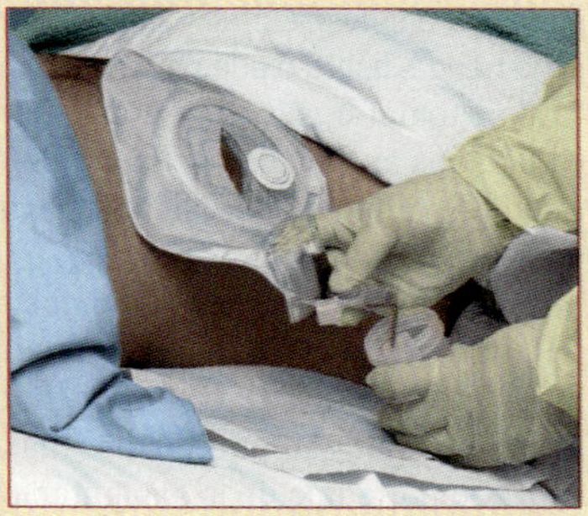

estándar de los U.S. Centers for Disease Control and Prevention [CDC] cuando manejes un exudado infeccioso).
- Usa una gasa o un lienzo limpio para higienizar la parte baja de la bolsa y el puerto de drenaje, lo que previene la irritación cutánea o el posible olor proveniente de un exudado residual. Vuelve a cerrar el puerto.
- Cambia la bolsa sólo si escurre o ya no se adhiere. Los cambios frecuentes son innecesarios y pueden irritar la piel del paciente. Revisa y vacía la bolsa cuando sea necesario para prevenir su sobrellenado y escurrimientos accidentales; vacíala cuando esté al 33 % de su capacidad. La bolsa deberá permanecer adherida durante al menos 3 días.

la prevención de infecciones. El sistema de presión negativa impide la fragmentación de la incisión cerrada y da sostén a los tejidos circundantes.

Capacitación al paciente

La capacitación es una parte importante del plan de atención de pacientes con heridas quirúrgicas. Es necesario que, en el momento del alta, el paciente comprenda y muestre la capacidad de realizar el cuidado

Enseñanza acerca de los cuidados de una herida quirúrgica

Es necesario que los pacientes quirúrgicos conozcan las formas en las que pueden promover la cicatrización de su herida y prevenir infecciones. Asegúrate de tratar:

- Los signos y síntomas de infección, los cuales deben comunicarse al médico de inmediato, por ejemplo, aumento de la hipersensibilidad, dolor intenso o creciente en el sitio de la herida, fiebre o edema (en especial si ocurre entre los días 3 y 5 postoperatorios).
- Cómo tomar una lectura precisa de la temperatura.
- Cuidados apropiados de la herida, así como la importancia de mantenerla limpia y seca; la técnica apropiada del lavado de manos; los métodos y materiales utilizados para limpiar la herida.
- Apósitos para la herida, incluidos sus tipos, dónde obtenerlos y cómo aplicarlos.
- Tipos y grados de actividad permitidos, como restricciones en cuanto a levantar objetos (si aplica), cuándo puede el paciente bañarse en regadera o tina, y cuándo esperar su retorno al trabajo.
  - La importancia de la alimentación e ingestión de líquidos adecuados para promover la cicatrización.
  - Evitar el hábito tabáquico.
- Cumplir con las consultas de seguimiento.

apropiado de su herida. Inicia con una valoración de sus conocimientos y continúa con una discusión de las técnicas básicas de asepsia y lavado de manos. El contenido de tu enseñanza depende del tipo de intervención quirúrgica, el tipo de apósito y la localización de la herida (véase *Enseñanza acerca de los cuidados de una herida quirúrgica*).

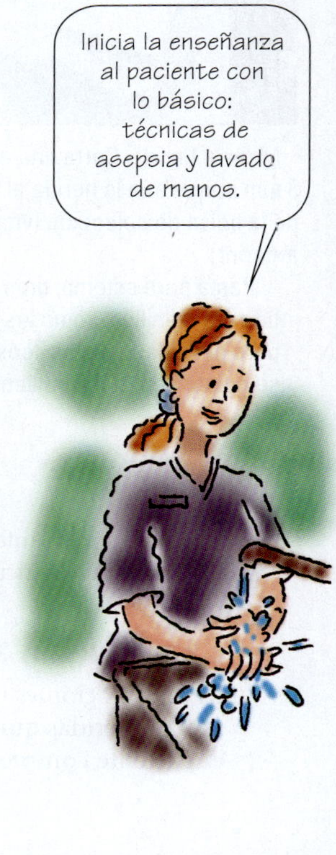
Inicia la enseñanza al paciente con lo básico: técnicas de asepsia y lavado de manos.

Complicaciones potenciales

Las operaciones quirúrgicas originan una herida aguda controlada. El ambiente del paciente, el tipo y gravedad de la herida y los cuidados preoperatorios y postoperatorios están todos bajo control del equipo de atención médica. En consecuencia, la mayor parte de las heridas quirúrgicas cicatriza sin incidentes; sin embargo, algunas complicaciones que pueden surgir incluyen infección, hemorragia, dehiscencia y evisceración.

Infección

La infección de la herida o del sitio quirúrgico (ISQ) es la complicación de heridas más frecuente, así como la segunda infección más usual relacionada con los cuidados clínicos. La infección ocurre cuando la cifra de bacterias es mayor de 10^5 por gramo de tejido. Ésta tiene impacto en todas las fases de cicatrización de la herida. Generalmente, ocurre una infección de la herida en los 30 días que siguen a la intervención quirúrgica, o en el año siguiente en aquellos casos en donde hay un implante. Los CDC definen a las ISQ como *superficiales*, *profundas*, *incisionales* y en *espacio orgánico*.

Las guías de prevención de los CDC incluyen horario y selección de antibióticos, evitar el rasurado, a menos que sea absolutamente necesario, un control estricto de la glucosa y normotermia para procedimientos

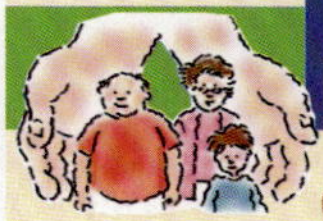

¡Manéjese con cuidado!

Complicaciones de las heridas agudas en pacientes bariátricos

Los pacientes bariátricos tienen mayor riesgo de presentar complicaciones de las heridas agudas, e incluyen: infección, dehiscencia por mayor tensión en los bordes al momento de cerrar la herida y formación de hematomas.

Estas complicaciones pueden ser producto de muchos factores, que incluyen:

- Grado de dificultad de la operación de estos pacientes.
- Más tiempo quirúrgico que aumenta las probabilidades de contaminación.
- Aumento del traumatismo (p. ej., la necesidad de una separación más forzada para la exposición durante una cirugía puede causar necrosis de la pared abdominal).

del colon. La prevención de una infección en la herida requiere atención meticulosa a las técnicas estériles al tratar una herida aguda (véase *Complicaciones de las heridas agudas en pacientes bariátricos*).

El momento de intervenir

En un paciente quirúrgico, la infección de su herida es un suceso importante y de gravedad que requiere una intervención oportuna. Las intervenciones que por lo general se ordenan en casos de infección postoperatoria, incluyen:

- Obtención de un cultivo de la secreción de la herida y pruebas de sensibilidad
- Administración de antibióticos
- Irrigación de la herida
- Cobertura de la herida con apósitos y taponamiento laxo, según necesidad (pueden también ordenarse apósitos antimicrobianos, como los argénticos, o la miel de grado medicinal)
- Monitorización del exudado, dolor y olor de la herida, así como de las condiciones de la piel circundante y la presencia de fiebre

Hemorragia

Puede ocurrir hemorragia por daño de los vasos sanguíneos. En el paciente postoperatorio puede presentarse en sitios internos o externos. Las localizaciones más frecuentes de hemorragia interna son:

- Vías nasales posteriores
- Vasos sanguíneos pulmonares
- Bazo
- Hígado
- Estómago
- Útero

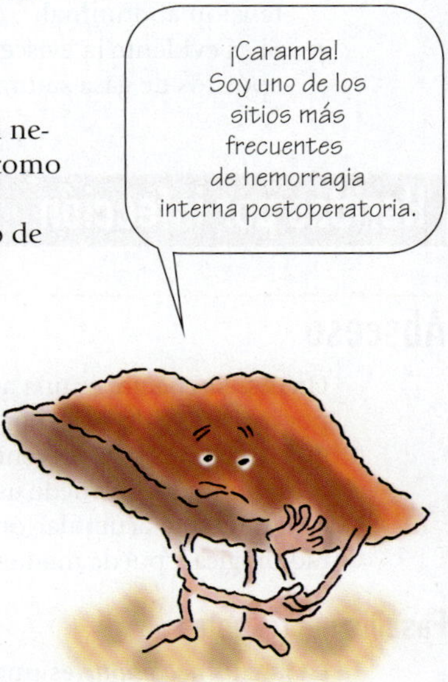

También pueden ocurrir hemorragias en el sitio de una lesión de una arteria grande o aneurisma. La hemorragia en una de estas zonas reduce significativamente el volumen de sangre circulante y precipita la hipovolemia. Las intervenciones de enfermería incluyen la administración de soluciones intravenosas (i.v.) para mantener la presión arterial y el gasto urinario, y determinar la fuente de la hemorragia. Si la hemorragia es externa, por ejemplo, de la herida misma o por drenaje de vasos sanguíneos frágiles de reciente desarrollo, haz presión o coloca un apósito a presión sobre el sitio de la hemorragia, vigila las constantes vitales del paciente y notifica al médico para recibir las órdenes específicas de tratamiento.

Dehiscencia y evisceración

La dehiscencia ocurre con mayor frecuencia cuando las fibras de colágeno no son lo suficientemente maduras para mantener la incisión cerrada sin sutura. El primer signo de dehiscencia puede ser un absceso o un chorro de líquido serosanguinolento que provenga de la herida o el informe del paciente de una sensación de "detonaciones" después de estornudar, toser o arquearse. La dehiscencia completa lleva a la evisceración, en la que los tejidos protruyen a través de la abertura de la herida. Las heridas abdominales tienen mayor tendencia a la dehiscencia y evisceración que las torácicas.

Un poco de prevención

Con el objeto de prevenir la dehiscencia y evisceración de la herida, enseña a los pacientes a sostenerla con una almohada o cojín antes de cambiar de posición, toser o estornudar.

Si ocurre dehiscencia o evisceración, sigue estos pasos:

- Permanece con el paciente; mantenlo quieto y pide a un compañero que notifique al médico.
- Si el paciente presenta una herida abdominal, ayúdalo a adoptar una posición baja de Fowler, con sus rodillas dobladas para disminuir la tensión abdominal.
- Si es evidente la evisceración, cubre los tejidos expulsados mediante apósitos de gasa saturados con solución salina normal estéril.

Heridas por infección

Absceso

Un *absceso cutáneo* es una acumulación local de pus o sangre. Suele tratarse por incisión y drenaje, por lo general, bajo anestesia local. A menudo, requiere cubrirse para prevenir que la superficie cutánea sane antes que el tejido más profundo. Se puede usar un tubo de drenaje para drenar cualquier absceso interno o acumulación de líquido. Éste se coloca con ayuda de una guía radiológica y puede mantenerse en su lugar durante períodos prolongados.

Fascitis necrosante

La *fascitis necrosante* es una infección grave de rápida propagación de las aponeurosis, que puede destruir los tejidos blandos. Se requiere desbridamiento quirúrgico intensivo de urgencia para tratar el trastorno, porque puede diseminarse con rapidez hasta causar un *shock* séptico y la insuficiencia de órganos. Los pacientes afectados por este proceso pueden tener otros trastornos de salud que disminuyen su capacidad de combatir infecciones, como la diabetes.

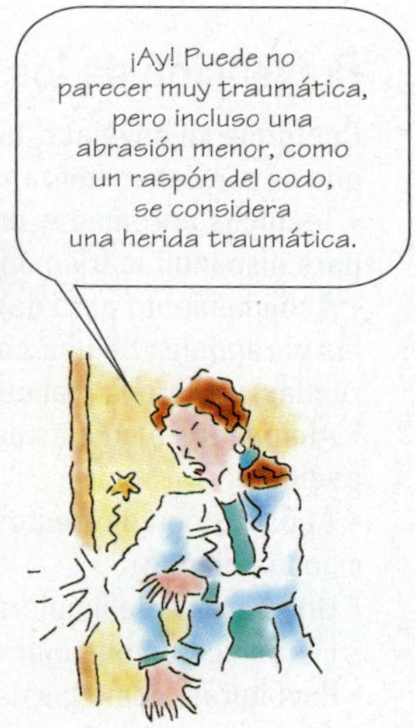
¡Ay! Puede no
parecer muy traumática,
pero incluso una
abrasión menor, como
un raspón del codo,
se considera
una herida traumática.

Heridas traumáticas

Una *herida traumática* es una lesión súbita no planeada de la piel, que puede ser de menor importancia (como un raspón de la rodilla) hasta grave (como una provocada por un arma de fuego).

Tipos de heridas traumáticas

Las heridas traumáticas incluyen abrasiones, laceraciones, desgarros cutáneos, mordeduras o traumatismos contundentes o penetrantes.

Abrasiones

Ocurre una *abrasión* cuando una fuerza mecánica, como la de fricción por frote de la piel contra una superficie dura, retira una zona de piel de grosor parcial. A menos que se afecte una cantidad inusualmente grande de piel u ocurra infección, una abrasión es una de las heridas traumáticas menos complicadas. Las abrasiones pueden variar en tamaño y profundidad y estar impregnadas de tierra o detritos.

Laceraciones

Una *laceración* es una pérdida de continuidad de la piel producida por un objeto cortante como metal, vidrio o madera. También puede deberse a un traumatismo contundente que origina una mayor fuerza de cizallamiento. Una laceración tiene bordes aserrados irregulares y su gravedad depende de su causa, tamaño, profundidad y localización.

Desgarros cutáneos

Un *desgarro cutáneo* es un tipo específico de laceración que con mucha frecuencia afecta a los adultos mayores. En un desgarro cutáneo, la fricción de cizallamiento o el traumatismo contundente separa las capas de la piel. Ocurre una lesión de grosor *parcial* cuando la epidermis se separa de la dermis, y una de grosor *completo* si se separan la epidermis y la dermis del tejido subyacente. Usa un sistema de clasificación como el de Payne-Martin, la herramienta *Skin Tear Audit Research* (STAR) o la del International Skin Tear Advisory Panel (ISTAP) para clasificar los desgarros cutáneos durante su valoración. Con la herramienta Payne-Martin se clasifican los desgarros de piel en tres categorías por su nivel de lesión al tejido. En la herramienta STAR se usa la capacidad de realinear el colgajo cutáneo y sus características de viabilidad. En el sistema ISTAP se usa el nivel de pérdida de colgajo cutáneo (véase *Clasificación de los desgarros cutáneos*). Este tipo de lesión se puede prevenir con el manejo cuidadoso de los miembros del equipo de atención médica (véase *Prevención de los desgarros cutáneos*, p. 84).

Clasificación de los desgarros cutáneos

Para hacer una valoración homogénea de los desgarros cutáneos utiliza un sistema de clasificación, como el ISTAP, para registrar los datos encontrados.

En el sistema ISTAP se clasifican los desgarros cutáneos como:

- Tipo 1: Desgarro lineal o con colgajo que puede recolocarse para cubrir el lecho de la herida.
- Tipo 2: Pérdida tisular parcial que no puede colocarse otra vez para cubrir el lecho de la herida.
- Tipo 3: Pérdida de un colgajo de piel total, que expone todo el lecho de la herida.

Prevención de los desgarros cutáneos

Conforme se envejece, la piel se torna más susceptible a las lesiones por desgarro, que se previenen utilizando:

- Técnicas apropiadas de levantamiento, cambio de posición, transferencia y giro, para disminuir la fricción o el cizallamiento.
- Acojinamiento para dar soporte a superficies donde el riesgo es máximo, como los barandales de una cama y los soportes de las extremidades en una silla de ruedas, y sobre la piel cuando se usan inmovilizadores de extremidad.
- Almohadas o cojines para soportar las extremidades torácicas y pélvicas del paciente.
- Apósitos no adherentes o con mínima adherencia, como los de cinta de papel o silicona blanda.
- Una barrera de limpieza cutánea antes de aplicar los apósitos.
- La técnica de empujar o jalar para retirar con cuidado la cinta y otros adhesivos.
- Envolturas, como las de gasa blanda o redes tubulares de algodón tejido, para proteger zonas de la piel donde el riesgo de desgarro es alto.
- Loción cutánea aplicada dos veces al día sobre las zonas en riesgo.

Asegúrate de decir a tu paciente que:

- Añada protección usando camisas de manga larga y pantalones largos, según lo permita el clima.
- Evitar los movimientos súbitos o bruscos, que puedan jalar la piel y posiblemente causar un desgarro.
  - Mantener la piel húmeda.
  - Evitar el uso excesivo de jabones.

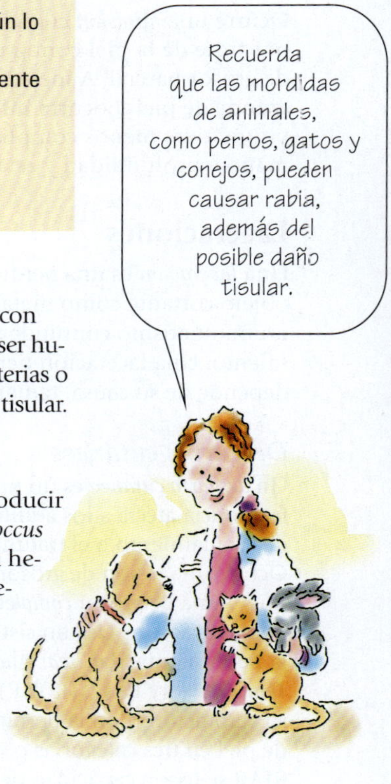
Recuerda que las mordidas de animales, como perros, gatos y conejos, pueden causar rabia, además del posible daño tisular.

Mordeduras

Cuando se valora una herida por mordedura, es importante descubrir con rapidez la fuente, ya sea un gato, perro, murciélago, serpiente, araña o ser humano. Esto ayuda al equipo de atención médica a determinar qué bacterias o toxinas pueden estar presentes y posiblemente el tipo de traumatismo tisular.

¿Aníbal el caníbal?

Una mordedura humana puede causar una herida punzante e introducir cualquiera de los microorganismos presentes en la boca. *Staphylococcus aureus* y los estreptococos son agentes que pueden transmitirse a la herida o la sangre del paciente. Otras enfermedades graves que se pueden transmitir de esta forma son infección por VIH, hepatitis B y C, sífilis y tuberculosis. Algunas pruebas sugieren que una mordedura humana también puede causar fascitis necrosante (infección cutánea que progresa rápidamente y suele ser causada por dos tipos de microorganismos).

Animales domésticos

La mordida de un perro, gato o roedor puede causar infecciones letales, por ejemplo, la rabia, a través de una herida. Los dientes puntiformes, por ejemplo los de los gatos, pueden causar daño tisular profundo.

Sin embargo, un perro puede generar hasta 14 kg/cm^2 de presión cuando muerde, y si agita su cabeza al mismo tiempo (lo que suele ocurrir), se hace evidente una fuerza de torsión importante. Juntas, estas fuerzas pueden causar un daño tisular masivo por aplastamiento y avulsión.

Heridas traumáticas penetrantes

Una herida traumática *penetrante* es de tipo punzante, que puede ser causada por un accidente o un ataque personal, como las de arma blanca o de fuego. Puede ocasionar lesión de tejidos blandos y posiblemente de hueso, músculo, vasos sanguíneos, tendones o nervios. Los traumatismos contusos pueden originar una gran destrucción tisular. La lesión subyacente puede ser peor de lo que aparenta la herida.

Cuchillo pillo

Una puñalada es una herida de *baja velocidad*, que en general se presenta como la clásica punción o laceración. En algunos casos puede implicar daño en los órganos bajo el sitio de la herida. Se usan radiografías, tomografía computarizada y resonancia magnética para valorar el posible daño de órganos. Si el arma usada estaba contaminada, el paciente se encuentra en riesgo de infección local, septicemia y tétanos.

Pistola humeante

Una herida por arma de fuego se considera de alta velocidad. Los factores que influyen en la gravedad del daño tisular incluyen el calibre del arma, la velocidad del proyectil y la posición del paciente en el momento de la lesión.

En la mayoría de los casos, un arma de pequeño calibre que dispara un proyectil de velocidad relativamente baja crea una lesión puntiforme limpia, pequeña, con poca o ninguna hemorragia. Si el proyectil ya no se encuentra en el cuerpo del paciente, trata esta lesión como cualquier otra de tipo abierto.

Un proyectil de gran calibre y de relativamente alta velocidad suele causar destrucción tisular masiva, una gran abertura, hemorragia profusa y contaminación de la herida. En este caso, el paciente suele requerir intervención quirúrgica inmediata, después de la cual se trata la herida como cualquiera de tipo quirúrgico.

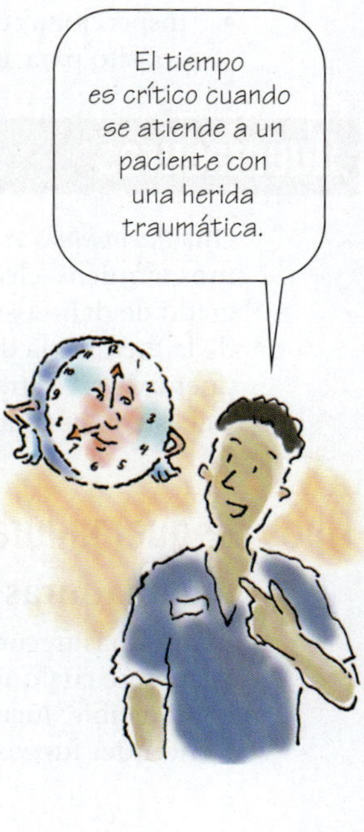

Valoración y cuidados

El tiempo es de suma importancia cuando se atiende a un paciente con una herida traumática. En primer lugar, valora su ABC: vías Aéreas (del inglés *Airways*), respiración (*Breathing*) y Circulación. Aunque puede parecer natural centrarse primero en la lesión, tienen prioridad una vía aérea permeable y el latido cardíaco.

A continuación, dirige tu atención a la herida. Controla la hemorragia por aplicación de presión firme y directa y eleva las extremidades del paciente. Si la hemorragia continúa, tal vez necesites hacer compresión en un punto arriba de la herida. Después, valora el estado de la herida anotando su longitud, ancho y profundidad, la presencia de edema y exudado, la perfusión tisular, las funciones sensorial y motora, y la presencia de cuerpos extraños o fracturas. El tratamiento específico y la limpieza de la herida dependen del tipo y grado de contaminación presente (véase *Cuidados de un paciente con una lesión traumática*, p 87).

Consideraciones especiales

Cuando atiendas a un paciente con una herida traumática, presta especial atención a estos aspectos de los cuidados:

- Limpia bien las heridas para retirar bacterias superficiales y detritos de su base. Usa solución salina normal estéril. Limpia con gasas o irriga bien hasta que la base de la herida esté limpia. La irrigación a alta presión puede interferir notoriamente con la cicatrización, al destruir las células e incrustar bacterias en los tejidos.
- Usa solución salina estéril normal o un limpiador de heridas comercial para retirar detritos cuando limpies la herida. Nunca uses peróxido de hidrógeno o alcohol.
- Nunca utilices una torunda de algodón o una gasa rellena con algodón para limpiar una herida, porque las fibras de algodón que se quedan en la herida pueden causar contaminación o una reacción a un cuerpo extraño.
- Si el médico planea el desbridamiento de la herida para retirar tejidos muertos y disminuir el riesgo de infección y cicatrización patológica, cúbrela suavemente con gasa humedecida en solución salina normal, hasta que sea momento para el procedimiento.
- Vigila estrechamente en cuanto a signos de aparición de infección, como una piel caliente y roja o una secreción purulenta de la herida. La infección en una herida traumática puede retrasar la cicatrización, aumentar su forma patológica y desencadenar infecciones sistémicas, como la septicemia.
- Inspecciona con regularidad el apósito. Si se presenta edema, ajusta el apósito para asegurar una circulación apropiada en la región afectada.

Quemaduras

Una *quemadura* es una herida aguda causada por la exposición a extremos térmicos, electricidad, sustancias químicas cáusticas o radiación. El grado de daño tisular causado por una quemadura depende de la fuerza de la fuente y la duración del contacto o exposición. La mayoría de las quemaduras se trata en el contexto externo, dependiendo de la gravedad y el estado general de la víctima.

Tipos de quemaduras

Quemaduras térmicas

El tipo más frecuente de quemadura, el térmico, puede resultar de prácticamente cualquier uso o manejo erróneo del fuego o de un producto combustible. Jugar con cerillos, verter gasolina en una podadora caliente y encender fuegos artificiales, son algunos ejemplos comunes de las

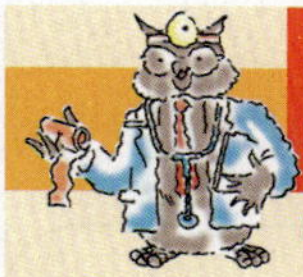

¡Ojo con las heridas!

Cuidados de un paciente con una herida traumática

Cuando trates a un paciente con una herida traumática, siempre inicia con la valoración del ABC (vías aéreas, respiración y circulación). Dedícate a la herida sólo cuando ésta se mantenga estable. He aquí los pasos básicos que deberás seguir cuando atiendas cada tipo de herida traumática:

Abrasión

- Irriga la zona de abrasión con solución salina normal o una para la limpieza de heridas.
- Usa un cojinete de gasa estéril de 10 × 10 cm humedecido con solución salina normal para retirar tierra o grava, y frota suavemente hacia el punto de entrada para regresar los contaminantes en dirección opuesta a la que entraron, hacia el exterior.
- Si la herida está extremadamente sucia, puede requerir el uso de un cepillo quirúrgico. Esto debe ser indicado y supervisado por un médico. Procura tener la mayor delicadeza posible y ten en mente que se trata de un proceso doloroso para tu paciente. Asegúrate de proporcionar un tratamiento adecuado para el dolor si tu paciente necesita dicho procedimiento.
- Deja que una herida pequeña se seque y forme una costra. Cubre las heridas más grandes con una compresa no adherente o gasa impregnada de vaselina y un apósito ligero. Se pueden utilizar apósitos argénticos de absorción en lámina para zonas afectadas de mayor tamaño, que suelen mantenerse en su lugar hasta 7 días o hasta que se saturen. Sigue las instrucciones del producto para su aplicación.
    – Aplica ungüento antibacteriano, según prescripción.

Laceración

- Humedece una gasa de 10 × 10 cm con solución salina normal o una de limpieza de heridas. Limpia con suavidad la herida empezando en el centro y dirigiéndote al exterior hasta casi 5 cm más allá del borde de la herida. Siempre que la gasa se ensucie, deséchala y usa una nueva. Continúa hasta que la herida parezca limpia.
- Si es necesario, irriga la herida utilizando una jeringa con punta de catéter de 50 mL y solución salina normal.
- Ayuda al médico a suturar la herida, según necesidad; aplica tiras de cinta porosa si no se requiere sutura.
- Aplica ungüento antibacteriano, según indicación, para prevenir infecciones.
- Pon un apósito estéril seco en la herida para absorber su exudado y ayudar a prevenir la contaminación bacteriana.

Desgarros cutáneos

- Limpia la zona suavemente con solución salina normal o una de limpieza de heridas. Seca con golpecitos.
- Aproxima el colgajo de piel, de ser posible.
- Elige un apósito (p. ej., de acrílico transparente absorbente, alginato de calcio, espuma de silicona o malla a base de silicona) de acuerdo con la valoración de la herida.
- Se pueden usar pegamentos cutáneos, como el 2-octilcianoacrilato, como alternativa a las tiras adhesivas.
- Evita utilizar los apósitos usuales de película o hidrocoloides, ya que puede ocurrir un desgarro de la piel con una técnica inadecuada de retiro, y se puede desprender el colgajo cutáneo al retirar estos productos.

Mordedura

- Irriga de inmediato la herida con cantidades copiosas de solución salina normal. No sumerjas o pongas en remojo la herida, porque esto permite a las bacterias flotar de regreso a los tejidos.
- Limpia la herida con cojinetes de gasa estéril de 10 × 10 cm y solución antiséptica (como yodopovidona).
- Ayuda al desbridamiento, según indicación.
- Aplica un apósito flojo. Si la herida se encuentra en una extremidad, elévala para disminuir el edema.
    – Pregunta al paciente sobre el animal que lo mordió, para decidir si hay riesgo de contagio de rabia. Aplica toxoide tetánico o vacuna antirrábica según necesidad.

Herida penetrante

- Si la herida es menor, déjala sangrar unos minutos antes de limpiarla. Una herida punzante más grande puede requerir irrigación.
- Cubre la herida con un apósito seco.
- Si la herida contiene un objeto extraño incrustado, como una esquirla de vidrio o metal, fija el objeto hasta que el médico pueda retirarlo. Cuando se retire el objeto y se controle la hemorragia, limpia la herida como lo harías con cualquier laceración.
- Administra toxoide tetánico, según necesidad.

formas en las que ocurren las quemaduras. Las heridas térmicas también pueden resultar de accidentes en la cocina, incendios, colisiones automovilísticas o abuso físico. Aunque es menos frecuente, la exposición al frío extremo también puede causar quemaduras térmicas.

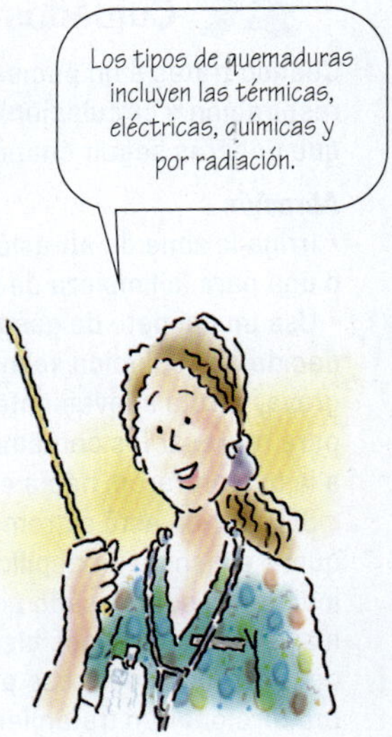
Los tipos de quemaduras incluyen las térmicas, eléctricas, químicas y por radiación.

Quemaduras eléctricas

Las quemaduras eléctricas resultan del contacto con una corriente eléctrica que fluye. La corriente en casa, las líneas de transmisión de alto voltaje y los rayos son factores causales de las quemaduras eléctricas.

Quemaduras químicas

Las quemaduras químicas se deben muy a menudo al contacto (cutáneo o por inhalación) con un agente cáustico (p.ej., ácido, álcali o un vesicante). Los agentes alcalinos suelen causar quemaduras más graves que los ácidos, porque penetran profundamente la superficie de contacto.

Quemaduras por radiación

La quemadura por radiación más frecuente es la solar, consecuencia de la exposición excesiva a la luz del sol. Casi todas las otras quemaduras por radiación son producto de radioterapia o por laborar en industrias específicas, donde se utilizan o procesan materiales radiactivos.

Factores que afectan la cicatrización

Los factores que afectan el tratamiento y cicatrización de heridas incluyen:

- Localización de la quemadura: las de la cara, las manos, los pies y los genitales son las más graves, por la posible pérdida de función.
- Configuración de la quemadura: el edema por quemadura circunferencial (que rodea por completo a una extremidad) puede hacer más lenta o detener la circulación de la extremidad. Las quemaduras en el cuello pueden obstruir las vías respiratorias; las que se producen en el tórax, pueden interferir con la respiración normal, al inhibir la expansión del tórax.
- Trastornos médicos previos: registra los que alteran la circulación periférica, en especial diabetes, vasculopatía periférica y consumo crónico de alcohol.
- Otras lesiones sufridas en el momento de la quemadura.
- Edad: los menores de 4 años o mayores de 60 tienen el máximo riesgo de complicaciones y, en consecuencia, mayor tasa de mortalidad.
- Lesión pulmonar: la inhalación de humo o aire sobrecalentado daña el tejido pulmonar.

Valoración

Realiza tu valoración inicial tan pronto como sea posible después de que ocurra la quemadura. Primero evalúa el ABC del paciente (vías aéreas, respiración y circulación). Después determina su grado de consciencia y movilidad. A continuación, valora la quemadura incluyendo su tamaño, profundidad, intensidad y factor causal.

Determinación del tamaño

Precisa el tamaño de la quemadura como parte de tu valoración inicial. Por lo general, el tamaño de la quemadura se expresa como porcentaje de la superficie corporal total (SCT). La Regla de los nueves y la clasificación de Lund-Browder son dos herramientas útiles para proveer cálculos razonablemente estandarizados y rápidos del porcentaje de la SCT afectada (véase *Cálculo del tamaño de la quemadura*, p. 90).

Determinación de la profundidad

Durante la valoración inicial, determina la profundidad del daño tisular. Una quemadura de grosor parcial afecta la epidermis y parte de la dermis. Si es una quemadura de grosor total se daña la epidermis, la dermis y el tejido subcutáneo.

Cuatro grados de separación

En el método habitual de valoración de la gravedad de una quemadura se las clasifica de acuerdo con su profundidad en grados. Actualmente, en casi todas las valoraciones se utiliza la profundidad del daño tisular para describir una quemadura:

- Superficial de grosor parcial (primer grado). El daño se limita a la epidermis y causa eritema y dolor.
- Profunda de grosor parcial (segundo grado). Se daña la epidermis y parte de la dermis con producción de ampollas, edema leve a moderado y dolor.

Para recordar

Para recordar la secuencia apropiada de la valoración inicial de un paciente con una quemadura, recuerda el ABC y añade D y E.

A Vías aéreas (del inglés ***A**irway*). Valora las vías respiratorias del paciente, elimina cualquier obstrucción y trata cualquier trastorno de este tipo.

B Respiración (del inglés ***B**reathing*). Observa el movimiento del tórax del paciente. Ausculta la profundidad, frecuencia y características de su respiración.

Circulación. Palpa el pulso del paciente en la arteria carótida, y después, los puntos de pulso distal en la muñeca, la región tibial posterior y el pie. La pérdida de un pulso distal puede indicar un estado de *shock* o la vasoconstricción en una extremidad.

Discapacidad. Valora el grado de consciencia del paciente y su capacidad funcional antes de intentar moverlo o trasladarlo.

Exposición. Retira la ropa quemada de las zonas afectadas del cuerpo del paciente y revisa exhaustivamente la piel descubierta.

Cálculo del tamaño de la quemadura

Puesto que la superficie corporal (SC) cambia con la edad, se usan dos métodos diferentes para calcular el tamaño de las quemaduras en los pacientes adultos y pediátricos.

Regla de los nueves

Puedes calcular rápidamente la extensión de la quemadura de un paciente adulto utilizando la Regla de los nueves, con la que se cuantifica la SC en múltiplos de 9, de ahí el nombre. Para usar este método, imagina las quemaduras de tu paciente en las ilustraciones que se muestran a continuación. Suma el porcentaje correspondiente de cada sección corporal quemada. Usa el total, un cálculo burdo de la extensión de la quemadura, para estimar las necesidades iniciales de restitución de líquidos.

Clasificación de Lund-Browder

La Regla de los nueves no es precisa para los pacientes lactantes o niños pequeños, porque sus proporciones corporales y, por lo tanto, la SCT, difieren de las del adulto. Por ejemplo, la cabeza de un lactante constituye casi el 17 % de su SCT, en comparación con el 7 % en un adulto. En su lugar, para determinar el tamaño de la quemadura en lactantes y niños, utiliza la clasificación de Lund-Browder.

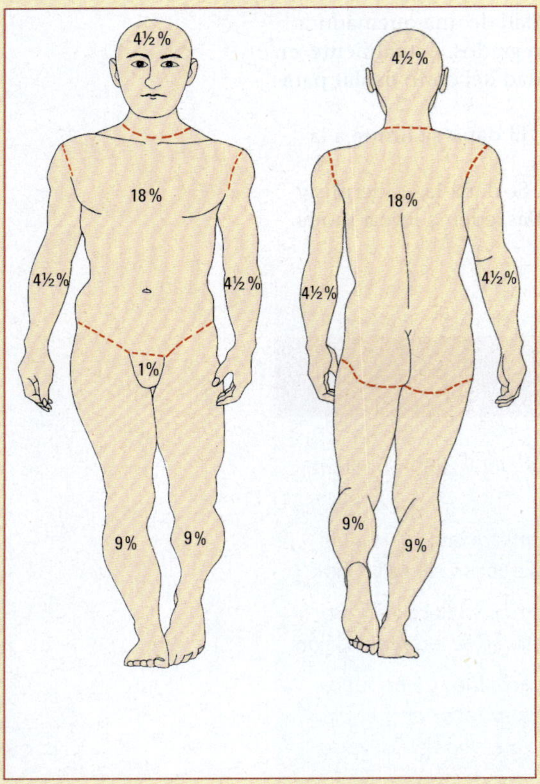

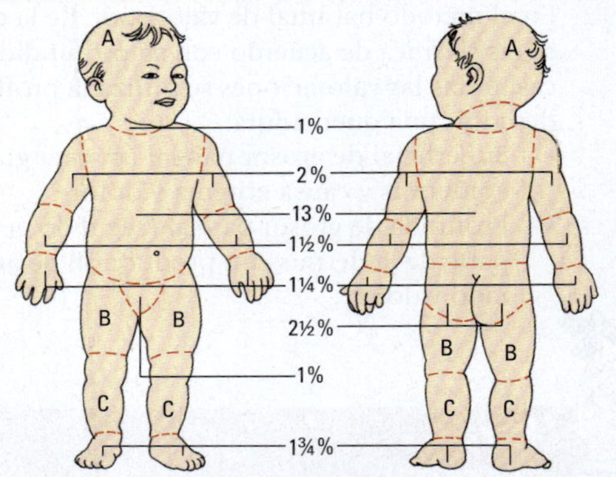

Porcentaje de la superficie corporal quemada por edad

Al nacer	*0-1 años*	*1-4 años*	*5-9 años*	*10-15 años*	*Adulto*
A: La mitad de la cabeza					
9.5 %	8.5 %	6.5 %	5.5 %	4.5 %	3.5 %
B: La mitad de un muslo					
2.75 %	3.25 %	4 %	4.25 %	4.5 %	4.75 %
C: La mitad de una pierna					
2.5 %	2.5 %	2.75 %	3 %	3.25 %	3.5 %

Visualización de la profundidad de una quemadura

En el sistema ampliamente usado para clasificar la profundidad e intensidad de una quemadura se las cataloga por grados. Sin embargo, es importante recordar que la mayoría de las quemaduras implica daño tisular de grado y grosor diferentes. Esta ilustración puede ayudarte a visualizar el daño por quemadura en sus diferentes grados.

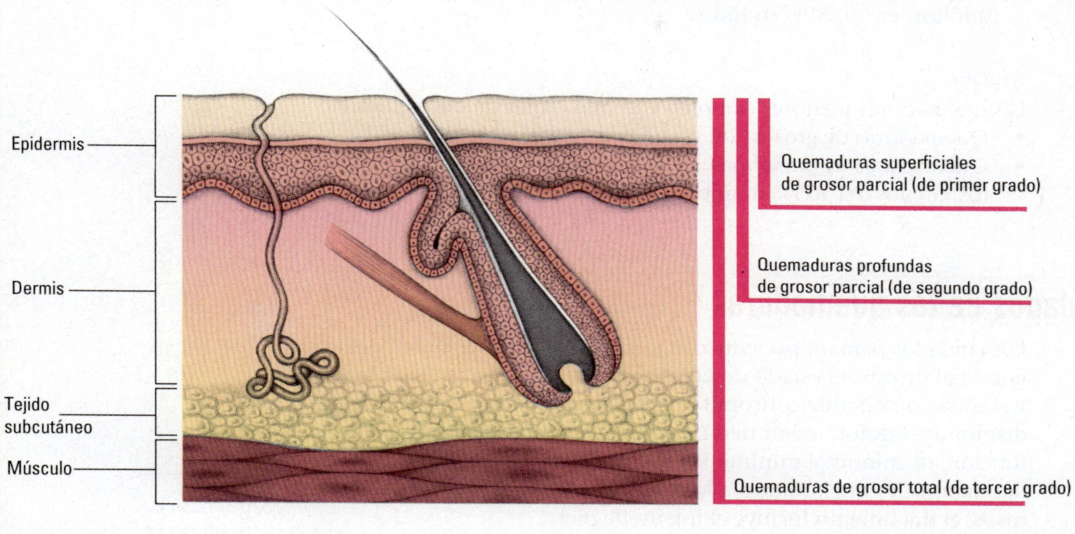

- De grosor total (de tercer grado). Hay daño en la epidermis y dermis que se extiende hacia el tejido subcutáneo; pueden también afectar músculo, hueso y tejidos intersticiales. La zona puede parecer de cuero o translúcida, con un color de amarillo a rojo o negro, dependiendo de su afección.

En la mayoría de los casos, el daño abarca varias profundidades y grados (véase *Visualización de la profundidad de una quemadura*).

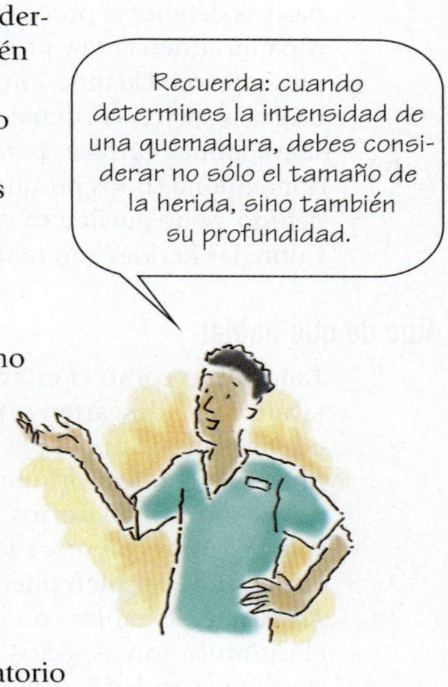
Recuerda: cuando determines la intensidad de una quemadura, debes considerar no sólo el tamaño de la herida, sino también su profundidad.

Determinación de la gravedad

La gravedad de una quemadura se vincula tanto con su tamaño como con su profundidad. Las tres categorías de gravedad de quemadura son mayor, moderada y menor.

Mayor

Las quemaduras mayores cumplen uno o más de estos criterios:

- Más de 25% de la SCT en adultos; más de 20% en niños
  — Quemaduras de grosor total en más del 10% de la SCT
- Quemaduras en las manos, la cara, los pies o los genitales
- Quemaduras agravadas por traumatismos mayores o daño respiratorio

- Quemaduras eléctricas
- Cualquier quemadura en un paciente de alto riesgo

Moderada

Las quemaduras moderadas cumplen con uno o más de estos criterios:
- Quemaduras de grosor completo en 2-10 % de la SCT
- Quemaduras profundas de grosor parcial en 5-25 % de la SCT en adultos; en 10-20 % en niños

Menor

Las quemaduras menores cumplen con uno o más de estos criterios:
- Quemaduras de grosor completo en menos de 2 % de la SCT
- Quemaduras de grosor parcial en menos de 15 % de la SCT en adultos; menos del 10 % en niños o adultos mayores

Cuidados de las quemaduras

Los cuidados para un paciente con una quemadura dependen del tipo y gravedad de ésta, el estado de salud general del sujeto antes de la lesión y si sufrió otra herida concomitante. En general, el tratamiento intenta disminuir el dolor; retirar tierra, detritos y tejido muerto; conservar la función; disminuir al mínimo la deformidad y proporcionar un apósito que promueva la cicatrización. En algunos casos, el tratamiento incluye el injerto de piel.

Quemaduras de menores a moderadas

En las quemaduras de menores a moderadas, el primer paso es detener el proceso y aliviar el dolor. Retira la ropa incandescente y provee analgésicos, según la prescripción. Cuando limpies quemaduras menores, utiliza agua fría corriente y un jabón antibacteriano suave, nunca emplees peróxido de hidrógeno o yodopovidona (o los productos que los contengan), debido a que pueden causar mayor daño tisular. Cubre las heridas con toallitas secas estériles.

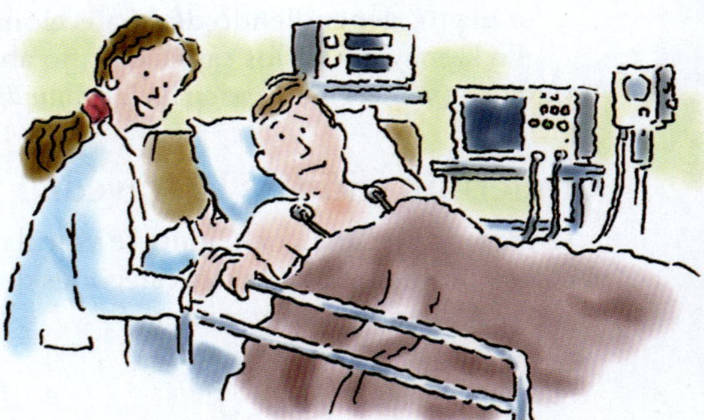

Algo de qué hablar

Tan pronto como el estado del paciente se estabilice y se descarten otras lesiones, el médico puede ordenar un analgésico opiáceo, como morfina o hidromorfona. Asimismo, pueden usarse antiinflamatorios no esteroides (AINE) solos o junto con otros fármacos para el tratamiento del dolor. El paciente también puede recibir medicamentos para la ansiedad. Asegúrate de hablar con él mientras trabajas. El respaldo emocional y el estímulo son aspectos importantes de la atención y pueden disminuir la necesidad de analgesia.

Cobertura

Después de que el médico haga el desbridamiento del tejido desvitalizado, cubre la herida con un antimicrobiano y un apósito voluminoso no adhesivo, según necesidad. Si se indica, administra profilaxis contra el tétanos. Algunos médicos prescriben un apósito argéntico de lenta liberación, que puede mantenerse en su lugar hasta 7 días, ayuda a prevenir infecciones, provee mayor comodidad para el paciente y disminuye el tiempo de atención por el cuidador.

Quemaduras moderadas a mayores

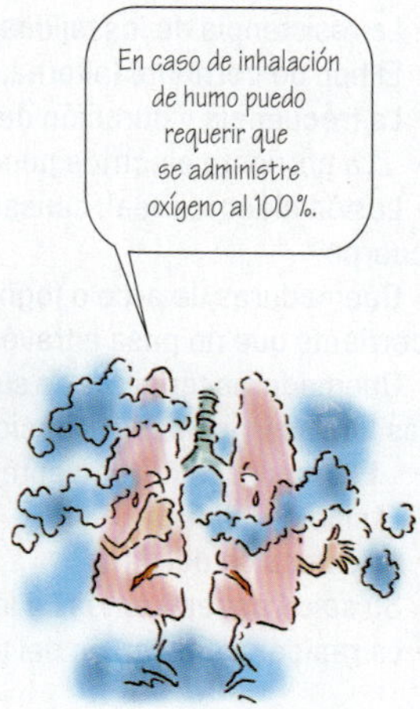
En caso de inhalación de humo puedo requerir que se administre oxígeno al 100%.

En las quemaduras moderadas a mayores, valora de inmediato los ABC del paciente. Permanece especialmente alerta en cuanto a signos de inhalación de humo y daño pulmonar, como vellos nasales chamuscados, quemaduras de la mucosa, cambios en la voz del paciente, tos, sibilancias, hollín en la boca o nariz y esputo oscuro. Si es necesario, ayuda a la intubación endotraqueal y administra oxígeno al 100%. Cuando los ABC del paciente se encuentren estables, haz un interrogatorio breve respecto a la quemadura y obtén muestras de sangre, según indicación, para pruebas de diagnóstico.

A continuación, impide quemaduras residuales y controla la hemorragia. Retira cualquier ropa incandescente. Si hay material adherido a la piel del paciente, humedécelo con solución salina antes de intentar retirarlo. Retira todo tipo de joyería y cualquier otro artículo que le constriña. Después, cubre las quemaduras con una sábana de cama estéril, limpia y seca. Recuerda: nunca cubras heridas grandes con apósitos humedecidos en solución salina, porque esto puede disminuir drásticamente la temperatura corporal.

Solución y resolución

Inicia el tratamiento i.v. según indicación, para prevenir el shock hipovolémico y ayudar a mantener el gasto cardíaco. Un paciente con quemaduras graves necesita restitución masiva de líquidos, en especial durante las primeras 24 h que siguen a la lesión. El médico puede ordenar una combinación de soluciones cristaloides, como la solución de Ringer.

Lo que entra debe salir

Revisa estrechamente lo ingresos y egresos del paciente y sus constantes vitales. Finalmente, prepárate para ayudar en la escarotomía de urgencia, en caso de que las quemaduras del paciente alteren su circulación.

Quemaduras eléctricas

Es difícil valorar el daño por quemaduras eléctricas debido a que el daño interno en la vía de conducción suele ser mayor de lo que indica la quemadura superficial. De ser posible, determina el voltaje implicado. Esta información ayuda al equipo de atención médica a valorar el posible daño interno con mayor precisión.

Ten en mente que una corriente que pasa a través del cuerpo puede inducir fibrilación ventricular y paro cardíaco o respiratorio, circunstancias

Descarga eléctrica

Cuando una corriente eléctrica pasa a través del cuerpo, el daño que cause depende de:

- La intensidad de la corriente (medida en amperios)
- La resistencia de los tejidos por donde pasa
- El tipo de corriente (alterna, directa o su combinación)
- La frecuencia y duración del flujo de corriente

La corriente eléctrica puede causar una lesión en tres formas:

- Lesión eléctrica real, causada por la corriente que pasa a través del cuerpo
- Quemaduras de arco o fogonazo causadas por la corriente que no pasa a través del cuerpo
- Quemaduras térmicas de superficie causadas por el calor y las flamas vinculadas al accidente

El pronóstico del paciente depende de:

- El sitio de la lesión
- La extensión del daño
- Su salud general antes de la lesión
- La rapidez y aplicación del tratamiento adecuado

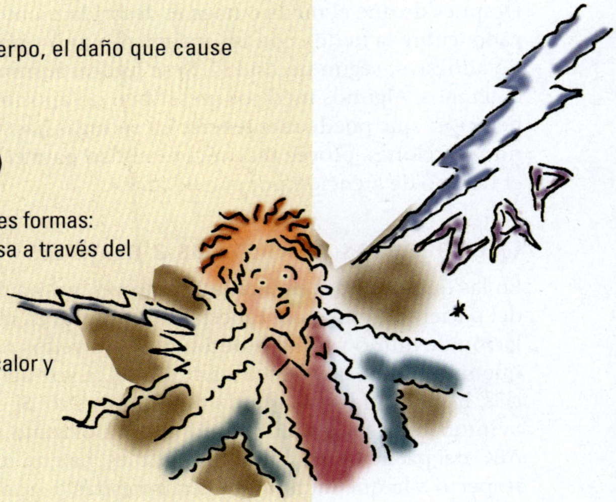

que ponen en riesgo la vida y requieren intervención inmediata (véase *Descarga eléctrica*).

Quemaduras químicas

Cuando trates a un paciente con una quemadura química, inicia irrigándola con abundante agua estéril o solución salina normal durante 30 min o más. Los álcalis suelen producir quemaduras más graves que los ácidos; sin embargo, la gravedad de la quemadura suele determinarse por el tiempo en el que la sustancia química estuvo en contacto con la piel del paciente.

Si se afectaron los ojos, irrígalos con abundante agua o solución salina hasta que se neutralice el pH. Esto se determina mediante una prueba de pH en la superficie ocular. A menudo se requerirán 1-2 L de solución. Solicita una interconsulta oftalmológica. Finalmente, registra el tipo de sustancia química involucrada y la presencia de cualquier humo nocivo.

Si el paciente se va trasladar a una unidad de atención de quemaduras poco después del accidente, envuélvelo primero en una sábana estéril y después en una frazada para abrigarlo y eleva la extremidad quemada para disminuir al mínimo el edema.

Consideraciones especiales

Toma en cuenta lo siguiente cuando atiendas a un paciente con una quemadura:

- Puede requerir envío a un centro de atención de quemaduras, si se cumplen criterios específicos (véase *Criterios de transporte de los pacientes con quemaduras, de la American Burn Association [ABLS]*, p. 95).

Criterios de transporte de los pacientes con quemaduras, de la American Burn Association (ABLS)

1. Quemaduras de grosor parcial mayores de 10 % de la superficie corporal total (SCT).
2. Quemaduras que afectan la cara, las manos, los pies, los genitales, el perineo o articulaciones mayores.
3. Quemaduras de tercer grado en individuos de cualquier grupo de edad.
4. Quemaduras eléctricas, incluidas aquellas causadas por rayos.
5. Quemaduras químicas.
6. Lesiones por inhalación.
7. Lesiones por quemaduras en pacientes con trastornos médicos previos que pudiesen complicar el tratamiento, prolongar la recuperación o modificar la mortalidad.
8. Cualquier paciente con quemaduras y traumatismo concomitante (como fracturas), pues la lesión por quemadura conlleva el máximo riesgo de morbilidad o mortalidad.
9. Niños con quemaduras en hospitales sin personal calificado o equipo para su atención.
10. Lesiones por quemaduras en pacientes que requerirán intervención social, emocional o de rehabilitación especial.

Resumido de Guidelines for the Operation of (pp. 79-86), Resources for Optimal Care of the Injured Patient 2006, Committee on Trauma, American College of Surgeons

- Valora la situación del domicilio del paciente para asegurar una asistencia adecuada con su movilidad, los cuidados de la herida y el transporte a la consulta externa, si no requiere hospitalización.
- Evalúa el grado de dolor del paciente, incluyendo índices no verbales, y administra los analgésicos según prescripción.
- Mantén al paciente tranquilo, permite que haya períodos de reposo ininterrumpido entre procedimientos y usa medidas de alivio del dolor no farmacológicas según necesidad. Administra medicamentos contra la ansiedad según prescripción, y vigila la respuesta del individuo.
- Los pacientes con quemaduras tienen tasas metabólicas muy altas y requerimientos nutricionales también incrementados. Valora sus ingresos e implementa el plan de atención nutrimental.
- Administra bloqueantes de los receptores 2 de histamina o inhibidores de la bomba de protones, como se indique, para disminuir el riesgo de formación de úlceras.
- Prepara al paciente para un posible injerto, si está indicado.

Complicaciones potenciales

Las posibles complicaciones que pueden surgir incluyen:

- *Shock* hipovolémico
- Sobrecarga de líquidos
- Edema pulmonar

- Prurito (puede tratarse con antihistamínicos, lubricación de la piel o medicamentos para el dolor neuropático)
- Infecciones

Asegúrate de vigilar las constantes vitales y los parámetros hemodinámicos del paciente y valorarlo en cuanto a signos y síntomas de infección, como fiebre, aumento en el número de leucocitos y cambios en el aspecto de las quemaduras o su exudado.

Injertos cutáneos

Se pueden requerir injertos cutáneos para reparar los defectos causados por quemaduras, traumatismos o intervenciones quirúrgicas. Dependiendo de la complejidad del injerto, el procedimiento puede hacerse bajo anestesia local o general y, en algunos casos, como paciente ambulatorio.

El cirujano puede elegir injertos cutáneos como la opción terapéutica preferida si:

- El cierre primario no es posible o aceptable, desde el punto de vista estético.
- El cierre primario interferiría con la función.
- La herida se encuentra en una superficie de soporte de peso del cuerpo.
- Se extrae un tumor cutáneo y el sitio necesita vigilancia en cuanto a recurrencias.

Hay tres tipos de injerto cutáneo:

- De grosor parcial, constituidos por epidermis y una pequeña porción de la dermis.
- De grosor completo, constituidos por epidermis y toda la dermis.
- Compuestos, constituidos por epidermis, dermis y tejidos subyacentes (como músculo, cartílago y hueso).

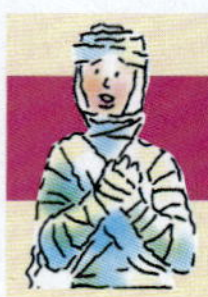

Vendaje óptimo

Productos celulares de tejidos (PCT)

Se pueden clasificar los PCT como *biológicos*, *sintéticos*, *biosintéticos* y *apósitos de bioingeniería*. Funcionan como una sustitución temporal de la piel hasta que la herida se epiteliza o se hace el cierre del injerto cutáneo.

Los PCT funcionan de forma parecida a los injertos cutáneos al prevenir infecciones y pérdida de líquidos, así como alivio de las molestias del paciente. Los cambios de apósito son menos frecuentes y la participación del paciente en el tratamiento más fácil. Los PCT sólo son medidas transitorias para ayudar a iniciar los cuidados de la herida. Si la herida subyacente no ha cicatrizado, los PCT se pueden sustituir con un injerto de la propia piel del paciente.

El secreto del éxito

El éxito o fracaso de un injerto cutáneo depende de la revascularización. Inicialmente, un injerto cutáneo sobrevive por contacto directo con el tejido subyacente, porque ha recibido oxígeno y nutrimentos de los vasos sanguíneos existentes. Sin embargo, el injerto morirá a menos que se desarrollen nuevos vasos sanguíneos. En los injertos de grosor parcial, la revascularización suele requerir 3-5 días; en los de grosor completo puede requerir hasta 2 semanas.

Donación completa

El injerto es tomado de una zona de tejido sano del cuerpo del paciente. Por lo tanto, es importante proveer cuidados cutáneos meticulosos para conservar los potenciales sitios donadores. También, debido a que la supervivencia del injerto depende del contacto estrecho con el tejido subyacente, el sitio receptor (la herida) deberá presentar un tejido de granulación sano y libre de tejido necrótico, detritos e infección.

Supervivencia del más apto

Después de que un paciente recibe un injerto cutáneo, todos los aspectos de la atención se centran en fomentar su supervivencia. Ayuda al paciente a encontrar posiciones cómodas para relajarse y dormir, evitando apoyarse sobre la zona del injerto. Si es factible, mantén el injerto elevado e inmovilizado. Cuando sea necesario, modifica tu rutina para acoplarla a la cicatrización. Por ejemplo, nunca uses un manguito de presión arterial sobre un sitio de injerto. Administra analgésicos, según necesidad; sin embargo, recuerda capacitar al paciente en técnicas para aminorar el dolor que no impliquen medicamentos (como las de relajación).

Siempre usa técnicas estériles cuando cambies apósitos y trabaja con delicadeza para evitar desalojar el injerto. El cirujano puede seleccionar un tratamiento de la herida por presión negativa en el paciente postoperatorio, cuyo sistema se coloque durante la intervención quirúrgica, inmediatamente después del injerto cutáneo, y se deje intacto durante 5 días. Después de su retiro, el tratamiento se determina de acuerdo con qué tan bien se haya adherido el injerto cutáneo a la herida. Si se requieren apósitos adicionales, cambia la gasa y aplica el medicamento tópico prescrito, y después, cubre el área con un vendaje de gasa.

Valora el apósito sobre el sitio donador y vigílalo en cuanto a signos de infección. Inicialmente, algunos pacientes presentan cantidades moderadas de exudado serosanguinolento de ese sitio.

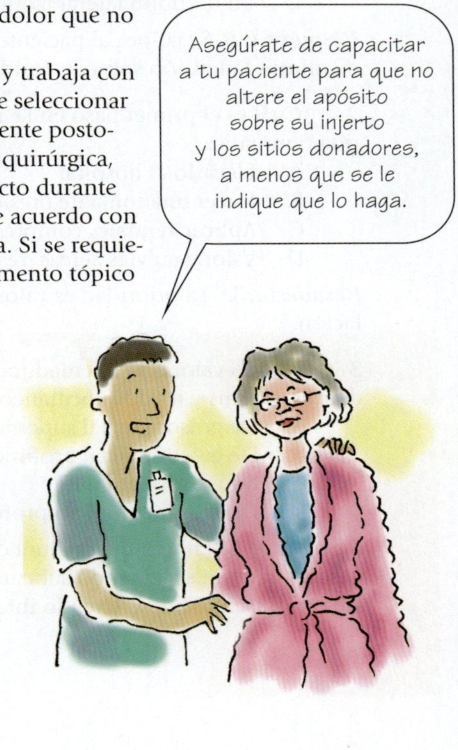
Asegúrate de capacitar a tu paciente para que no altere el apósito sobre su injerto y los sitios donadores, a menos que se le indique que lo haga.

No hay lugar como el hogar

Conforme el paciente se prepare para regresar a casa, dialoga con él sobre los cuidados apropiados. Explícale que las instrucciones para los cuidados de los apósitos deberán seguirse exactamente como se le indiquen. Si considera que necesita cambiarse el apósito, deberá llamar al médico y nunca intentar hacerlo por sí mismo. Recalca que la inmovilización de la zona del injerto es indispensable para la cicatrización rápida y completa. Más tarde, conforme progrese la cicatrización, puede aplicar crema al injerto varias veces al día para mantener la piel plegable y ayudar a la maduración de la cicatriz.

La exposición al sol puede afectar la pigmentación del injerto. Explícaselo al paciente y sugiérele que limite el tiempo que pasa bajo el sol. También sugiere que utilice protector solar en cualquier momento que planee permanecer en el exterior.

Finalmente, casi todos los pacientes expresan preocupación en cuanto a cicatrización patológica y su aspecto. Explícale que si la cicatrización sigue siendo un problema cuando el injerto sane por completo, puede discutir opciones de cirugía plástica con su médico.

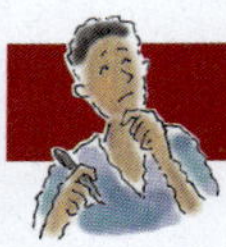

Preguntas de autoevaluación

1. Después de una operación quirúrgica abdominal, tu paciente dice que siente que algo "estalló" cuando regresaba a la cama. Revisas su herida y encuentras protrusión intestinal. En este escenario deberás, en primer lugar, colocarlo:

A. En posición alta de Fowler
B. En posición baja de Fowler
C. Plano sobre la cama
D. En decúbito lateral izquierdo

Respuesta: B. Se coloca al paciente en una posición baja de Fowler para disminuir la tensión sobre la herida.

2. ¿Cuál es el primer paso en la atención de un paciente con una herida traumática?

A. Llevarlo al hospital
B. Hacer una toma de presión arterial
C. Aplicar vendajes compresivos
D. Valorar su vías aéreas, respiración y circulación

Respuesta: D. La prioridad es valorar sus vías aéreas, respiración y circulación.

3. Cuando valoras la quemadura del paciente, observas daño de la epidermis, dermis y tejido subcutáneo, ¿qué tipo de quemadura ha sufrido?

A. De grosor parcial superficial
B. De grosor parcial profunda
C. De grosor completo
D. De grosor completo profunda

Respuesta: C. En una quemadura de grosor completo se dañan la epidermis, la dermis y el tejido subcutáneo. La quemadura también puede afectar músculo, hueso y tejido intersticial.

4. Tu paciente tiene lesiones por quemadura de grosor parcial profunda y completa en la cara posterior de ambas piernas, así como en ambos brazos completos. Según la Regla de los nueves, ¿qué porcentaje de la SCT está afectado?

A. 18%
B. 27%
C. 36%
D. 45%

Respuesta: C. La porción posterior de ambas piernas constituye 18% de la SC y la totalidad de los brazos derecho e izquierdo constituye otro 18%, para un total de 36%.

5. ¿Qué intervención puede proteger mejor la piel alrededor de una incisión quirúrgica de la irritación por el exudado cuantioso de la herida?

A. Saculación de la herida
B. Aplicación de compresas y apósitos de gasa
C. Aplicación de un apósito de hidrocoloide
D. Aplicación de un apósito oclusivo

Respuesta: A. La saculación previene la irritación del tejido circundante cuando hay un exudado copioso de una incisión.

6. Para prevenir desgarros de la piel deberás:

A. Alentar al paciente a usar camisas de manga corta
B. Usar cinta adhesiva sobre los apósitos
C. Decir al paciente que evite los movimientos súbitos
D. Evitar usar loción cutánea

Respuesta: C. Alienta a tu paciente a evitar movimientos súbitos o bruscos que puedan jalar la piel y posiblemente causar su desgarro.

7. Tu paciente tiene una herida quirúrgica que ha estado cerrada durante 8 días. Mientras valoras la herida, palpas un borde en la línea de incisión. Este borde puede indicar:

A. Cicatrización normal
B. Dehiscencia de la herida
C. Evisceración de la herida
D. Tunelización de la herida

Respuesta: A. Este borde, conocido como borde de cicatrización, es un signo de que la cicatrización normal progresa.

Puntuación

☆☆☆ Si respondiste correctamente las siete preguntas… ¡Pavonéate! Has demostrado una comprensión aguda del capítulo.

☆☆ Si respondiste de cinco a seis preguntas correctamente… ¡Mereces que te echen una manita! Tu abordaje quirúrgico del estudio te ha servido bien.

☆ Si respondiste menos de cinco preguntas correctamente… ¡Está bien! Después de una rápida revisión, estarás cicatrizado en muy poco tiempo.

Bibliografía

American Burn Association, Advanced Burn Life Support. *Burn Center Referral Criteria.* Tomado el 21 de agosto d 2014 de http://www.ameriburn.org/BurnCenterReferralCriteria.pdf

Bovill, E., et al. "Topical Negative Pressure Wound Therapy: A Review of Its Role and Guidelines for Its Use in the Management of Acute Wounds," *International Wound Journal* 5(4):511-529, October 2008.

Bryant, R., and Nix, D. *Acute & Chronic Wounds Current Management Concepts,* 4th ed. St. Louis, MO: Elsevier Mosby, 2012.

Cancio, L.C., et al. "Evolving Changes in the Management of Burns and Environmental Injuries," *Surgical Clinics of North America* 92(4):959-986, August 2012.

Carville, K., et al. "STAR: A Consensus for Skin Tear Classification," *Primary Intention* 15(1):18-28, February 2007.

Cox, R.D. *Chemical Burns Treatment and Management*. Tomado el 18 de agosto de 2014 de http://emedicine.medscape.com/article/769336-treatment#a1126

Franz, M.G., et al. "Guidelines to Aid Healing of Acute Wounds by Decreasing Impediments of Healing," *Wound Repair and Regeneration* 16(6):723-748, November-December 2008.

Jeschke, M.G., et al. "Wound Coverage Technologies in Burn Care: Novel Techniques," *Journal of Burn Care & Research* 34(6):612-620, November-December 2013.

Leblanc, K., and Baranoski, S. "Prevention and Management of Skin Tears," *Advances in Skin & Wound Care* 22(7):325-332, July 2009.

LeBlanc, K., et al. "Validation of a New Classification System for Skin Tears," *Advances in Skin & Wound Care* 26(6):263-265, June 2013.

Lee, C.K., and Hansen, S.L. "Management of Acute Wounds," *Surgical Clinics of North America* 89(3):659-676, June 2009.

Nicks, B.A., et al. "Acute Wound Management: Revisiting the Approach to Assessment, Irrigation and Closure Considerations," *International Journal of Emergency Medicine* 3(4):399-407, August 2010.

Payne, R., and Martin, M. "Defining and Classifying Skin Tears: Need for a Common Language," *Ostomy Wound Management* 39(5):16-26, June 1993.

Randleman, J.B. *Ophthalmic Approach to Chemical Burns*. Tomado el 21 de agosto de 2014 de http://emedicine.medscape.com/article/1215950-overview

Warner, P., et al. "Outpatient Burn Management," *Surgical Clinics of North America* 94:879-892, August 2014.

Capítulo 5

Úlceras vasculares

Objetivos

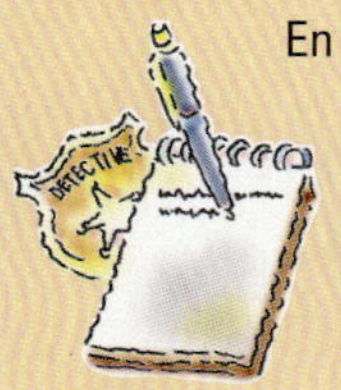

En este capítulo aprenderás:

- Las características de las úlceras venosas, arteriales y linfáticas
- Las causas de las úlceras vasculares
- Los criterios de valoración de las úlceras vasculares
- Las opciones terapéuticas para las úlceras vasculares, incluyendo los tipos apropiados de apósitos

Una mirada a las úlceras vasculares

El sistema vascular está constituido por arterias, venas, capilares y vasos linfáticos. La presión del latido cardíaco lleva la sangre hacia la periferia a través de las arterias en vasos progresivamente más pequeños, hasta que se conectan con los capilares. Al otro lado de los capilares, pequeñas venas reciben la sangre y la pasan a otras progresivamente mayores en su viaje de regreso al corazón. El *sistema linfático* es un sistema independiente de vasos que colectan los productos de desecho y los llevan hacia el sistema venoso.

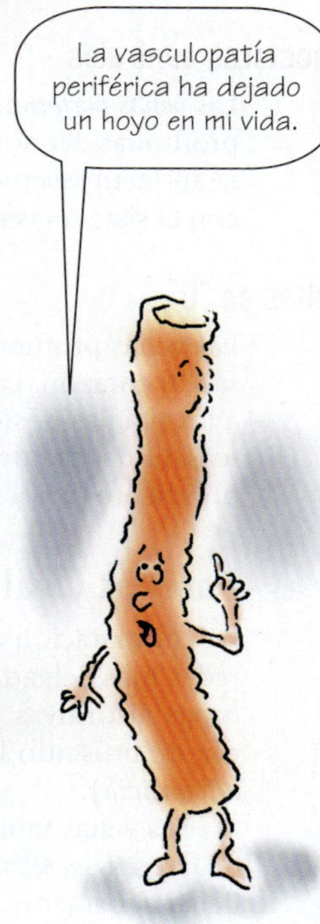

Al conjunto de los trastornos que afectan a los *vasos linfáticos* (vasos sanguíneos fuera del corazón) se le conoce como *vasculopatía periférica*. Las *úlceras vasculares* son heridas crónicas que se originan de la vasculopatía periférica en los sistemas venoso, arterial y linfático. Las úlceras venosas y arteriales se presentan con mayor frecuencia en las partes distales de las extremidades (manos y pies), en tanto que las úlceras linfáticas se observan en los brazos o las piernas.

Úlceras venosas

Las *úlceras venosas,* que son resultado de la hipertensión venosa, se presentan en las piernas. Afectan al 1 % del total de la población, pero son más frecuentes en los adultos mayores, ya que las padecen 3.5 % de las personas mayores de 65 años. Las úlceras venosas contribuyen con 70-90 % de todas las úlceras localizadas en las piernas.

Anatomía y función venosas

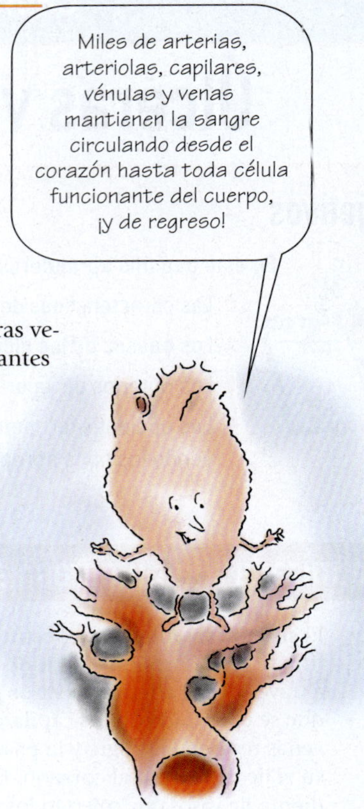
Miles de arterias, arteriolas, capilares, vénulas y venas mantienen la sangre circulando desde el corazón hasta toda célula funcionante del cuerpo, ¡y de regreso!

En el sistema circulatorio, las arterias transportan la sangre lejos del corazón y las venas la llevan de regreso. Los capilares conectan los dos sistemas. Del venoso, las *vénulas* son pequeñas venas que reciben la sangre de los capilares y la llevan hacia otras venas más grandes para su viaje de retorno al corazón.

Tipos de venas

En la porción inferior del cuerpo, donde se presentan las úlceras venosas, hay tres tipos principales de venas: superficiales, perforantes y profundas.

Profundidad cutánea

Las *venas superficiales* se localizan justo debajo de la piel y drenan hacia venas más profundas a través de las venas perforantes. Las *venas varicosas* son las venas superficiales que se han vuelto tortuosas y distendidas.

Conectoras centrales

Las *venas perforantes* conectan a las venas superficiales con las profundas. Su nombre se deriva del hecho de que atraviesan la aponeurosis profunda para conectar las venas superficiales con el sistema venoso profundo.

Vueltas en "U"

Las venas profundas reciben sangre venosa de las perforantes y la regresan al corazón. Las principales venas profundas en las piernas incluyen a las tibiales posteriores, las tibiales anteriores, las peroneas y las poplíteas. Cada una de estas venas corre de forma paralela a su arteria correspondiente (véase *Principales venas de los miembros inferiores*, p. 103).

Paredes y válvulas venosas

En comparación con las arterias de igual tamaño, las venas tienen paredes más delgadas y diámetros más amplios. Sus paredes tienen tres capas distintivas: una interna o *endotelial* (*túnica íntima*), una intermedia de músculo liso (*túnica media*) y una externa de sostén (*túnica adventicia*).

Las venas también tienen un sistema único de válvulas con forma de copa. Las *válvulas* mantienen la sangre circulando en una dirección: hacia el corazón. Las venas profundas tienen más de estas válvulas que las superficiales, y las de las piernas tienen más que las del muslo. En las venas perforantes, las válvulas se abren hacia las venas profundas (véase *Una mirada cercana a una vena*, p. 104).

Principales venas de los miembros inferiores

Las úlceras venosas se presentan con mayor frecuencia en los miembros inferiores. La ilustración muestra las venas principales de esta parte del cuerpo.

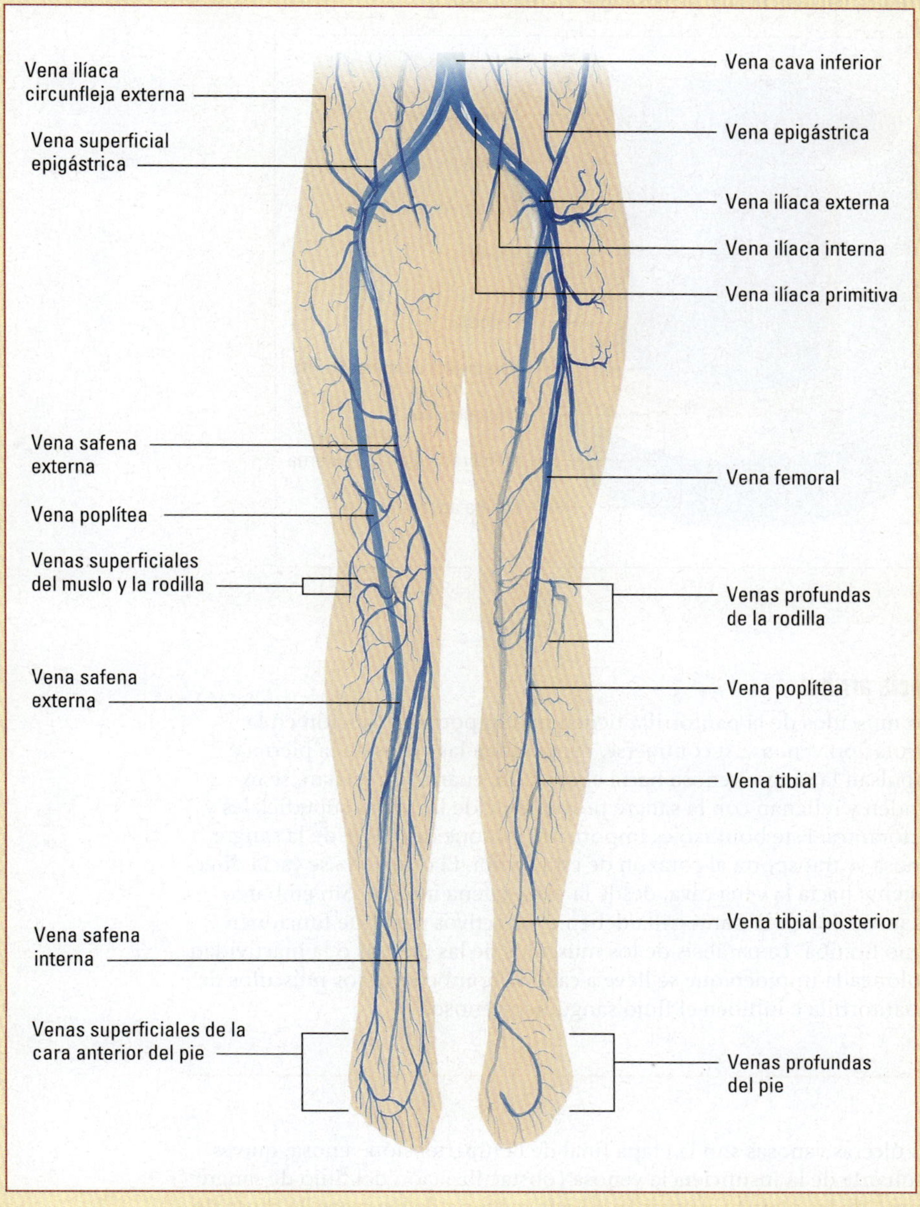

Una mirada cercana a una vena

En este corte transversal de una vena se muestran las tres capas de su pared y sus válvulas con forma de copa. Éstas se abren en dirección al corazón y, cuando están cerradas, impiden el flujo de la sangre en retroceso.

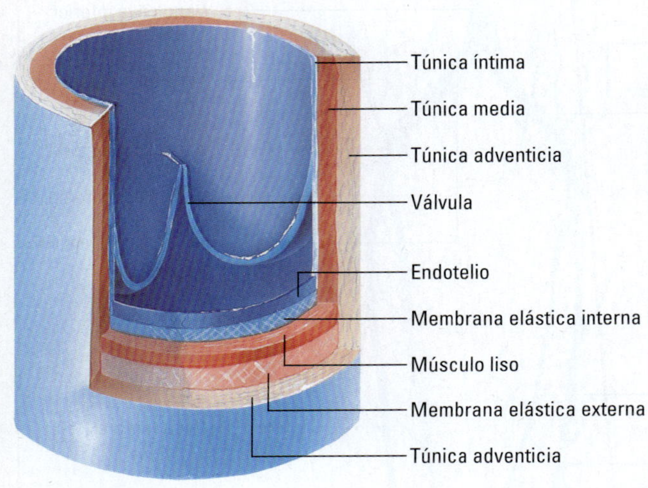

¡Bombea hacia arriba!

Los músculos de la pantorrilla tienen una importante función en la circulación venosa. Al contraerse, comprimen las venas de la pierna e impulsan la sangre venosa hacia el corazón; cuando se relajan, se expanden y rellenan con la sangre proveniente de las venas superficiales y perforantes. Este bombeo es importante, porque casi 90 % de la sangre venosa se transporta al corazón de esta forma. El otro 10 % se vacía directamente hacia la vena cava, desde la vena safena interna. Sin embargo, los músculos de la pantorrilla deben estar activos para que funcionen como bomba. La parálisis de los músculos de las piernas o la inactividad prolongada impiden que se lleve a cabo el bombeo por los músculos de la pantorrilla e inhiben el flujo sanguíneo venoso.

Causas

Las úlceras venosas son la etapa final de la hipertensión venosa, que es resultante de la insuficiencia venosa (obstaculización del flujo de sangre venosa de las piernas al corazón). En la mayoría de los casos, la causa de ésta es la insuficiencia de las válvulas. La insuficiencia valvular puede ser consecuencia de un trombo (coágulo) que inutiliza la válvula, o de la distensión de la pared venosa que separa las cúpulas valvulares hasta el punto en que ya no se unen cuando se cierra la válvula.

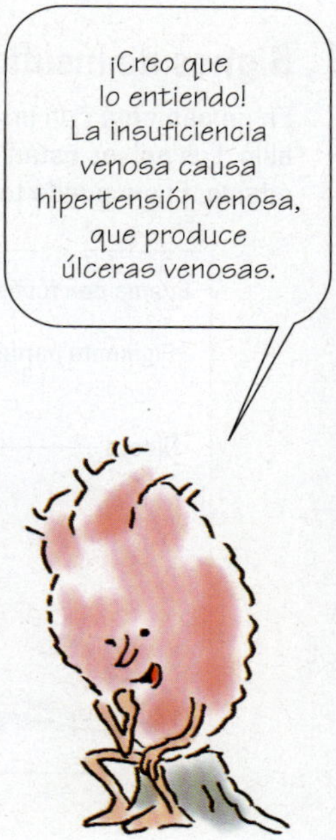
¡Creo que lo entiendo! La insuficiencia venosa causa hipertensión venosa, que produce úlceras venosas.

Presión creciente

Cuando se hace lento el flujo de sangre venosa, se acumula la sangre en las venas de los miembros inferiores y aumenta la presión venosa. Conforme la enfermedad progresa, la sangre regresa a través de las venas perforantes hacia las venas superficiales, ocasionando la formación de venas varicosas en el sistema superficial. En muchos casos, aparece un edema mientras se acumula un exceso de líquido intersticial. Sin embargo, debes considerar que un paciente con venas varicosas tal vez no tenga insuficiencia de venas profundas; las pruebas vasculares pueden diferenciar entre estos dos padecimientos.

Los pacientes con enfermedad de venas superficiales o perforantes pueden presentar úlceras venosas, así como aquellos con daño en venas profundas. En todo caso, el problema subyacente suele ser de hipertensión venosa.

Signos de alerta

Inicialmente, el desarrollo de una úlcera venosa no produce síntomas. El paciente puede comunicar malestar general o dolor en las zonas afectadas, que expresa como "siento las piernas pesadas".

Valoración

La valoración adecuada de las úlceras venosas incluye una anamnesis y exploración física exhaustivas.

Antecedentes

Haz un interrogatorio completo de la experiencia del paciente con las úlceras venosas. Formula las siguientes preguntas:

- ¿Cuándo notó por primera vez la úlcera?
- ¿Es la primera vez que tiene una úlcera o se trata de una recurrencia?
- Si se trata de una recurrencia, ¿qué tipo de tratamiento recibió antes?, ¿qué tipo de tratamiento del dolor tuvo eficacia?
- ¿Tiene antecedentes de venas varicosas?, ¿trombosis venosa?, ¿arteriopatías?, ¿problemas de hemorragia de cualquier tipo?, ¿traumatismo o edema de las piernas?
- ¿Fuma?
- ¿Presenta trastornos concomitantes significativos (p. ej., arteriopatía periférica, insuficiencia cardíaca congestiva [ICC], diabetes, obesidad)?

Signos de insuficiencia venosa

En un paciente con insuficiencia venosa, busca ulceraciones alrededor del tobillo. Los pulsos están presentes, pero pueden ser difíciles de encontrar si hay edema. El pie puede tornarse cianótico cuando está en posición declive.

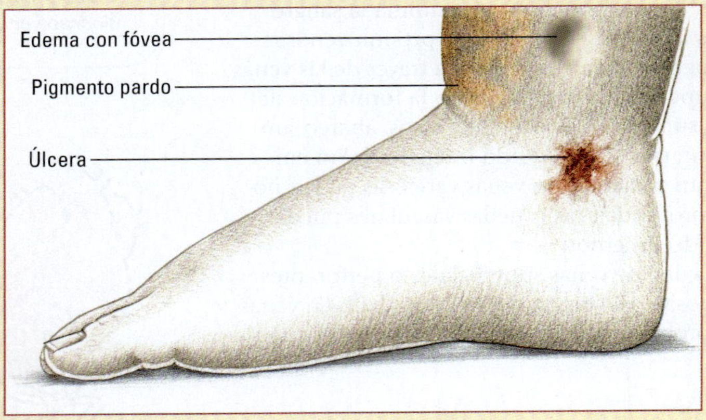

Exploración física

Registra el tamaño de la úlcera (longitud, ancho y profundidad) y su localización, así como cualquier signo de necrosis, exudado o edema. Registra la descripción hecha por el paciente del dolor vinculado con la úlcera. Éste puede variar de nulo a extremo.

Las úlceras venosas pueden presentarse en cualquier sitio, desde el tobillo hasta la parte media de la pantorrilla; sin embargo, son más frecuentes en la cara medial del tobillo por arriba del maléolo, y se pueden extender a lo largo de toda la pierna. La mayoría tiene forma irregular. Los bordes pueden tener costras secas o estar húmedos y ligeramente macerados por el exudado. La úlcera es poco profunda, con una base de tejido de granulación rojo y carnoso. La superficie puede estar cubierta por una película amarilla o tejido necrótico gris. Rara vez hay tejido necrótico negro, a menos que se presente en conjunto con una lesión aguda. Revisa el edema y otros signos de insuficiencia venosa (véase *Signos de insuficiencia venosa*).

Los impuestos más altos

En la insuficiencia venosa, hay extravasación de eritrocitos, líquido y fibrina hacia los tejidos. Registra el color de la piel del paciente. La hiperpigmentación es frecuente incluso cuando no hay úlceras. Este cambio de color se debe a la acumulación de hemosiderina en el tejido intersticial conforme se fragmentan los eritrocitos que se han filtrado hacia los tejidos. La fibrina hace que el tejido subcutáneo y la piel se hagan más gruesos y fibrosos, un trastorno llamado *lipodermatoesclerosis*.

Mantén un ojo alerta

Otros cambios cutáneos característicos de la insuficiencia venosa incluyen edema, eccema y atrofia blanca:

- El edema representa uno de los primeros signos de la insuficiencia venosa; puede confinarse al pie, al tobillo o afectar toda la pierna del paciente.
- El eccema es frecuente, en especial en los pacientes con úlceras recidivantes. La piel sobre el tejido cicatricial y edematoso es frágil. El drenaje de úlceras de gran tamaño o los medicamentos para tratarlas pueden irritar la piel y agravar el eccema.
- La atrofia blanca puede observarse como manchas con forma de placas de color marfil en la piel, por lo general rodeadas por hiperpigmentación. Algunos pacientes informan sentir malestar en estas regiones.

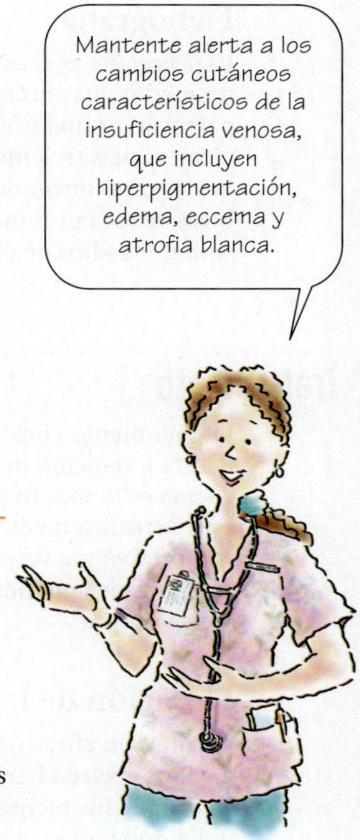

Pruebas de diagnóstico

Las pruebas de diagnóstico de las úlceras venosas incluyen la pletismografía, la ecografía venosa doble y la flebografía.

Pletismografía

La pletismografía registra las modificaciones en los volúmenes y tamaños de las extremidades por medición de los cambios en el volumen sanguíneo. Los tipos de pletismografía incluyen:

- Pletismografía aérea, donde se utiliza un manguito neumático inflable colocado alrededor de la extremidad para obtener las mediciones del volumen y la presión, de pie y caminando. Provee una valoración total del funcionamiento venoso, pero no es específica de la localización exacta del reflujo.
- Fotopletismografía, en la que se utiliza una luz infrarroja transmitida a través de la piel para medir el reflujo venoso y los tiempos de llenado, que cuando son anómalos permiten predecir una cicatrización tardía. Se necesita hacer una ecografía venosa doble para ubicar con precisión la localización del reflujo.

Ecografía venosa doble

La ecografía venosa doble o dúplex se utiliza para precisar la permeabilidad venosa y el reflujo, al medir y registrar las presiones venosas en una extremidad conforme ésta se comprime y relaja. Un técnico puede utilizar el estudio venoso doble para identificar una trombosis dentro de una vena y determinar si ésta es aguda o crónica, y precisar el reflujo venoso y el estado de la función valvular. La prueba se puede replicar, es más precisa, no invasiva y menos cara que la flebografía.

Flebografía

La *flebografía* es el estudio radiográfico de una vena a la que se le inyectó un medio de contraste. Anteriormente era la única prueba disponible para valorar una trombosis venosa; sin embargo, con el advenimiento de técnicas más recientes no invasoras, en la actualidad, rara vez se usa dado que es cara, incómoda para el paciente y puede vincularse con una trombosis venosa profunda y complicaciones relacionadas con la administración de medios de contraste.

Tratamiento

El tratamiento eficiente de una úlcera venosa implica cuidados de la herida y atención de la enfermedad venosa subyacente. El control del edema es lo más importante al tratar la insuficiencia venosa crónica; esto se realiza mediante elevación de la extremidad afectada, tratamiento compresivo y, a veces, uso de fármacos o intervención quirúrgica. En los cuidados de la herida se incluye la selección del apósito adecuado para la úlcera venosa.

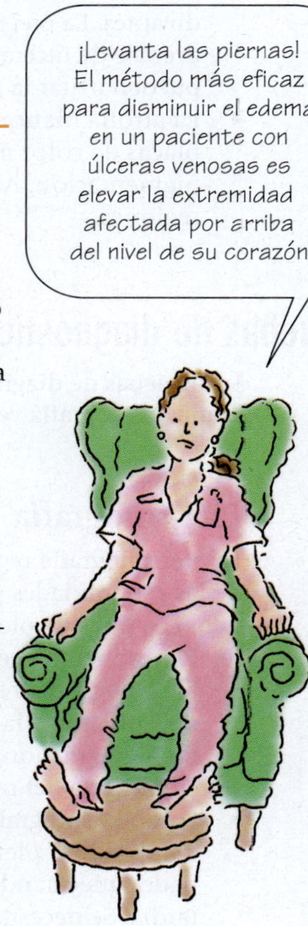
¡Levanta las piernas! El método más eficaz para disminuir el edema en un paciente con úlceras venosas es elevar la extremidad afectada por arriba del nivel de su corazón.

Elevación de la extremidad

Un método eficaz para disminuir el edema es elevar la pierna y dejar que por gravedad drene el líquido, lo que se logra mejor con el paciente en cama y sus piernas elevadas a nivel de su corazón. Sin embargo, si el individuo padece un trastorno cardíaco o pulmonar, tal vez encuentre intolerable esta posición. En este caso, cualquier elevación que el paciente pueda tolerar será beneficiosa.

Tratamiento por compresión

El tratamiento por compresión es el método más eficaz para aliviar el edema. Una regla general es que una mayor presión es mejor que una menor, y algo de presión es mejor que ninguna. Los vendajes compresivos se utilizan cuando un paciente no puede elevar la pierna afectada. También son útiles para los pacientes en posición de pie. Se dispone de diversos tipos de vendajes de compresión rígidos y flexibles. Sin embargo, antes de agregar un tratamiento compresivo al esquema terapéutico del paciente, hay que valorar su índice tobillo-brazo (ITB), para asegurar que el flujo sanguíneo arterial sea el adecuado (véase *Índice tobillo-brazo*, p. 121).

Bota de Unna

Un vendaje de compresión inelástico que puede incluir el uso de una gasa medicada, conocido como la *bota de Unna*, es uno de los tratamientos más antiguos de las úlceras venosas.

La bota de Unna consta de un rollo de gasa impregnado en óxido de cinc, glicerina o, en algunos casos, calamina, que se coloca sobre la piel desde los pies, antes de los dedos, hasta por debajo de la rodilla. Cualquier concavidad de la úlcera se rellena con un apósito adicional.

Vendaje óptimo

Cómo aplicar una bota de Unna

Para colocar una bota de Unna, sigue los pasos presentados a continuación:

- Limpia la piel del paciente exhaustivamente y después flexiona su rodilla.
- Con el pie del paciente en ángulo recto respecto de su pierna, enrolla el vendaje de gasa impregnada firmemente, sin apretar, alrededor del pie. Asegúrate de que el vendaje cubra el talón.
- Continúa vendando en dirección ascendente, cubriendo la mitad de la capa previa en cada giro. Asegúrate de que el vendaje rodee la pierna del paciente en un ángulo que evite comprometer su circulación. Alisa la bota con tu mano libre conforme avances, como se muestra en la ilustración superior.
- Deja de enrollar a casi 2.5 cm por debajo de la rodilla, como se muestra en la ilustración inferior. En caso de constricción conforme el vendaje se endurece, haz una hendidura de 5 cm en la bota, apenas debajo de la rodilla.
- Si el exudado es excesivo, enrolla una gasa sobre el apósito en la bota.
- Finalmente, envuelve la bota con un vendaje elástico en espiral, de igual manera como se aplicó la capa de pasta. Considera el uso de una envoltura externa cohesiva, pero no utilices vendajes de algodón elástico, ya que proveen grados inadecuados de presión.

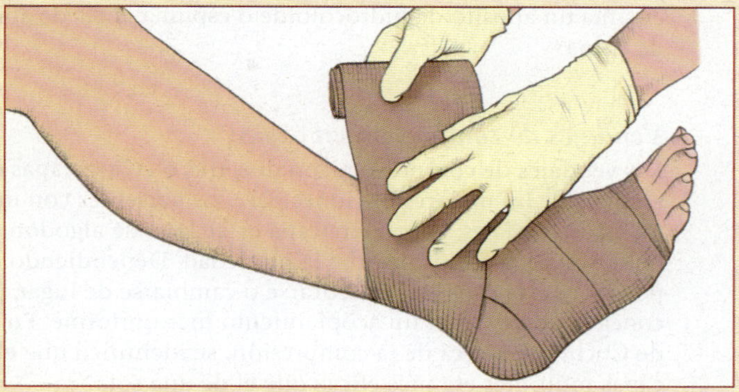

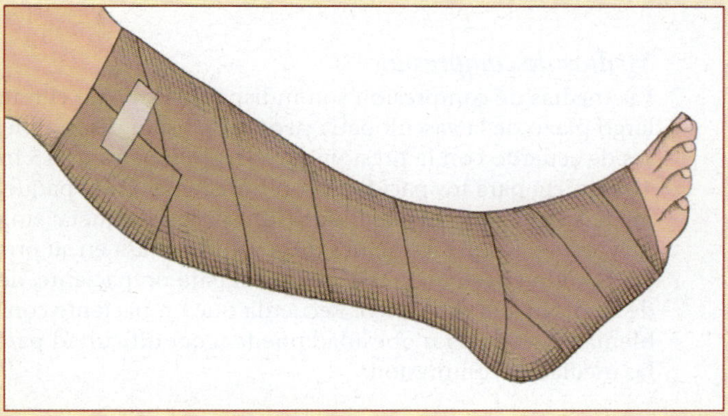

Este vendaje se cubre con apósitos de algodón para acojinar la herida y absorber el exudado. Se aplica un vendaje elástico alrededor del apósito exterior para proporcionar compresión. Conforme se seca el apósito, se torna semirrígido (véase *Cómo aplicar una bota de Unna*).

En busca de rigidez

Aunque la bota de Unna provee protección, compresión y un ambiente húmedo para la cicatrización, su característica más significativa es la rigidez. Las contracciones de los músculos de la pantorrilla son clave para la eficacia de la bota de Unna. Cuando el paciente camina, el apósito rígido restringe el movimiento hacia fuera de los músculos de la pantorrilla, dirigiendo una mayor parte de la fuerza de contracción al interior y mejorando así la función de bomba de la pantorrilla y, a su vez, la circulación venosa. Por lo tanto, la bota de Unna es mucho menos eficaz para un paciente sedentario o postrado en cama. Si el paciente encuentra incómoda la rigidez en la zona de la úlcera, coloca encima un apósito de hidrocoloide o espuma antes de aplicar la bota de Unna.

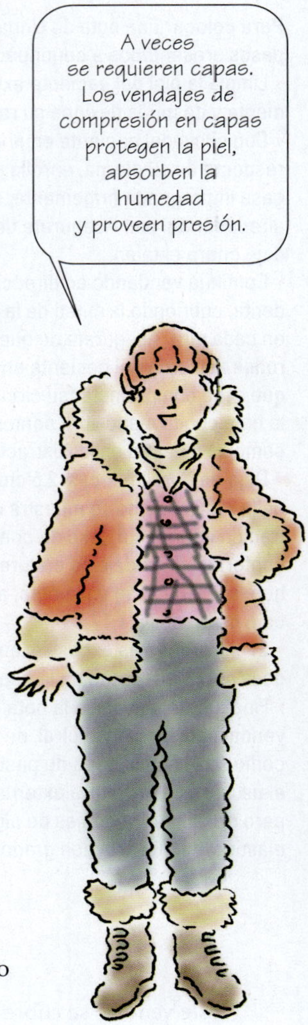
A veces
se requieren capas.
Los vendajes de
compresión en capas
protegen la piel,
absorben la
humedad
y proveen pres ón.

Vendajes de compresión en capas

Los vendajes de compresión con dos, tres o cuatro capas constituyen algunas de las mejores opciones para los pacientes con una herida. En estos vendajes, la primera capa es de lana de algodón o espuma, que protege la piel y absorbe la humedad. Dependiendo de su composición, esta capa puede retirarse o cambiarse de lugar, para llenar concavidades y crear un acoplamiento más uniforme. En una revisión de Cochrane acerca de la compresión, se identificó que el vendaje de capas múltiples era más eficaz que el de una sola.

Medias de compresión

Las medias de compresión son indispensables para el tratamiento a largo plazo de la vasculopatía periférica. Están disponibles cuatro clases de acuerdo con la presión que ejercen, que va de 15 hasta más de 40 mm Hg para los pacientes con linfedema. Cada paquete de estas medias tiene una lista de indicaciones en su etiqueta; sin embargo, la mayoría de los profesionales de la salud se basa en su propia experiencia cuando eligen una clase de media para un paciente, dependiendo de su problema específico. Recuerda que un paciente con artritis, problemas de espalda u obesidad puede tener dificultad para ponerse las medias de compresión.

CircAid® Thera-Boot®

Si la bota de Unna o las medias de compresión no son opciones viables, la alternativa puede ser una CircAid Thera-Boot, órtesis que provee 30-40 mm Hg de compresión y es más fácil de poner que las medias de compresión, en tanto el paciente pueda flexionarse para alcanzar sus piernas. Otra ventaja es que la compresión continúa incluso cuando hay un cambio en el tamaño de la extremidad afectada. Esta bota está hecha de un material elástico semirrígido y tiene cintas fáciles de usar que la fijan en su lugar. Es lavable y reutilizable, y se puede retirar por la noche para volverse a poner en la mañana.

Vendajes elásticos

Los vendajes elásticos son apósitos económicos que se pueden utilizar para la compresión. Pueden ser de estiramiento largo o corto.

Las de estiramiento largo. . .

Un vendaje de estiramiento largo se extiende hasta más de 40% de su longitud; proporciona una presión ligera para el paciente en actividad y alta cuando está en reposo. Un vendaje de estiramiento largo ejerce un grado específico de presión en todo momento, mientras el paciente esté activo o en reposo, y puede proveer más presión de lo que se desea durante los períodos de descanso.

. . .y corto

Un vendaje de estiramiento corto tiene una extensión elástica limitada, por lo general menor de 90% de su longitud. Cuando se extiende hasta su límite, se torna semirrígido y proporciona compresión mientras el paciente tiene actividad. Cuando el paciente descansa, el vendaje provee menos compresión, lo que protege a su piel de una presión innecesaria. Este tipo de vendaje ejerce una presión mayor mientras el paciente está activo, y una baja presión cuando está en reposo.

Medias de soporte con compresión graduada

Como su nombre lo sugiere, las medias de soporte con compresión graduada brindan un gradiente de presión, máxima en el tobillo y mínima en la parte alta de las medias. Esta compresión es similar a la presión hidrostática de las venas de las piernas, que es mayor en el tobillo y después disminuye en dirección a la pierna. Estas medias ejercen 100% de su presión en el tobillo, 70% en la pantorrilla y 40% a nivel alto, lo que produce un gradiente de presión que ayuda a disminuir el reflujo venoso. Las medias altas (hasta la rodilla) son todo lo que se requiere para tratar el edema causado por la hipertensión venosa.

También se pueden usar bombas de compresión junto con las medias de soporte. Estos dispositivos están disponibles con mangas que se inflan de manera intermitente. Pueden tener una sola cámara o varios compartimientos que se inflan de forma secuencial.

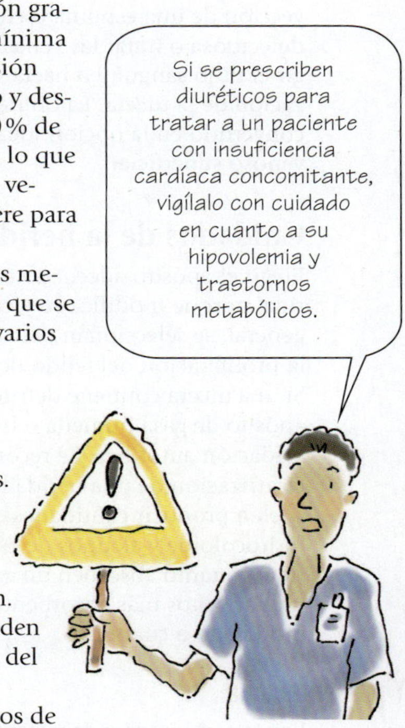
Si se prescriben diuréticos para tratar a un paciente con insuficiencia cardíaca concomitante, vigílalo con cuidado en cuanto a su hipovolemia y trastornos metabólicos.

Medicamentos

Rara vez se prescriben medicamentos para tratar las úlceras venosas. Se puede indicar el uso de antibióticos para tratar una infección. En casi todos los casos se administran por vía sistémica porque los preparados tópicos no son eficaces para tratar las infecciones de las heridas y, de hecho, pueden interferir con la cicatrización. Además, si el paciente es candidato para un injerto cutáneo, se pueden usar antibióticos tópicos para eliminar bacterias superficiales antes del procedimiento.

No deberán prescribirse diuréticos para tratar el edema en casos de insuficiencia venosa, porque éste suele tratarse por compresión y elevación de la extremidad. Cuando el paciente padezca una insuficiencia cardíaca concomitante, pueden prescribirse diuréticos para tratarla. Puesto que los diuréticos pueden causar hipovolemia y trastornos metabólicos graves, vigila de cerca a estos pacientes.

Cirugía

Las úlceras venosas son un padecimiento crónico que cicatriza lentamente y recidiva con frecuencia. Por esta razón, rara vez resulta viable una intervención quirúrgica como tratamiento. Los defectos superficiales de gran tamaño pueden requerir una reparación por injerto cutáneo; sin embargo, se trata de una solución temporal, ya que el problema subyacente de hipertensión venosa persiste y, en ocasiones, el edema debajo del tejido cicatricial lo rompe y crea otra úlcera.

Partes de repuesto

El trasplante valvular, que implica sustituir un segmento de vena que contiene la válvula defectuosa por uno que tenga una válvula sana, se realiza de manera selectiva y casi nunca en un paciente con úlceras venosas, debido a que para el momento en que se forma la úlcera, la enfermedad venosa es tan generalizada que sustituir una sola válvula no ayudará.

Ablasión térmica intravenosa

La ablasión de la vena safena o de una perforante corresponde a la inyección de una espuma esclerosante para destruir la vena perforante defectuosa o tratar las venas superficiales interconectadas para redirigir el flujo sanguíneo hacia venas saludables, mejorando así la cicatrización de la úlcera. La obliteración por radiofrecuencia o láser se ha convertido en la opción ideal para tratar el reflujo dentro del sistema venoso superficial.

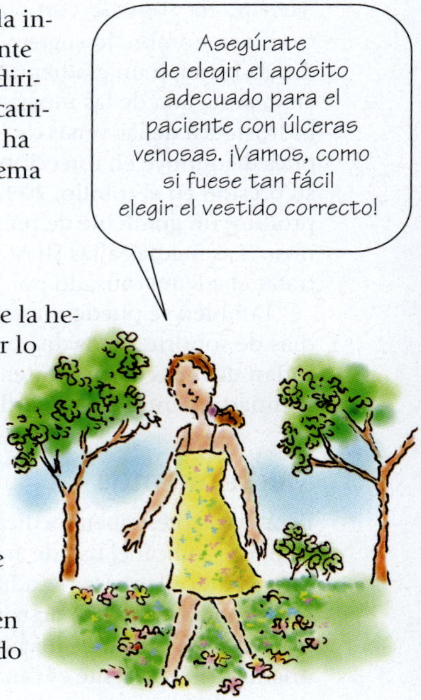
Asegúrate de elegir el apósito adecuado para el paciente con úlceras venosas. ¡Vamos, como si fuese tan fácil elegir el vestido correcto!

Cuidados de la herida

Elegir el apósito adecuado es una parte importante del cuidado de la herida, porque modifica su cicatrización. Los apósitos oclusivos, por lo general, se seleccionan para las úlceras venosas pues promueven la proliferación del tejido de granulación y la reepitelización. Si una úlcera contiene detritos necróticos, se puede usar un apósito de gasa húmeda o hidrocoloide para proporcionar desbridación autolítica. Se recomienda un apósito que promueva la cicatrización de una herida húmeda, aunque las úlceras venosas suelen producir cantidades copiosas de exudado. Los apósitos de hidrocoloide y algunos de espuma retienen la humedad en la herida, en tanto absorben un exudado de leve a moderado. Se pueden usar apósitos más absorbentes para las úlceras venosas con exudado moderado a cuantioso.

Y presentando a . . .

Los tratamientos más recientes también pueden ayudar a curar las úlceras venosas crónicas. Algunos estudios preliminares muestran que se pueden usar factores de crecimiento para mejorar la velocidad de cicatrización en las úlceras venosas. Se ha utilizado Apligraf® junto con el tratamiento de compresión para curar úlceras venosas (véase cap. 10, *Modalidades terapéuticas*).

Úlceras arteriales

Las úlceras arteriales, también llamadas *úlceras isquémicas*, son resultado de la isquemia tisular por una insuficiencia arterial. Pueden presentarse en el extremo distal (el más alejado) de cualquier rama arterial. Las úlceras arteriales contribuyen con 5-20 % de todas las úlceras que afectan a las piernas.

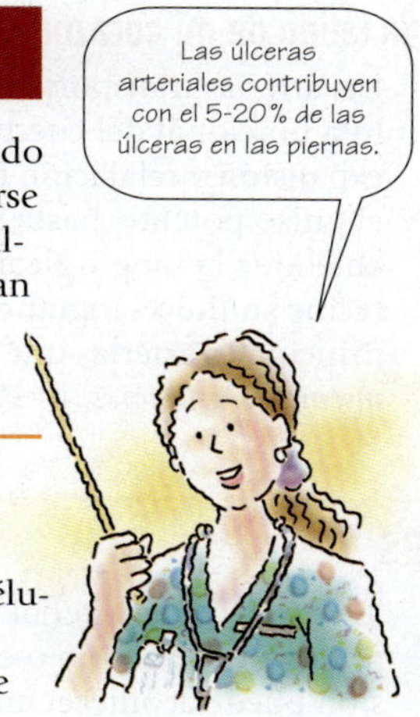

Anatomía y función arteriales

Al igual que las paredes venosas, las arteriales tienen tres capas:

- *Túnica íntima* (la capa interna), constituida por una sola capa de células endoteliales sobre otra de tejido conectivo.
- *Túnica media* (capa intermedia), compuesta por una gruesa capa de células de músculo liso, colágeno y fibras elásticas.
- *Túnica adventicia* (una fuerte capa exterior), constituida por tejido conectivo, colágeno y fibras elásticas (véase *Una mirada cercana a una arteria*).

Una mirada cercana a una arteria

Este corte transversal de una arteria ilustra las capas que constituyen su pared.

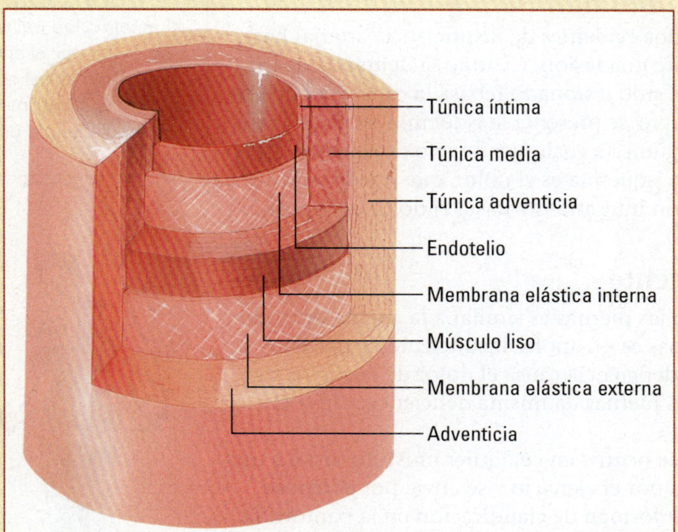

Con cada latido de mi corazón

Las arterias transportan la sangre que expulsa el corazón hacia toda célula funcional del cuerpo. Sus fuertes paredes musculares permiten su expansión y relajación con cada latido cardíaco, lo que hace más suave el pulso potente, hasta lograr una presión constante para el momento en el que la sangre alcanza los capilares. La porción más baja del cuerpo recibe su flujo sanguíneo arterial a través de la aorta abdominal y las principales arterias que nacen de ella (véase *Principales arterias de los miembros inferiores*, p. 115).

Manéjese con cuidado

Envejecimiento e insuficiencia arterial

Cuando realices la valoración en pacientes de edad avanzada, mantente alerta a los signos de insuficiencia arterial. Conforme se envejece, la túnica íntima se hace más gruesa y pierde elasticidad. El engrosamiento de la túnica íntima es una de las causas de la estenosis arterial, que pone a los adultos mayores en riesgo de padecer insuficiencia arterial.

Causas

La insuficiencia arterial ocurre cuando se interrumpe el flujo sanguíneo por una obstrucción o estenosis (estrechamiento) de una arteria. La oclusión puede acontecer en cualquier arteria, desde la aorta hasta un capilar, y ser el resultado de un traumatismo o una enfermedad crónica.

Los orígenes de la oclusión

La causa más frecuente de oclusión es la ateroesclerosis. Los pacientes con el mayor riesgo de ateroesclerosis incluyen los varones, los fumadores e individuos con diabetes mellitus, hiperlipidemia o hipertensión. Una edad avanzada coloca a los pacientes en riesgo todavía mayor de padecerla (véase *Envejecimiento e insuficiencia arterial*).

Signos de alerta

En muchos casos, no hay signos evidentes de insuficiencia arterial hasta que el individuo afectado sufre una lesión. Cuando la demanda de irrigación sanguínea adicional al sitio lesionado rebasa la capacidad de una arteria ocluida de proveer sangre, se presenta la isquemia, es decir, la disminución de la irrigación sanguínea a cualquier órgano o segmento corporal. El principal síntoma de la isquemia es el dolor, que puede ser intenso y avanzar desde la claudicación intermitente hasta el dolor en reposo.

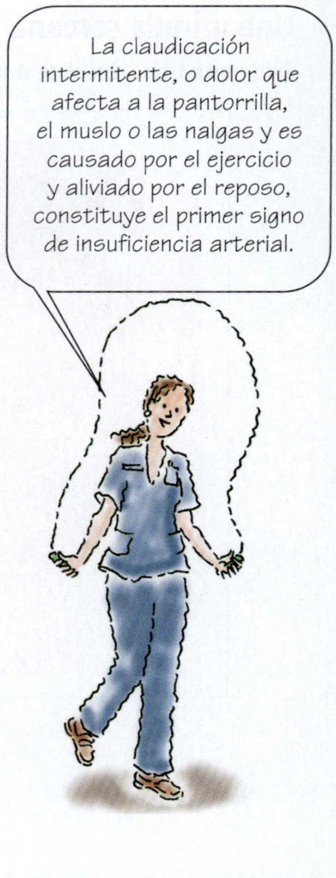
La claudicación intermitente, o dolor que afecta a la pantorrilla, el muslo o las nalgas y es causado por el ejercicio y aliviado por el reposo, constituye el primer signo de insuficiencia arterial.

Claudicación intermitente

La *claudicación intermitente* en las piernas es similar a la angina de pecho, debido a que la causa de ambas es un aporte insuficiente de oxígeno. En el músculo cardíaco, esta deficiencia causa el dolor de la angina de pecho. En los músculos de las piernas, la misma deficiencia causa el dolor de la claudicación.

La claudicación, que puede ocurrir en cualquier músculo distal a una arteria con estenosis, se activa por el ejercicio y se alivia por el reposo. Por lo general, los pacientes informan de claudicación en la pantorrilla, el muslo o las nalgas, que se mide por la distancia que pueden caminar antes de detenerse para aliviar el dolor. Los factores que tienden a acortar la distancia recorrida antes de que se presente el dolor incluyen obesidad, hábito tabáquico y enfermedad ateroesclerótica progresiva.

Principales arterias de los miembros inferiores

En esta ilustración se identifican las principales arterias de la porción inferior del cuerpo.

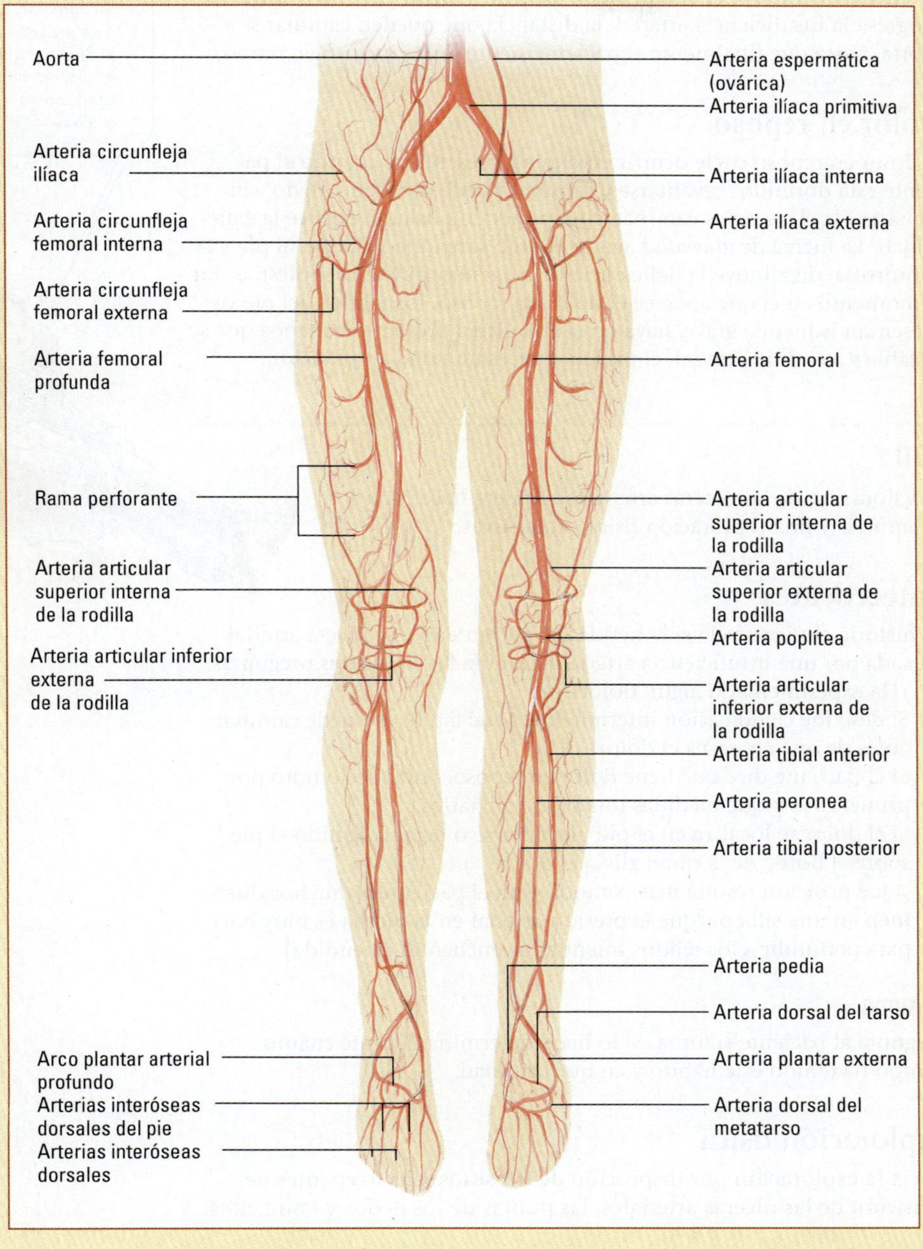

La claudicación ocurre de manera reincidente a una distancia específica. Los pacientes que experimentan una claudicación no tienen que sentarse o adoptar una posición particular para aliviar el malestar; el detenerse disminuye la demanda de oxígeno y alivia el dolor. Conforme progresa la insuficiencia arterial, la distancia que pueden caminar se acorta, hasta que finalmente el paciente siente dolor incluso en reposo.

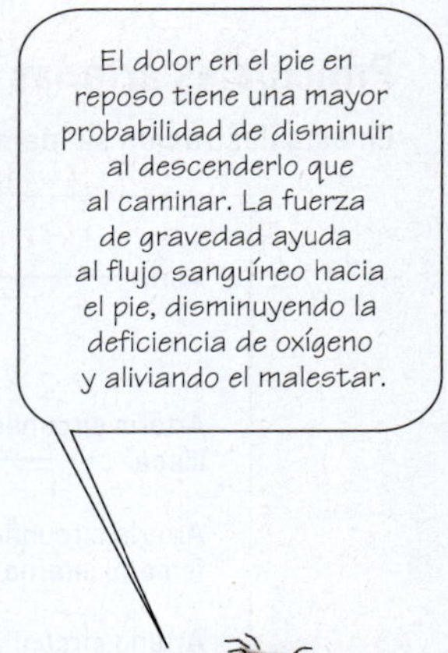

Dolor en reposo

El dolor en reposo suele ocurrir en el pie y presentarse cuando el paciente está dormido. Levantarse y caminar puede dar algún alivio; sin embargo, la clave no es caminar, sino poner en posición declive la extremidad. La fuerza de gravedad ayuda al flujo sanguíneo a llegar al pie y la pantorrilla, disminuye la deficiencia de oxígeno y alivia las molestias. En el momento en el que aparece el dolor en reposo, los tejidos del pie ya presentan isquemia grave, haya o no una úlcera presente. A menos que se restablezca el flujo arterial, el paciente necesitará una amputación.

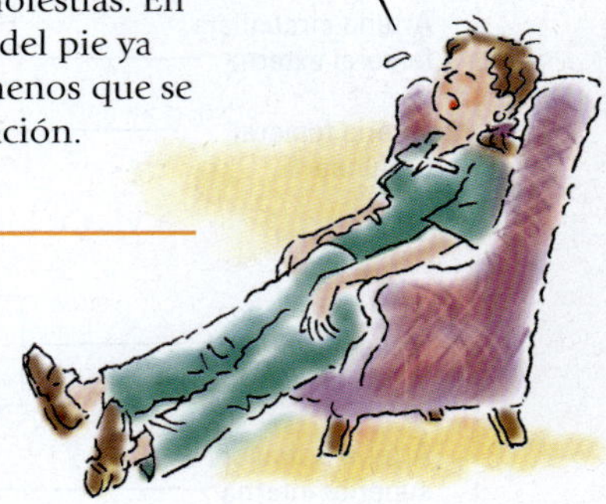

Valoración

La valoración de las úlceras arteriales requiere hacer una anamnesis y una exploración física exhaustivas.

Antecedentes

La historia clínica revela si la herida del paciente es una úlcera arterial causada por una insuficiencia arterial. Formula las siguientes preguntas:

- ¿Ha experimentado algún dolor?
- Si describe claudicación intermitente, ¿qué tan lejos puede caminar antes de que aparezca el dolor?
- Si el paciente dice que tiene dolor en reposo, ¿cuándo lo notó por primera vez y qué medidas toma para aliviarlo?
- Si el dolor se localiza en el pie, ¿levantarse o dejar colgando el pie sobre el borde de la cama alivia el dolor?
- ¿Qué posición resulta más cómoda para el paciente? (muchos duermen en una silla porque la presión arterial en la pierna es muy baja para perfundir a los tejidos mientras se encuentra extendida).

Señales de humo

Pregunta al paciente si fuma. Si lo hace, determina durante cuánto tiempo ha tenido este hábito y en qué cantidad.

Exploración física

Inicia la exploración por inspección de los sitios más frecuentes de aparición de las úlceras arteriales: las puntas de los dedos y entre ellos,

Signos de insuficiencia arterial

Las úlceras arteriales se presentan con mayor frecuencia en la zona que rodea a los dedos. En un paciente con insuficiencia arterial, el pie suele presentar eritema intenso cuando está en posición declive y las uñas son gruesas y con surcos. Además, los pulsos pueden ser débiles o estar ausentes; la piel es fría, pálida y brillante, y el paciente puede manifestar dolor en piernas y pies.

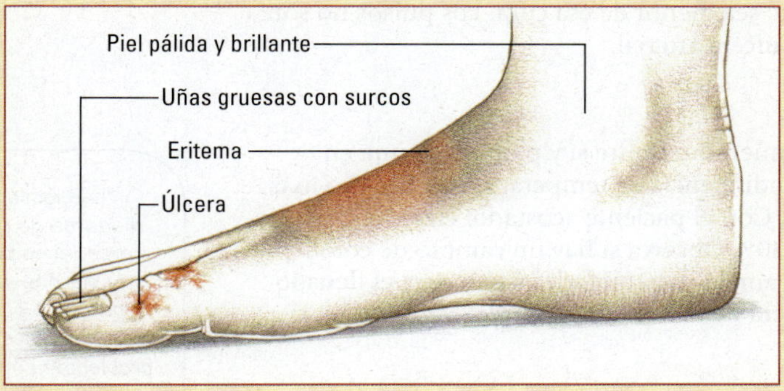

las esquinas de los lechos ungueales de cada dedo y sobre prominencias óseas. Los bordes de las úlceras arteriales están bien delimitados. Debido a que hay poca irrigación sanguínea a los tejidos, la base de la úlcera es pálida y seca, sin presencia de tejido de granulación. Se observa una zona de necrosis húmeda o una costra seca. La piel que rodea a la úlcera se sentirá más fría de lo normal al palparla (véase *Signos de insuficiencia arterial*).

A continuación, eleva el pie ulcerado hasta un ángulo de 30°; el color de la piel cuando es isquémico palidece. Después, pide al paciente que coloque su pie en posición declive. La piel isquémica se torna de color rojo oscuro conforme el tejido se llena nuevamente de sangre. Este notorio cambio de color se llama *rubor de declive*, un signo de isquemia tisular grave. Las uñas pueden estar delgadas y de color amarillo pálido o engrosadas por una infección micótica en el lecho ungular. Una ecografía Doppler puede detectar ruidos sobre las pequeñas arterias, pero esto no significa que el flujo sanguíneo sea suficiente para la curación de la úlcera.

Concentrémonos

Haz una exploración dirigida del sistema arterial. Palpa la aorta abdominal en cuanto a la presencia de un aneurisma (en un paciente con obesidad, la aorta abdominal no será palpable). Las embolias pueden ocluir una arteria y causar isquemia, y un aneurisma aórtico puede ser la fuente de la embolia. El "síndrome del dedo azul" (un dedo isquémico doloroso) es causado por detritos de émbolos en las arterias que lo irrigan.

Palpa los pulsos femoral, poplíteo, tibial posterior y pedio en cada extremidad y compáralos (véase *Valoración de los pulsos de los miembros inferiores*, p. 119). Ten en mente que la ausencia del pulso pedio posiblemente no sea anómalo. Bajo condiciones normales, algunos pacientes no presentan un pulso palpable de la arteria pedia. Se pueden palpar los pulsos cuando la presión es de casi 70 mm Hg. Si no hay un pulso palpable, la presión probablemente sea menor de esa cifra. Los pulsos no son palpables en un pie con una úlcera arterial.

Cuadro de color

Compara el color de ambos miembros entre sí y palpa cada una en cuanto a la temperatura. Una diferencia de temperatura de 10 °C o más puede percibirse por el tacto. Con el paciente acostado, eleva ambos pies 30 cm o hasta un ángulo de 30°. Observa si hay un cambio de color. Comprime el dedo gordo en ambas extremidades y compara el llenado capilar. El tejido normal deberá llenarse en menos de 3 seg.

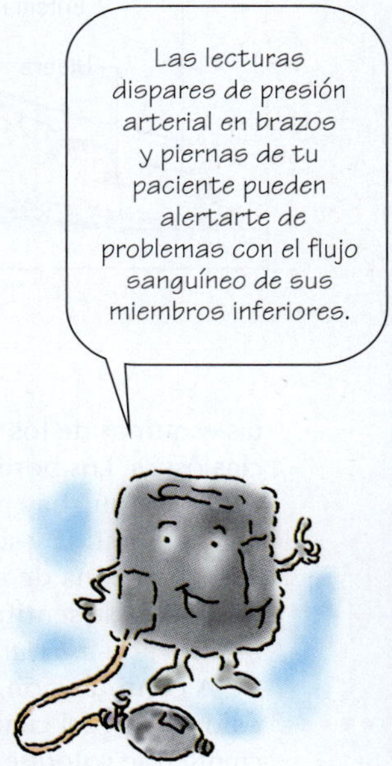
Las lecturas dispares de presión arterial en brazos y piernas de tu paciente pueden alertarte de problemas con el flujo sanguíneo de sus miembros inferiores.

Pruebas de diagnóstico

Las pruebas de diagnóstico frecuentemente utilizadas para valorar el flujo sanguíneo arterial de los miembros incluyen registros segmentarios de la presión, ecografía Doppler, ecografía doble, índice tobillo-brazo, determinación transcutánea de oxígeno y arteriografía.

Registro segmentario de la presión

Determinar la presión arterial es la primera prueba diagnóstica que se hace para valorar lo adecuado del flujo sanguíneo arterial de los miembros inferiores. En condiciones normales, las lecturas de presión arterial tomadas en el brazo y la pierna deberían ser iguales cuando el paciente esté acostado. Una lectura menor en los miembros inferiores indica un bloqueo arterial, que puede ser causado por un trombo, placas de colesterol o la presión ejercida en el exterior de la arteria.

La presión arterial se mide en ambos brazos con el paciente en decúbito. Después, se determina en varios puntos de cada miembro inferior. Cada lectura se acompaña de un trazo con forma de onda del pulso. El procedimiento completo sólo requiere 20-30 min. En algunos casos se repite después de un período breve de ejercicio controlado. En la insuficiencia arterial, el flujo sanguíneo arterial durante el ejercicio no puede cubrir las demandas musculares. Los cambios en las formas de la onda y las señales captadas por la ecografía Doppler deberán presentarse al mismo tiempo que el paciente refiere signos de claudicación.

Ecografía Doppler

En la ecografía Doppler se usan ondas sónicas para valorar el flujo sanguíneo. Esta prueba se puede usar sola o en conjunto con otras para

Valoración de los pulsos de los miembros inferiores

Estas ilustraciones muestran dónde colocar los dedos cuando se palpa en busca de los pulsos en los miembros inferiores. Utiliza tus dedos índice y medio para aplicar presión.

Pulso femoral
Presiona de manera relativamente intensa en un punto inferior al arco crural. En un sujeto con obesidad, palpa el pliegue inguinal a la mitad del área entre el pubis y el hueso ilíaco.

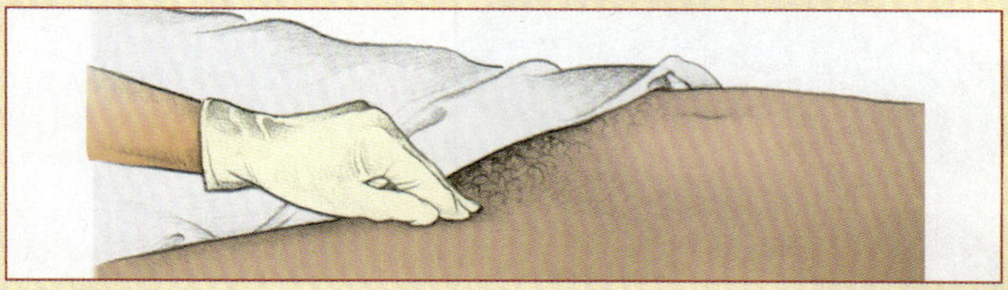

Pulso poplíteo
Presiona firmemente en la fosa poplítea del dorso de la articulación de la rodilla.

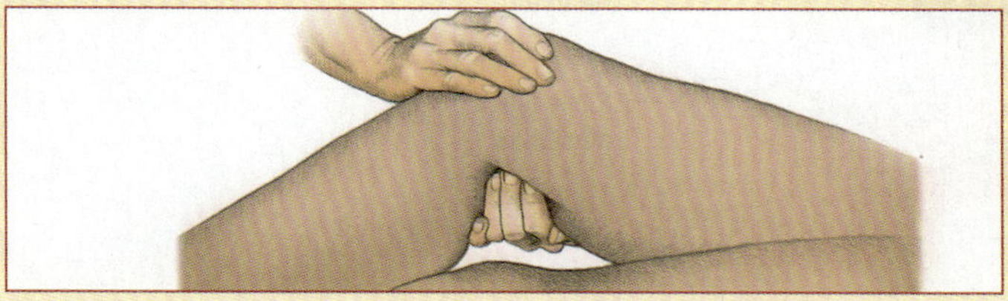

Pulso tibial posterior
Aplica presión atrás y ligeramente debajo del maléolo medial.

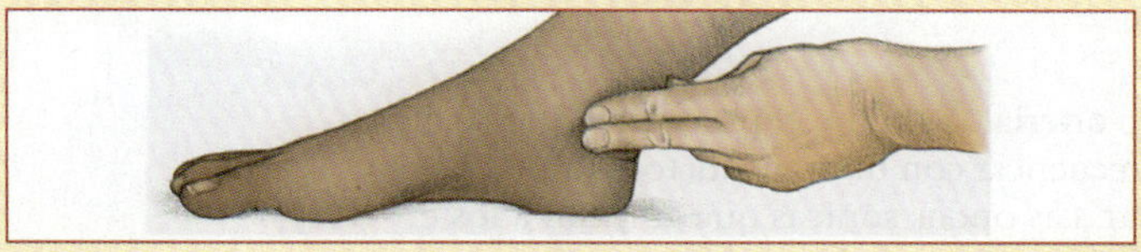

Pulso pedio
Coloca tus dedos en la cara medial del dorso del pie, mientras el paciente dirige sus dedos hacia abajo. Ten cuidado de no presionar con fuerza y obliterar la circulación. El pulso es difícil de palpar en este sitio y puede parecer ausente, incluso en personas sanas.

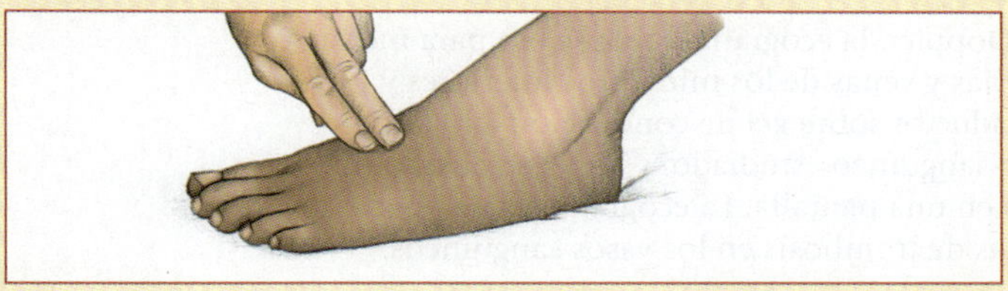

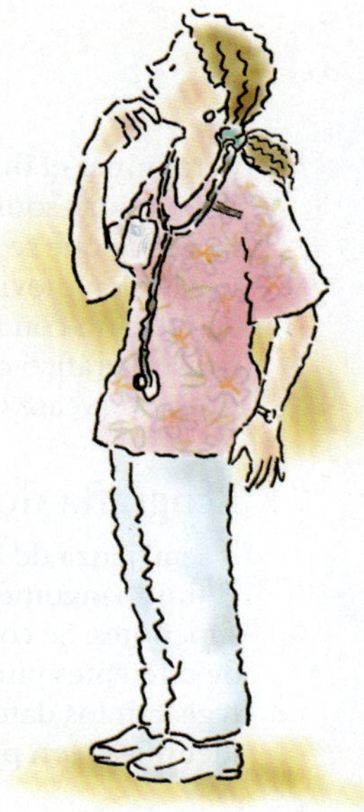

Cómo funciona la sonda Doppler

La sonda Doppler dirige ondas sónicas de alta frecuencia a través de los planos de los tejidos. Cuando las ondas sónicas golpean a los eritrocitos en movimiento de la corriente sanguínea, la frecuencia de estas ondas cambia en proporción a la velocidad de dichas células. El registro de estas ondas facilita la detección de obstrucciones arteriales y venosas.

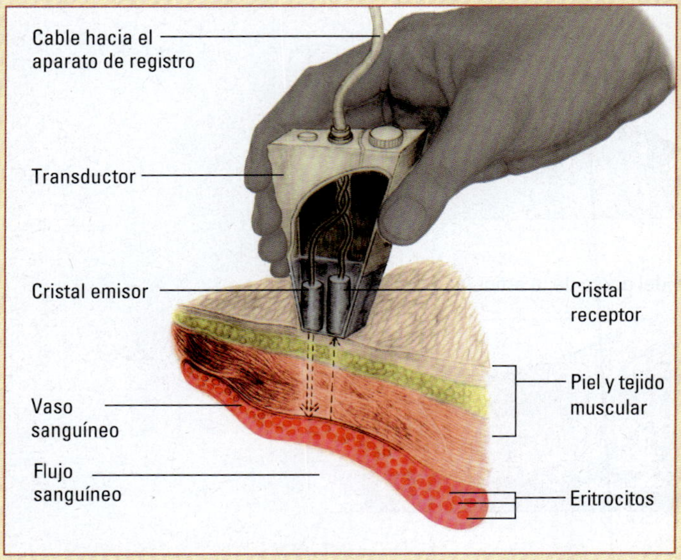

determinar el flujo sanguíneo arterial. Durante el procedimiento se dirigen ondas sónicas de alta frecuencia con un transductor manual hacia la arteria que se quiere evaluar. Las ondas sónicas que golpean a los eritrocitos en movimiento cambian de frecuencia, un "cambio Doppler", en relación con la velocidad del eritrocito. El médico revisa entonces el registro gráfico de estas formas de onda para determinar si hay una obstrucción (véase *Cómo funciona la sonda Doppler*).

Ecografía doble

A semejanza de la ecografía Doppler, la ecografía doble se usa para medir el flujo sanguíneo en las arterias y venas de los miembros inferiores y superiores. Se coloca un transductor sobre gel de conducción a lo largo de diferentes puntos del vaso sanguíneo estudiado, y luego se observan y registran los datos obtenidos en una pantalla. La ecografía doble puede identificar con precisión zonas de trombosis en los vasos sanguíneos.

Índice tobillo-brazo

El índice tobillo-brazo (ITB) se utiliza cuando se valora a un paciente con una herida en un miembro inferior o un pie. Este índice corresponde a un valor derivado de las mediciones de la presión arterial, que en conjunto ilustran el avance de una arteriopatía periférica o el grado de mejoría en la extremidad afectada. Cada valor en el índice es un cociente de la determinación de la presión arterial en la extremidad afectada, respecto de la presión arterial sistólica en la arteria humeral. La mejoría, o su ausencia, se determina cuando el valor más reciente se compara con los anteriores.

También se puede usar este índice para valorar la eficacia de los métodos terapéuticos. La comparación de una lectura tomada antes de una cirugía, como una operación de derivación o angioplastia, con la tomada después, puede indicar la eficacia del procedimiento.

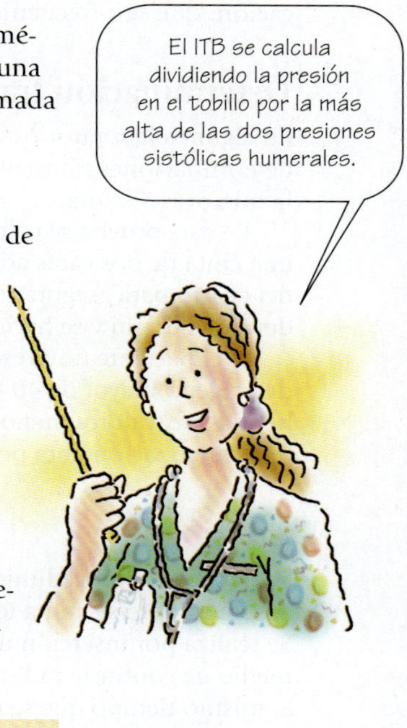

Sigue estos pasos

Para determinar el ITB se utiliza la ecografía Doppler y un manguito de presión arterial. Los pasos del procedimiento son los siguientes:

- Coloca al paciente en posición decúbito, de manera que estén en el mismo nivel las arterias humeral, pedia y tibial posterior.
- Mide la presión arterial humeral en ambos lados. Si las cifras difieren, utiliza la más alta de las dos presiones sistólicas.
- Coloca el manguito del baumanómetro en el tobillo del paciente, arriba de los maléolos. Identifica la arteria pedia o la tibial posterior y sostén el transductor Doppler encima, en un ángulo de 45°.
- Insufla el manguito de presión arterial hasta que no puedas oír la señal Doppler; después, desínflalo lentamente. Cuando retorne la señal Doppler, registra la presión, que corresponde a la presión sistólica del tobillo.

Interpretación de los resultados del índice tobillo-brazo

El cuadro te ayudará a interpretar los resultados del índice tobillo-brazo. Recuerda, estos resultados no son confiables en pacientes con diabetes, por lo que hay que usar el índice dedo del pie-brazo. Por lo general, los vasos pequeños de los dedos de los pies no se calcifican.

Índice tobillo-brazo	Interpretación
> 1.40	Sugiere la presencia de vasos calcificados; se requieren estudios adicionales
0.9-1.40	Normal
< 0.9	Obstrucción arterial
0.5-0.9	Envío al servicio de atención vascular

- Calcula el índice tobillo-brazo dividiendo la presión del tobillo por la cifra más alta de las dos presiones sistólicas humerales (véase *Interpretación de los resultados del índice tobillo-brazo*, p. 121).

Índice dedo gordo del pie-brazo

Se aplica un manguito en el dedo gordo (o en el segundo dedo, si el otro se amputó). La presión se divide por la cifra más alta de presión sistólica humeral. Este índice es útil para determinar la perfusión arterial cuando el paciente tiene arterias no fiables por depósitos de calcificación, que son frecuentes cuando hay diabetes o nefropatías.

Determinación transcutánea de oxígeno

En algunos laboratorios especializados en estudios vasculares, se hacen determinaciones transcutáneas del oxígeno para valorar la perfusión de la microvasculatura.

En esta prueba se coloca un electrodo sobre la piel del paciente con una cinta de dos caras adhesivas. Se mantiene constante la temperatura del cuarto para asegurar una lectura precisa. Después, se vigila al paciente durante 20 min y se hace la medición.

Si el paciente no presenta diabetes o edema, una cifra transcutánea de oxígeno mayor de 40 mm Hg es suficiente para la cicatrización de una herida. Los valores menores de 20 mm Hg requerirán procedimientos de revascularización para permitir una cicatrización.

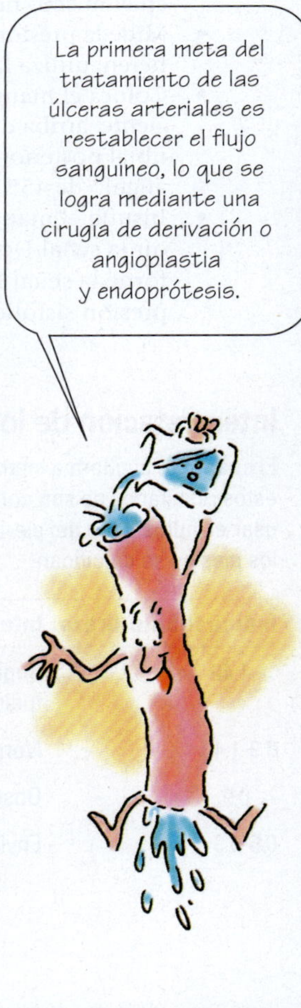
La primera meta del tratamiento de las úlceras arteriales es restablecer el flujo sanguíneo, lo que se logra mediante una cirugía de derivación o angioplastia y endoprótesis.

Arteriografía

Se trata de un procedimiento invasor que sólo se hace cuando el paciente acepta someterse a una técnica correctiva por algún problema detectado. Se realiza por inserción de un catéter en el sistema arterial que inyecta un medio de contraste radiopaco (uno que no puedan atravesar los rayos X), al mismo tiempo que se toma una radiografía. La imagen resultante muestra la luz de la arteria y cualquier defecto presente.

El procedimiento tiene algunas desventajas y conlleva riesgos significativos. Por ejemplo, no se pueden tomar algunos medicamentos durante cierto tiempo antes del estudio. Además, algunos pacientes pueden ser alérgicos al medio de contraste. Las posibles complicaciones incluyen lesión de la arteria, que requerirá una intervención quirúrgica de urgencia, y hematomas, que precisarán drenaje.

El tratamiento se centra en las estrategias de perfusión

El objetivo principal del tratamiento de una úlcera arterial es restablecer su flujo sanguíneo. Sin sangre oxigenada, la úlcera no cicatrizará. Las opciones de revascularización incluyen operaciones de derivación arterial o angioplastia y endoprótesis (*stent*). Además, la úlcera debe recibir un tratamiento apropiado de la herida. En general, los medicamentos no resultan eficaces cuando la insuficiencia arterial avanzó hasta el punto en que se presenten úlceras.

Operaciones quirúrgicas de derivación arterial

Las cirugías de derivación arterial restablecen su flujo sanguíneo. El tipo y grado de derivación dependen de la etapa de la úlcera, su localización y la salud general del paciente. El procedimiento puede ser de autoinjerto (un vaso tomado del mismo paciente) o injerto de material sintético, por lo general dacrón o politetrafluoretileno.

Angioplastia y endoprótesis

Las intervenciones menos invasoras, como la angioplastia, se usan más a menudo para el tratamiento de las estenosis arteriales. Durante la angioplastia se inserta un catéter con globo en la arteria del paciente. Con uso de fluoroscopia, el cirujano maniobra cuidadosamente el catéter hasta la porción de la arteria con estenosis por placa y, después, expande el globo. Cuando esto ocurre, se comprime la placa contra la pared de la arteria y aumenta el diámetro de su luz.

Las endoprótesis son pequeñas estructuras metálicas que se pueden insertar en una arteria después de una angioplastia para mantenerla abierta. Se desarrollaron para ampliar el tiempo que la arteria permanece abierta después de una angioplastia y disminuir la necesidad de una intervención quirúrgica abierta. La colocación de endoprótesis está ganando popularidad, pero aún no se determina qué tan exitoso es el procedimiento con el transcurso del tiempo. Sin embargo, las endoprótesis pueden ser una alternativa para un paciente que se considera de alto riesgo para una intervención quirúrgica.

Cuidados de la herida

Como en todas las heridas, su lecho debe mantenerse húmedo. Para las úlceras arteriales, usa un apósito no adherente para evitar el desbridamiento accidental de una herida que no puede cicatrizar. Individualiza tu selección de apósitos con base en la valoración de la capacidad de cicatrización de la herida. Nunca empapes las úlceras arteriales. El tejido isquémico se macera con la humedad, lo que aumenta el grado de pérdida tisular y promueve la proliferación bacteriana. Mantén los dedos de los pies separados con un producto textil absorbente o lana de cordero, de manera que no ocurra una maceración de tejidos.

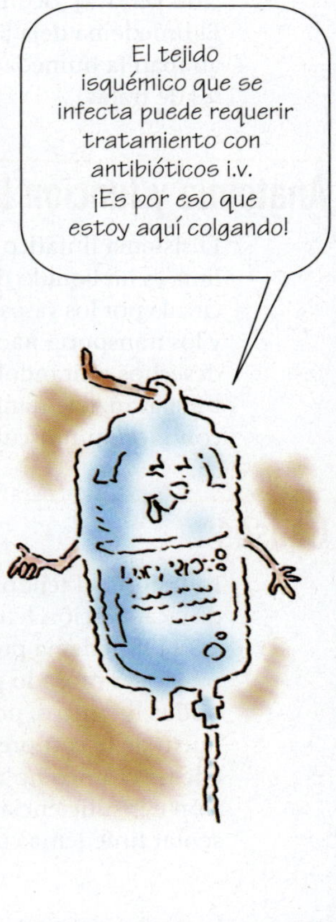
El tejido isquémico que se infecta puede requerir tratamiento con antibióticos i.v. ¡Es por eso que estoy aquí colgando!

Fijación por el pie

Asegúrate de que el pie del paciente esté protegido en todo momento. Considera utilizar un apósito voluminoso o calzado de protección, hay muchos tipos entre los cuales elegir. Ten en mente que el tejido isquémico puede desarrollar con facilidad úlceras adicionales con un poco de irritación o presión. Incluso la presión de un pie que descansa sobre la cama o una bota de protección mal ajustada pueden iniciar nuevas úlceras. Si tu paciente opta por protección para los pies, revisa el dispositivo que va a utilizar cuidadosamente en cuanto a los posibles puntos de presión.

Si la zona de la úlcera contiene tejido necrótico o presenta gangrena seca, aplica yodopovidona o clorhexidina a la región para disminuir la carga bacteriana y cúbrela con un apósito no adherente. Alienta al paciente explicándole que un dedo necrótico no causará mayor daño. Sin embargo, estas zonas no tienen sensibilidad y deben protegerse de lesiones. Si parece inminente la pérdida de un dedo, explícalo al paciente y déjalo expresar sus sentimientos. La pérdida de un dedo necrótico constituye un golpe emocional y un suceso atemorizante para la mayoría de los pacientes, pero es todavía más devastador cuando no están preparados para ello.

Acata las normas

Revisa con cuidado la línea de demarcación entre los tejidos muertos y viables, una zona que, por lo general, es dolorosa y se infecta fácilmente. El tejido isquémico infectado puede requerir tratamiento con antibióticos (i.v.).

Si la revascularización tiene éxito, necesitarás cambiar el tipo de apósito. En este punto puedes tratar la herida de acuerdo con la máxima "mantén húmedo el tejido húmedo, y el seco, seco", usando cualquier apósito que mantenga el lecho de la herida húmedo y el tejido circundante seco.

Úlceras linfáticas

Las úlceras linfáticas, resultantes de lesiones en presencia de linfedema (edema causado por la obstrucción del flujo de la linfa hacia la circulación venosa), ocurren con mayor frecuencia en los brazos y las piernas. El linfedema deja la piel vulnerable a las infecciones y crea pliegues que atrapan la humedad, trastorno que produce ulceraciones que son difíciles de tratar.

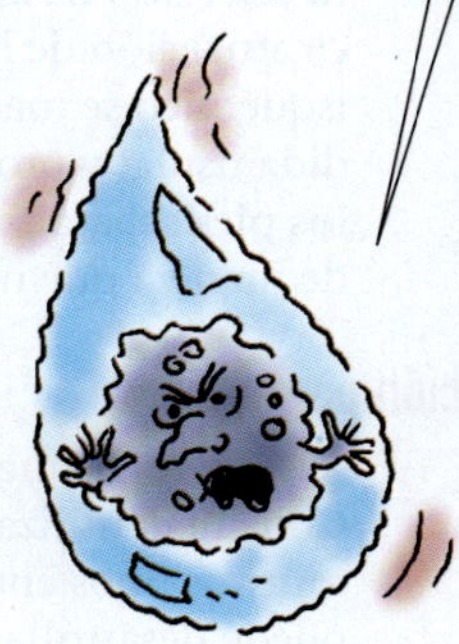

Anatomía y función linfáticas

El sistema linfático es un componente del sistema vascular periférico. La linfa es un líquido rico en proteínas, semejante al plasma. Conforme la linfa circula por los vasos del sistema, colecta residuos, que incluyen bacterias, y los transporta hacia los nodos o linfáticos. En los nodos se filtran los desechos retirándolos de la linfa y agregando linfocitos al líquido. La linfa avanza lentamente a través del sistema linfático impulsada por la contracción muscular y la filtración.

Causas

La lesión del tejido con linfedema puede dar como resultado una úlcera de cicatrización lenta.

El linfedema puede ser congénito o adquirido. Cuando es adquirido, puede ser causado por una intervención quirúrgica que daña o elimina nodos linfáticos, por ejemplo, la mastectomía radical, o puede ser producto de la compresión de un vaso o nodo linfático por obesidad o un edema crónico no relacionado. Por ejemplo, los pacientes con hipertensión e insuficiencia venosa crónica pueden, en un momento dado, presentar linfedema cuando se trata de manera ineficaz el edema venoso.

Manéjese con cuidado

Úlceras linfáticas y obesidad

Trastornos como la obesidad pueden inducir hipertensión venosa. El sujeto con obesidad mórbida puede tener pliegues cutáneos profundos ya con úlceras. Presta mucha atención a estas zonas al valorar al paciente bariátrico con una úlcera linfática.

Los pacientes con linfedema son susceptibles a infecciones de la piel y de los tejidos blandos que pueden requerir tratamiento a largo plazo con antibióticos. El tratamiento profiláctico con antibióticos es frecuente, porque el linfedema causa la destrucción progresiva de vasos y nodos linfáticos que, a su vez, aumentan el riesgo de infección del paciente. La celulitis recurrente (infección de los tejidos) se observa también con frecuencia en pacientes con linfedema.

Difícil de tratar

En las piernas, el linfedema causa escurrimiento constante de líquidos hacia el tejido intersticial. Con el tiempo, la piel y los tejidos circundantes se tornan firmes y fibrosos. El tejido engrosado comprime los capilares y ocluye el flujo sanguíneo de la piel. La mala circulación da lugar a la aparición de úlceras con un linfedema muy difícil de tratar.

Las úlceras sobre tejido linfedematoso suelen causar lesiones traumáticas o presión. En casos extremos de linfedema, los pliegues tisulares presentan fisuras profundas que atrapan humedad y causan maceración de los tejidos y el inicio de una nueva úlcera (véase *Úlceras linfáticas y obesidad*).

Signos precautorios

El único signo de alerta de una úlcera linfática que un paciente puede comunicar es la percepción de pesantez, sensación causada por el edema en la extremidad afectada.

Valoración

Las úlceras linfáticas se presentan con mayor frecuencia en la zona del tobillo, pero pueden aparecer en cualquier sitio con traumatismos. Las úlceras son poco profundas y pueden extravasar y estar húmedas o con ampollas. La piel circundante suele ser firme, fibrosa y engrosada por el edema. También puede haber celulitis. El diagnóstico de linfedema se basa en el aspecto clínico de la piel.

Pruebas de diagnóstico

No hay pruebas específicas para determinar si un paciente tiene una úlcera linfática y puede ser difícil la diferenciación de un trastorno linfático respecto de uno vascular. Deberán hacerse pruebas para descartar un problema vascular.

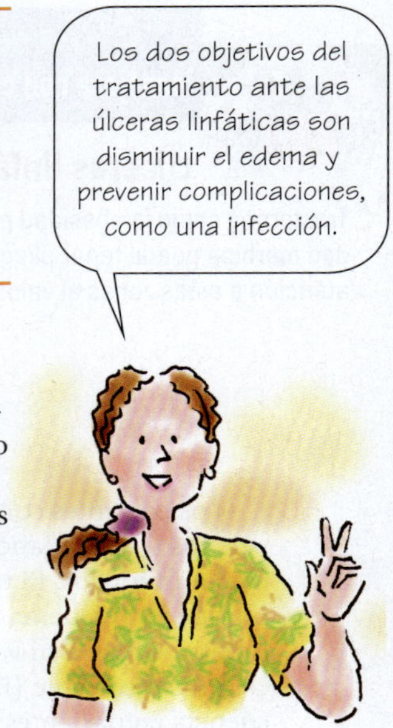
Los dos objetivos del tratamiento ante las úlceras linfáticas son disminuir el edema y prevenir complicaciones, como una infección.

Tratamiento

El tratamiento de las úlceras linfáticas tiene dos propósitos: disminuir el edema (y mantener su reducción) y prevenir complicaciones, como las infecciones. La elevación de las piernas es parte importante en el tratamiento de pacientes con linfedema. Sin embargo, en casos de edema prolongado, la sola elevación puede ser ineficaz. El uso de bombas de compresión y los cuidados eficaces de la herida son también parte del plan de tratamiento.

Bombas de compresión

La bomba de compresión resulta un método eficaz para disminuir el edema. El uso de ésta es parte del tratamiento del edema de toda la vida. La bomba disminuye el volumen de líquido en una extremidad con linfedema. La presión deberá ajustarse en un nivel bajo, dentro del rango de 30-50 mm Hg, y después de cada sesión de compresión se deben poner al paciente vendajes de compresión u otro dispositivo para tal efecto. Sin ellos, el progreso obtenido por la bomba se pierde tan pronto como el paciente se para o se sienta de manera recta.

Además, el tratamiento integral de descongestión es una forma de masaje que ha mostrado eficacia en algunos pacientes. Después de cada sesión, se envuelve la extremidad afectada con un vendaje de estiramiento corto, tratamiento que se puede combinar con el uso de la bomba de compresión.

Cuidados de la herida

Los cuidados de la herida en las úlceras linfáticas de las piernas son similares a los de las úlceras venosas. La principal diferencia entre ambos es que el riesgo de infección es mucho mayor en los pacientes linfedematosos. Ante un linfedema, elije apósitos que puedan manejar grandes cargas de líquidos, en tanto protegen a la piel circundante, como espumas u otros apósitos absorbentes.

Termina bien los cuidados de las úlceras vasculares

Ten en mente las siguientes recomendaciones prácticas cuando atiendas a un paciente con cualquier forma de úlcera vascular:

- La úlcera es sólo la punta del iceberg. También debe tratarse el trastorno subyacente o la úlcera no cicatrizará. Por ejemplo, en las úlceras venosas se debe tratar la hipertensión venosa subyacente, mientras que en las úlceras arteriales debe restablecerse el flujo sanguíneo.

- La enfermedad vascular es generalizada, por lo que debes buscar trastornos en otras partes del cuerpo.
- Asegúrate de elegir el apósito apropiado para cada úlcera. Recuerda: la selección del apósito depende de las características de la úlcera así como de su tipo.
- Siempre que sea posible, evita usar cinta adhesiva sobre la piel del paciente. La piel afectada por enfermedades vasculares es frágil y se forman nuevas úlceras fácilmente.

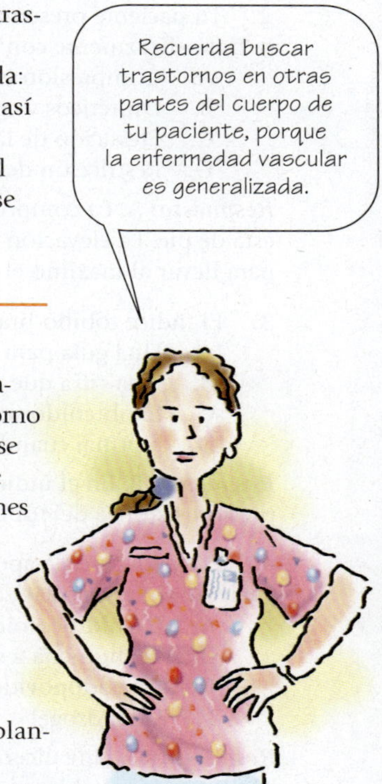

Capacitación al paciente

Por lo general, el éxito o fracaso del tratamiento está en las manos del paciente, porque él tiene la principal responsabilidad de cuidar de su trastorno crónico. Un paciente motivado tiene una mayor probabilidad de apegarse al esquema terapéutico, un hecho que deberás tener en mente conforme prepares las sesiones para su capacitación, donde deberás dar instrucciones claras y los motivos para alentar su participación activa.

Trucos del oficio

Comparte estas recomendaciones prácticas con el paciente para promover la cicatrización de úlceras vasculares y disminuir su riesgo de presentar nuevas:

- Revise su piel todos los días. Use un espejo para observar la cara plantar del pie. Lubrica la piel seca y escamosa.
- Use los músculos de las pantorrillas, porque las caminatas frecuentes ayudan a la cicatrización.
- Flexione con frecuencia sus pies hacia arriba y abajo cuando esté sentado (como si estuviese pisando el acelerador en un automóvil).
- Eleve sus piernas siempre que se siente.
- Use zapatos bien ajustados y siempre use calcetas.
- Utilice sus medias de compresión según la indicación.
- No permanezca sentado o de pie por períodos prolongados.
- Esforzarse por mantener el peso corporal acordado.
- Informe de cualquier lesión cutánea a su médico.
- No fume.
- Si sufre diabetes, mantenga su glucosa bajo control.

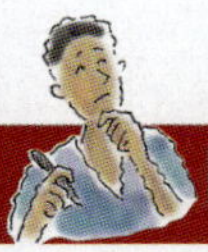

Preguntas de autoevaluación

1. ¿Cuál es el sitio donde aparece con mayor frecuencia una úlcera venosa?

A. Región poplítea
B. Cara anterior del muslo
C. Cara lateral del pie
D. Cara medial del tobillo

Respuesta: D. Las úlceras venosas son más frecuentes en la cara medial del tobillo, por arriba del maléolo, y se pueden extender a toda la pierna.

2. Tu paciente presenta insuficiencia venosa. El edema de sus piernas se trata eficazmente con:
   A. Compresión y elevación de las extremidades
   B. Diuréticos y compresión
   C. Elevación de las piernas y diuréticos
   D. Restricción de la ingestión de líquidos y compresión

Respuesta: A. La compresión ayuda a tratar el edema cuando el paciente está de pie. La elevación de las piernas hace uso de la fuerza de gravedad para llevar al máximo el retorno venoso.

3. El índice tobillo-brazo es:
   A. Una guía para la hipertensión venosa
   B. Una cifra que refleja la cantidad de flujo sanguíneo al tobillo
   C. El obtenido sentado con los pies sobre el piso
   D. Normal cuando es mayor de 0.5 mm Hg

Respuesta: B. En el índice tobillo-brazo, cada valor refleja el cociente de presión sistólica del tobillo respecto de la presión sistólica humeral.

4. El mejor tipo de apósito para la úlcera isquémica en el dedo de un paciente sin revascularización es:
   A. De hidrocoloide
   B. De húmeda a seca
   C. De yodopovidona
   D. De hidrogel

Respuesta: C. Una úlcera isquémica, o arterial, deberá mantenerse seca hasta que se restablezca el flujo sanguíneo a la zona.

5. ¿Qué signo o síntoma es clave para diagnosticar la insuficiencia arterial progresiva?
   A. Cianosis cuando el pie está en posición declive
   B. Dolor
   C. Edema
   D. Hiperpigmentación de la piel

Respuesta: B. El dolor es el síntoma de presentación más frecuente en las enfermedades arteriales, con o sin úlcera.

6. ¿Qué tratamiento es el más eficaz para el edema?
   A. Hidroterapia
   B. Compresión
   C. Tratamiento con hielo
   D. Diuréticos

Respuesta: B. La compresión es la forma más eficaz de tratamiento del edema.

7. ¿Qué prueba se hace primero para valorar el flujo sanguíneo arterial de las piernas de un paciente con diabetes?
   A. Índice dedo del pie-brazo
   B. Ecografía Doppler
   C. Ecografía doble
   D. Índice tobillo-brazo

Respuesta: A. El índice de dedo del pie-brazo, porque el de tobillo-brazo no es confiable en los pacientes con diabetes, ya que sus vasos a menudo están calcificados.

Puntuación

☆☆☆ Si respondiste correctamente las siete preguntas… ¡Tómate un respiro! Mereces un descanso espléndido esta noche.

☆☆ Si respondiste correctamente cinco o seis preguntas… ¡Bien por ti! Pasaste caminando estas evaluaciones.

☆ Si respondiste correctamente menos de cinco preguntas… ¡No te sientas mal! Sabemos que tu trastorno no es crónico.

Bibliografía

Kolluri, R. "Management of Venous Ulcers," *Techniques in Vascular and Interventional Radiology* 17(2):132-138, June 2014.

Lattimer, C.R., et al. "Venous Filling Time Using Air-Plethysmography Correlates Highly with Great Saphenous Vein Reflux Time Using Duplex," *Phlebology* 29(2):90-97, March 2014.

O'Meara, S., et al. "Compression for Venous Leg Ulcers," *Cochrane Database Systematic Reviews* (11):CD000265, November 2012.

Weir, G.R., et al. "Arterial Disease Ulcers, Part 1: Clinical Diagnosis and Investigation," *Advances in Skin & Wound Care* 27(9):421-430, September 2014.

Weir, G.R., et al. "Arterial Disease Ulcers, Part 2: Treatment," *Advances in Skin & Wound Care* 27(10):462-478, October 2014.

White-Chu, E.F., and Conner-Kerr, T.A. "Overview of Guidelines for the Prevention of Venous Leg Ulcers: A US Perspective," *Journal of Multidisciplinary Healthcare* 7:111-117, February 2014.

Wound, Ostomy, Continence Nurses Society. *Guideline for Management of Wounds in Patients with Lower-Extremity Arterial Disease*. Mt. Laurel, NJ: Author, 2011.

Wound, Ostomy, Continence Nurses Society. *Guideline for Management of Wounds in Patients with Lower-Extremity Neuropathic Disease*. Mt. Laurel, NJ: Author, 2012.

Capítulo 6

Úlceras por presión

Objetivos

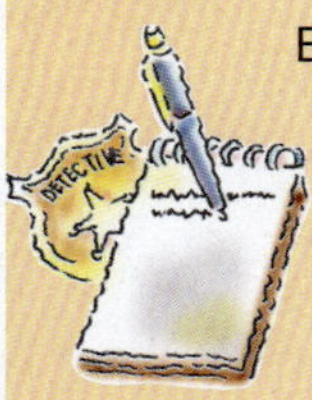
DETECTIVE

En este capítulo aprenderás:

- Las causas de las úlceras por presión
- La definición, causas y clasificación de las úlceras por presión
- La valoración de las úlceras por presión y sus factores de riesgo
- Acciones de enfermería para prevenir y tratar úlceras por presión

Una mirada a las úlceras por presión

Las úlceras por presión constituyen un problema médico grave. Aunque las cifras de incidencia varían ampliamente por diferencias en la metodología, el contexto y los sujetos, los datos observados entre el año 2006 y el 2014 revelan que de 11.8-19 % de la población general sufren úlceras por presión crónicas. Si bien este dato es significativo, la prevalencia es mayor en algunos grupos, como los pacientes con lesiones de médula espinal, aquellos en unidades de cuidados intensivos y los que residen en asilos de ancianos.

¿A qué precio?

Aunque las estadísticas de prevalencia varían, lo que se ha hecho evidente es el costo relacionado con las úlceras por presión: el sufrimiento de los pacientes y la disminución de su calidad de vida; en el caso de la industria de la atención médica, en términos de recursos consumidos y horas laborales para atender el problema; y el costo monetario, para los individuos y las agencias de seguros de salud y gubernamentales. Se calcula que las úlceras por presión adquiridas durante la estancia en el hospital pueden costar hasta 3 600 millones de dólares y contribuyen con casi 600 000 muertes al año.

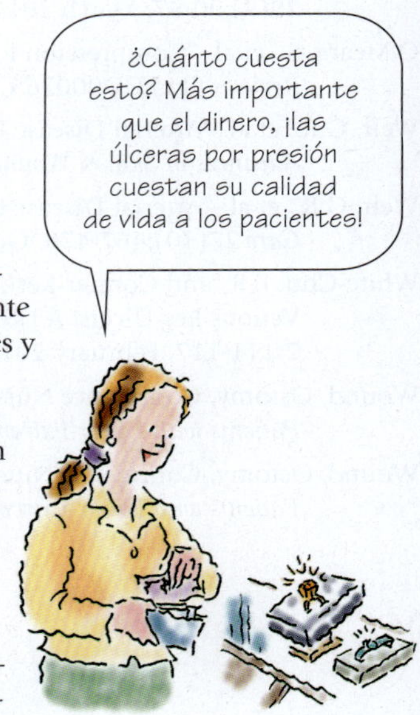
¿Cuánto cuesta esto? Más importante que el dinero, ¡las úlceras por presión cuestan su calidad de vida a los pacientes!

El problema es tan agudo que, a partir del año 2008, Medicare ya no reembolsa a los hospitales por las úlceras por presión que pueden prevenirse; ahora, muchas agencias aseguradoras, reguladoras y gubernamentales dan seguimiento a los trabajos para discernir si las intervenciones específicas ayudan a tratar las úlceras por presión y alientan su prevención, así como la intervención temprana y la vigilancia minuciosa por parte de la industria de atención médica. Como las úlceras por presión son un trastorno crónico difícil de cicatrizar y que tiende a recidivar con frecuencia, la prevención y la intervención temprana son críticas para su tratamiento eficaz.

Mientras más cerca

Un mejor tratamiento de la enfermedad en los casos de úlceras por presión depende de la colaboración entre agencias gubernamentales, aseguradoras y profesionales de la salud. Todos los involucrados prestan mayor atención a la prevención y la eficacia de las intervenciones, y se cuenta con mejores métodos de cuantificación y difusión de los resultados. Además, los objetivos de atención médica de Estados Unidos, en conjunto, reflejan que ha habido una mejor comprensión de la gravedad del problema. En el *Healthy People 2020* (un informe con los objetivos de atención médica de Estados Unidos a corto plazo) se incluye como un objetivo la disminución de la tasa de hospitalizaciones relacionadas con úlceras por presión en adultos mayores. Las úlceras por presión también se consideran un índice sensible de los cuidados de enfermería, y se vigila su incidencia y prevalencia en todos los niveles de atención como reflejo de su calidad.

Definición

Las *úlceras por presión* son heridas crónicas (es decir, que no cicatrizan de manera oportuna, resisten al tratamiento y tienden a recidivar) producto de la necrosis (muerte tisular) por isquemia prolongada e irreversible, causada por la compresión de tejidos blandos. Técnicamente, las úlceras por presión son la manifestación clínica de la necrosis localizada por ausencia de irrigación sanguínea en zonas con presión.

El National Pressure Ulcer Advisory Panel (NPUAP), el European Pressure Ulcer Advisory Panel (EPUAP) y la Pan Pacific Pressure Injury Alliance definen a las úlceras por presión como "lesiones localizadas en la piel y los tejidos subyacentes, por lo general sobre una prominencia ósea, resultantes de la presión sostenida (incluida la vinculada con el cizallamiento)" (Heasler, E., ed. *Prevention and Treatment of Pressure Ulcers: Clinical Practice Guideline*. Osborne Park, Western Australia, Cambridge Media, 2014).

Ahora aparecen en etapas

La estadificación refleja la profundidad y extensión de la afección tisular. Ten en mente que aunque es útil para clasificar las úlceras por presión, constituye sólo una parte de una valoración integral. Este sistema no debe usarse para describir otros tipos de heridas o lesiones tisulares. La estadificación de las úlceras por presión puede formar parte de la práctica del personal de enfermería certificado. No se requiere una nueva estadificación, a menos que se expongan capas de tejido más profundas por tratamientos como el desbridamiento.

Tonos de tolerancia

Los diversos tejidos tienen diferentes tolerancias de compresión. En contraste, el músculo y la grasa tienen poca resistencia a la presión, en tanto que la de la piel es algo mayor. Todas las células, independientemente del tipo tisular, dependen de la circulación sanguínea para obtener el oxígeno y los nutrimentos que necesitan. La compresión tisular interfiere con la circulación, pues disminuye o interrumpe por completo la irrigación sanguínea. El resultado, conocido como *isquemia*, es que las células no reciben aportes adecuados de oxígeno y nutrimentos. A menos que la presión disminuya, las células mueren. Para el momento en el que la inflamación indica una necrosis inminente en la superficie de la piel, es posible que el proceso ya haya ocurrido en los tejidos más profundos.

(el texto continúa en p. 134)

Sistema de clasificación de las úlceras por presión del NPUAP

Categoría o etapa I: eritema no blanqueable

La piel intacta con eritema no blanqueable de una región localizada suele ubicarse sobre una prominencia ósea. La piel intensamente pigmentada puede no tener un blanqueo visible; su color tal vez difiera de la región circundante. La zona puede encontrarse con dolor, firme, blanda, más caliente o más fría, respecto de los tejidos adyacentes. En ocasiones, esta categoría es difícil de detectar en individuos con tonos de piel oscuros. Indica personas "en riesgo".

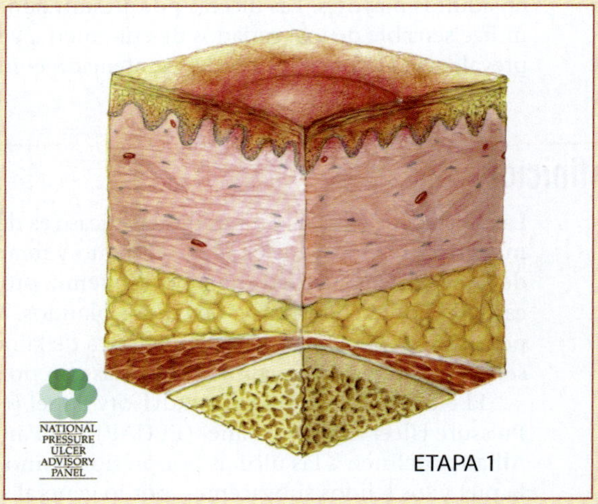

Categoría o etapa II: de grosor parcial

La pérdida de grosor parcial de la dermis se observa como una úlcera abierta, poco profunda, con un lecho de herida rosado a rojo sin esfacelo. También se presenta como una ampolla intacta, abierta o rota, llena de suero o líquido serosanguinolento. Se observa como una úlcera brillante o seca sin esfacelos o equimosis.* Esta categoría no debe usarse para describir desgarros de la piel, quemaduras por cinta, dermatitis, maceración o excoriación relacionadas con la incontinencia.* Las equimosis indican una lesión de tejidos profundos.

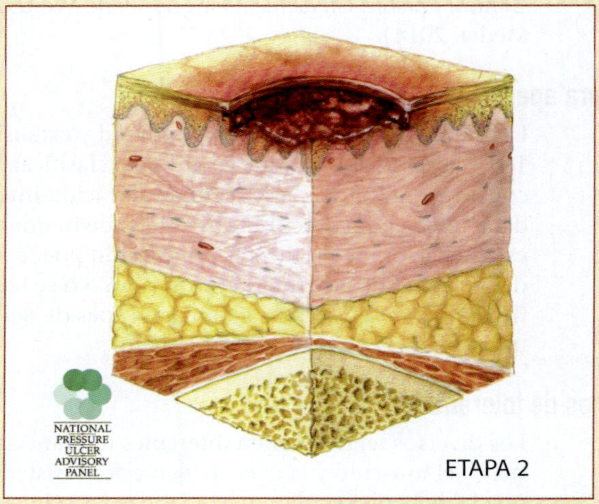

Sistema de clasificación de las úlceras por presión del NPUAP *(continuación)*

Categoría o etapa III: pérdida cutánea de grosor completo

Pérdida tisular de grosor completo. Se puede observar grasa subcutánea, pero sin exposición de huesos, tendones o músculos. Tal vez haya esfacelo, pero sin ocultar la profundidad de la pérdida tisular. Pueden incluir socavación y tunelización. La profundidad de una úlcera por presión de categoría o etapa III varía de acuerdo con su localización anatómica. El puente de la nariz, el oído, el occipucio y los maléolos no poseen tejido subcutáneo (adiposo), y aquí las úlceras de etapa III pueden ser poco profundas. En contraste, las zonas con adiposidad significativa pueden desarrollar una úlcera por presión de etapa III extremadamente profunda. No son visibles o directamente palpables los huesos ni los tendones.

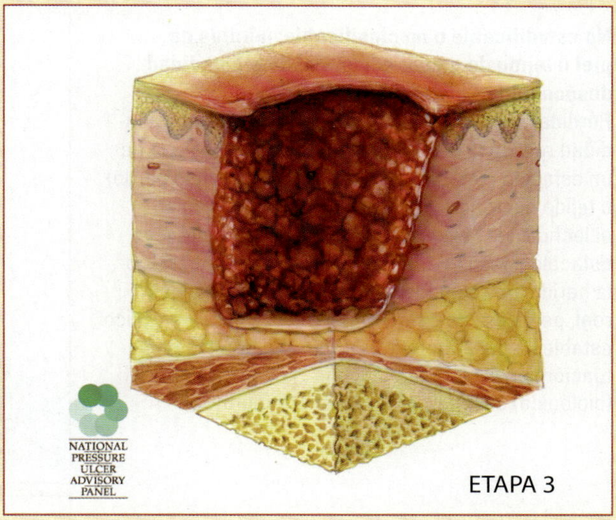

Categoría o etapa IV: pérdida tisular de grosor completo

Pérdida tisular de grosor completo con exposición de hueso, tendón o músculo. En ocasiones hay esfacelo o tejido necrótico. A menudo incluye socavación y tunelización. La profundidad de una úlcera por presión de esta categoría varía por su localización anatómica. El puente de la nariz, el oído, el occipucio y los maléolos no contienen tejido subcutáneo (adiposo) y estas úlceras pueden ser poco profundas en este sitio. Pueden extenderse hasta el músculo y las estructuras de sostén (p. ej., aponeurosis, tendones o cápsula articular), que aumenta la probabilidad de que se presente una osteomielitis u osteítis. El hueso o el músculo expuesto son visibles o directamente palpables .

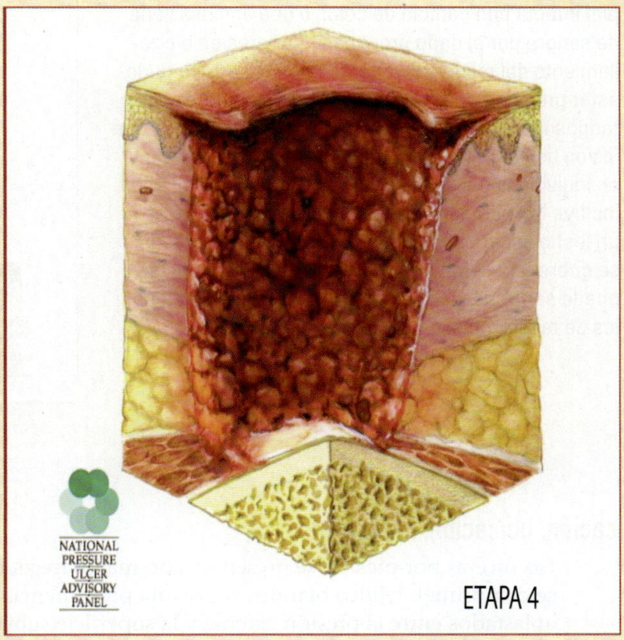

Sistema de clasificación de las úlceras por presión del NPUAP *(continuación)*

No estadificable o no clasificable: pérdida de piel o tejido de grosor completo, de profundidad desconocida
Pérdida tisular de grosor completo, donde la profundidad real de la úlcera se oculta por la presencia de un esfacelo (amarillo, bronceado, gris, verde o pardo) o tejido necrótico (bronceado, pardo o negro) en el lecho de la herida. Hasta que se retira suficiente esfacelo o tejido necrótico para exponer la base de la herida, no se puede determinar su profundidad real, pero será de categoría III o IV. El tejido necrótico estable (seco, adherento, intacto, sin eritema o fluctuación) en el talón actúa como "la cubierta natural (biológica) del cuerpo" y no deberá retirarse.

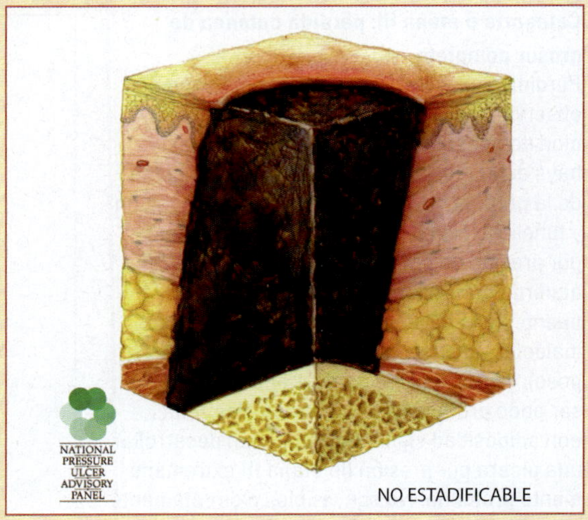

Sospecha de lesión tisular profunda con profundidad desconocida
Área bien delimitada de color morado o marrón de piel intacta con cambio de color, o una ampolla llena de sangre por el daño provocado por presión o cizallamiento del tejido subyacente blando. La zona pudo estar precedida por un tejido doloroso, firme, pastoso, fangoso, más caliente o más frío que el adyacente. La lesión tisular profunda puede ser difícil de detectar en individuos con tonos de piel oscuros. Su evolución incluye la aparición de una ampolla delgada sobre un lecho oscuro de la herida. En caso de progresar, se cubre con tejido necrótico delgado. La evolución puede ser rápida, con exposición de capas adicionales de tejido, incluso con el tratamiento óptimo.

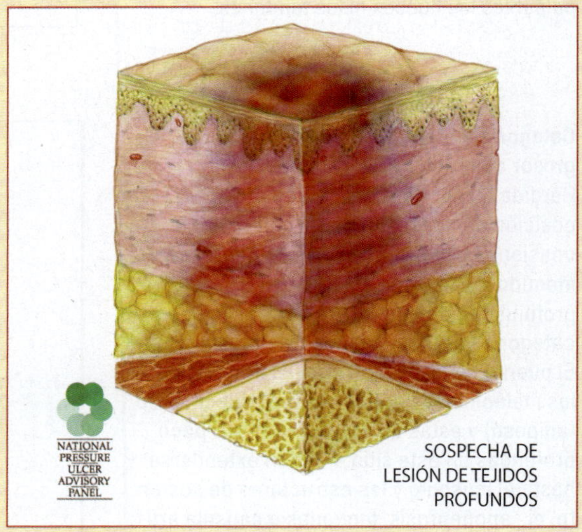

Ubicación, ubicación, ubicación

Las úlceras por presión se presentan con mayor frecuencia en áreas donde se comprimen tejidos blandos sobre una prominencia ósea del cuerpo, aplastados entre la presión externa y la superficie subyacente dura. Otros factores que contribuyen al problema incluyen cizallamiento, fricción y humedad. La planeación de intervenciones oportunas para la prevención y el tratamiento requiere un conocimiento sólido de las causas que originan las úlceras por presión.

Presión

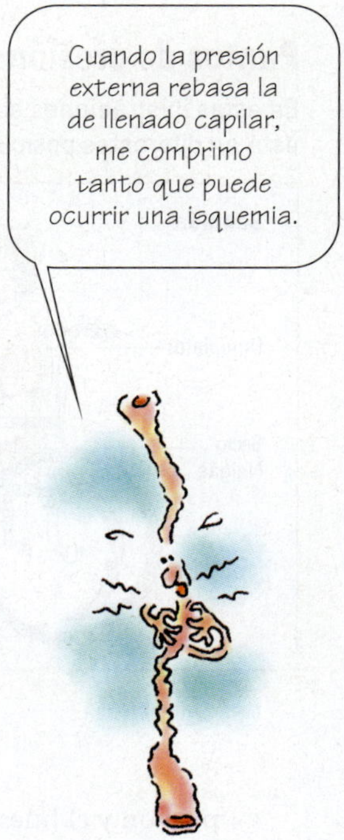
Cuando la presión externa rebasa la de llenado capilar, me comprimo tanto que puede ocurrir una isquemia.

Los capilares están conectados con las arterias y las venas a través de vasos intermedios, llamados *arteriolas* y *vénulas*. En los individuos sanos, la presión de llenado capilar es de casi 32 mm Hg donde las arteriolas se conectan con los capilares, y de 12 mm Hg donde los capilares se conectan con las vénulas. Por lo tanto, una presión externa mayor que la de llenado capilar puede causar problemas. En las personas frágiles o enfermas, las presiones de llenado capilar pueden ser mucho menores. La presión externa que rebasa a la de perfusión capilar comprime los vasos sanguíneos y causa isquemia en los tejidos irrigados.

La punta del iceberg

Si la presión continúa durante tiempo suficiente, los capilares colapsan y trombosan, y se acumulan productos metabólicos secundarios tóxicos. Las células del músculo y del tejido subcutáneo cercanos empiezan a morir. El músculo y la grasa son menos tolerantes de las interrupciones de la irrigación sanguínea que la piel. En consecuencia, para el momento en que aparecen signos de necrosis inminente en la piel, el tejido subyacente probablemente ya ha sufrido daño sustancial. Ten esto en mente cuando valores el tamaño de una úlcera por presión.

Demasiada presión

Si la presión externa rebasa la de llenado capilar venoso (12 mm Hg), los capilares empiezan a presentar extravasación. El edema resultante aumenta la presión sobre los vasos sanguíneos, lo que dificulta aún más la circulación. Cuando la presión intersticial rebasa la presión intravascular arterial, la sangre es forzada hacia los tejidos cercanos (eritema no blanqueable). La oclusión capilar continua, la carencia de oxígeno y nutrimentos y una acumulación de residuos tóxicos, llevan a la necrosis de músculo, tejido subcutáneo y, finalmente, de la dermis y epidermis.

Dispersión de la carga

La fuerza vinculada con cualquier presión determinada aumenta conforme la cantidad de superficie corporal expuesta a la presión disminuye. Por ejemplo, la fuerza ejercida sobre las nalgas de una persona que yace en cama es más o menos de 70 mm Hg. Sin embargo, cuando la misma persona se sienta sobre una superficie dura, la fuerza ejercida sobre las tuberosidades isquiáticas puede alcanzar hasta 300 mm Hg. En consecuencia, las prominencias óseas son particularmente susceptibles a las úlceras por presión; no obstante, no son las únicas zonas en riesgo. Pueden aparecer úlceras sobre cualquier tejido blando sujeto a una presión prolongada (véase *Puntos de presión*, p. 136).

Entre un hueso y un lugar duro

Cuando los vasos sanguíneos, músculos, grasa subcutánea y piel se comprimen entre un hueso y una superficie externa, una cama o silla, por ejemplo, se ejerce presión sobre los tejidos desde ambos lados, la superficie externa y el hueso. En efecto, la superficie externa produce

Puntos de presión

En estas ilustraciones se muestran las zonas con el máximo riesgo de presentar úlceras cuando la paciente está en diferentes posiciones.

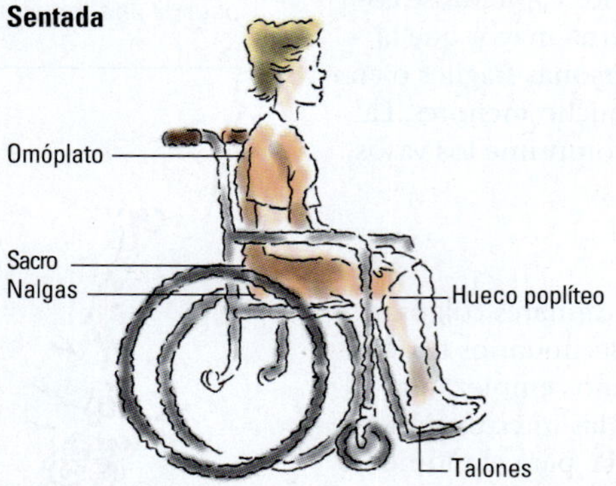

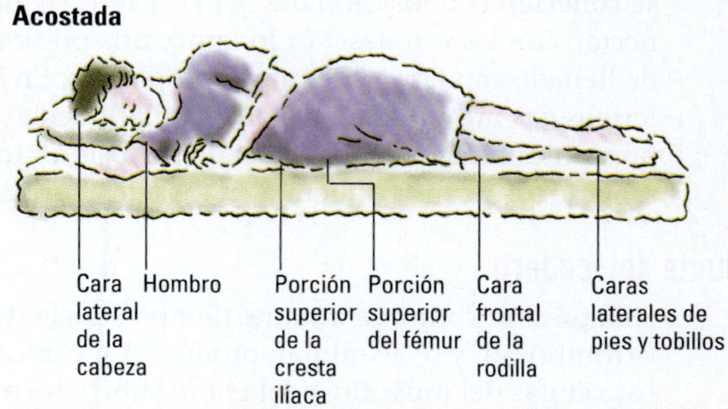

presión y el hueso hace contrapresión. Estas fuerzas opuestas crean un gradiente de presión con forma de cono (véase *Comprensión del gradiente de presión*, p. 137). Aunque la presión afecta a todos los tejidos entre estos dos puntos, los más cercanos a la prominencia ósea sufren el mayor daño.

Bajo presión

Con el transcurso del tiempo, la presión causa un malestar creciente que lleva a una persona a cambiar de posición antes de que se presente la isquemia tisular. En la formación de una úlcera, hay una relación inversa entre el tiempo y la presión. Por lo general, una presión baja durante períodos prolongados es bastante más dañina que la presión alta por períodos breves. Por ejemplo, una presión de 70 mm Hg sostenida durante 2 h o más casi siempre causa daño tisular irreversible, en tanto una de 240 mm Hg puede tolerarse durante un tiempo breve, con poco o ningún daño tisular. Incluso cuando se rebasa el umbral de tiempo-presión para que ocurra un daño, éste continúa aun después de que cesa la presión. Aunque las úlceras por presión pueden ser el resultado de un período de presión sostenido, con mayor probabilidad son producto de sucesos isquémicos repetidos sin un intervalo temporal adecuado entre ellos para su recuperación.

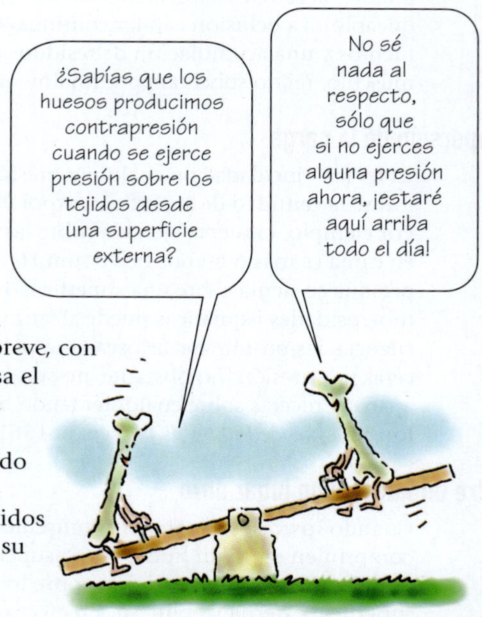
¿Sabías que los huesos producimos contrapresión cuando se ejerce presión sobre los tejidos desde una superficie externa?
No sé nada al respecto, sólo que si no ejerces alguna presión ahora, ¡estaré aquí arriba todo el día!

Comprensión del gradiente de presión

En esta ilustración, el gradiente de presión con forma de "V" es resultado de la fuerza ascendente ejercida por la superficie de sostén y la descendente ejercida por la prominencia ósea. La presión es mayor en los tejidos en el vértice del gradiente y disminuye a la derecha e izquierda de este punto.

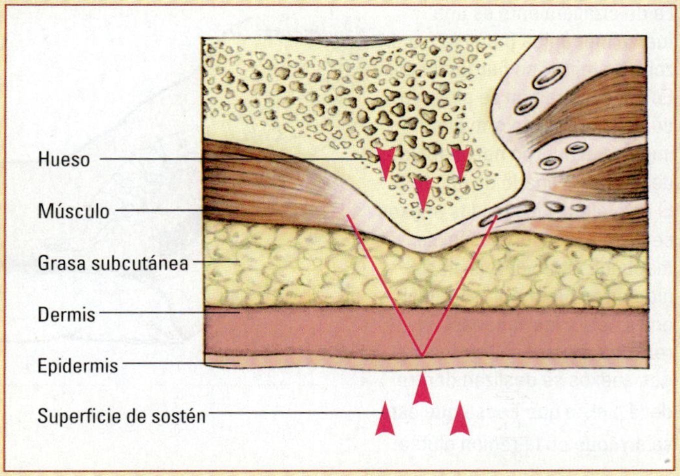

Cizallamiento

La fuerza de cizallamiento intensifica los efectos destructivos de la presión. Se trata de una fuerza mecánica que corre paralela más que perpendicular a la superficie de la piel; los tejidos profundos son los que reciben la mayor parte de la fuerza.

La verdad del cizallamiento

Hay una mayor probabilidad de que la fuerza de cizallamiento ocurra durante los cambios de posición o cuando un paciente se deslice después de haber sido colocado en una posición de Fowler alta. Sin embargo, la simple elevación de la cabecera de la cama aumenta el cizallamiento y la presión en las áreas sacra y coccígea, porque la gravedad impulsa al cuerpo hacia abajo pero la piel de la espalda se resiste al movimiento por la fricción entre ésta y las sábanas. El resultado es que el esqueleto (y los tejidos anexos) en realidad se deslizan un poco por debajo de la piel (esto se evidencia por la formación de arrugas cutáneas en la región glútea), lo que genera una fuerza de cizallamiento entre las capas externas de tejido y las profundas. La fuerza generada es suficiente para obstruir, desgarrar o distender los vasos sanguíneos (véase *Fuerza de cizallamiento*, p. 138).

La fuerza de cizallamiento disminuye el tiempo que un tejido puede resistir una presión determinada antes de que ocurran isquemia o necrosis. Un grado suficientemente alto de fuerza de cizallamiento puede disminuir a la mitad la presión necesaria para causar la oclusión vascular. Las investigaciones indican que la fuerza de cizallamiento es la causa de la alta incidencia de úlceras triangulares del sacro y las grandes zonas de tunelización o socavación profunda subyacentes.

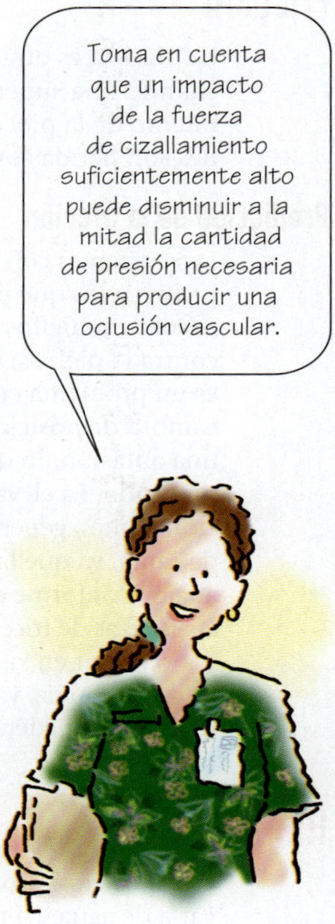
Toma en cuenta que un impacto de la fuerza de cizallamiento suficientemente alto puede disminuir a la mitad la cantidad de presión necesaria para producir una oclusión vascular.

Fuerza de cizallamiento

La de cizallamiento es una fuerza mecánica paralela a una zona de tejido, no perpendicular. En esta ilustración se observa cómo la fuerza de gravedad impulsa el cuerpo hacia abajo del plano inclinado de la cama. El esqueleto y los tejidos anexos se desplazan, pero la piel se mantiene estacionaria, sostenida en su lugar por la fricción entre ésta y las sábanas. En realidad, el esqueleto y los tejidos anexos se deslizan dentro de la piel, lo que causa que ésta se arrugue en la región glútea.

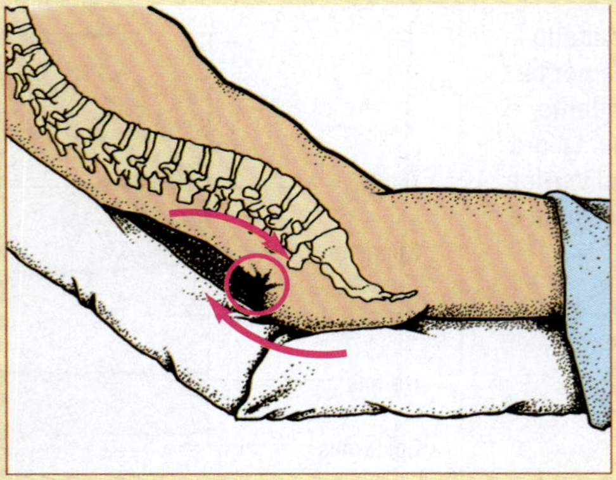

Fricción

La fricción es otra fuerza mecánica potencialmente lesiva. Se presenta cuando una superficie se mueve sobre otra, por ejemplo, el deslizamiento de la piel del paciente sobre la sábana de la cama. Las abrasiones son heridas producidas por la fricción.

Predicción de la fricción

Los pacientes con riesgo particularmente alto de daño tisular por fricción incluyen los que presentan movimientos incontrolables o estados espásticos, aquellos que utilizan inmovilizadores o dispositivos que rozan contra la piel, así como pacientes de edad avanzada. La fricción también es un problema en los pacientes con dificultad para levantarse durante el cambio de posición. El frotamiento con la sábana puede causar una abrasión, lo que aumenta el potencial de daño tisular más profundo. La elevación de la cabecera de la cama, como se mencionó antes, genera fricción entre la piel del paciente y la ropa de cama, ya que la gravedad empuja el cuerpo del sujeto hacia abajo. Conforme el esqueleto se mueve bajo la piel, se combinan las fuerzas de fricción y cizallamiento para aumentar el riesgo de daño tisular en la región sacra. Los lubricantes secos, como el almidón de maíz, y los apósitos adherentes con superficie posterior deslizable pueden ayudar a disminuir el impacto de la fricción.

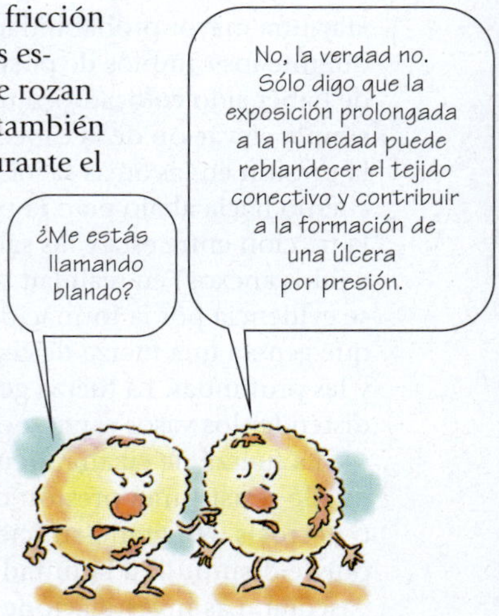
¿Me estás llamando blando?
No, la verdad no. Sólo digo que la exposición prolongada a la humedad puede reblandecer el tejido conectivo y contribuir a la formación de una úlcera por presión.

Humedad

La exposición prolongada a la humedad puede macerar la piel o cargarla de agua. La maceración contribuye a la formación de úlceras por presión debido al reblandecimiento del tejido conectivo. La epidermis macerada se erosiona con más facilidad, se degenera y, en un momento dado, presenta esfacelo. Además, la piel húmeda se adhiere fácilmente a la ropa de cama e intensifica los efectos de la fricción. En consecuencia, tiene cinco veces más probabilidad de presentar úlceras que la piel seca. La humedad excesiva puede ser producto de la sudoración, el drenaje de heridas, el baño o la incontinencia fecal o urinaria.

Factores de riesgo

Los factores que aumentan el riesgo de presentar úlceras por presión incluyen edad avanzada, inmovilidad, incontinencia, infección, desnutrición y presión arterial baja. Los pacientes de alto riesgo, ya sea en cuidados intensivos, con atención a largo plazo o en su domicilio, deberán valorarse con regularidad en cuanto a úlceras por presión.

Edad

El riesgo de presentar úlceras por presión aumenta con la edad, porque ésta altera todos los aspectos de la cicatrización (véase *Edad y úlceras por presión*).

Inmovilidad

La inmovilidad puede ser el máximo factor de riesgo para presentar úlceras por presión. La capacidad del paciente de moverse en respuesta a la percepción de presión y la frecuencia con que cambia su posición siempre deberán considerarse en la valoración del riesgo. Los pacientes bariátricos están especialmente en riesgo (véase *Úlceras por presión en los pacientes bariátricos*).

Manéjese con cuidado

Edad y úlceras por presión

Al envejecer, la piel se torna más frágil, ya que el recambio epidérmico es más lento, la vascularización disminuye y las capas de la piel se adhieren con menos seguridad entre sí. Los adultos mayores tienen una menor masa corporal magra y tejido subcutáneo que acojinen las regiones óseas. En consecuencia, presentan una mayor probabilidad de sufrir daño tisular por fricción, cizallamiento o presión. Otros problemas que pueden contribuir al desarrollo de úlceras por presión en los pacientes de edad avanzada, son desnutrición, mala hidratación y alteración del aparato respiratorio o el sistema inmunitario.

Manéjese con cuidado

Úlceras por presión en los pacientes bariátricos

Los pacientes bariátricos tienen mayor riesgo de aparición de úlceras por presión por varios motivos:

- Presentan una mala nutrición.
- Son susceptibles a la desnutrición proteínica durante el estrés metabólico (aunque tengan reservas excesivas de grasa corporal).
- Tienen una menor vascularidad en el tejido adiposo.
- No son capaces de cambiar de posición o trasladarse de manera independiente por inmovilidad.
- Tienen un ambiente húmedo en los pliegues cutáneos, que promueve el crecimiento bacteriano y puede llevar a infecciones micóticas (una menor integridad cutánea también los predispone al desarrollo de úlceras por presión).

Incontinencia

La incontinencia aumenta la exposición de un paciente a la humedad y, con el tiempo, el riesgo de fragmentación cutánea es mayor. Tanto la incontinencia urinaria como la fecal crean problemas como resultado de la humedad excesiva e irritación química. Debido a los microorganismos patógenos presentes en las heces, la incontinencia fecal puede causar más daño cutáneo que la urinaria.

Nutrición

Una nutrición apropiada es de vital importancia para mantener la integridad tisular. Hay una fuerte correlación entre la desnutrición y las úlceras por presión. No soslayes la importancia de la nutrición durante el tratamiento. Revisa el capítulo 1 para mayor información respecto de nutrición y albúmina, y ¡sé perspicaz!

Presión arterial

Una presión arterial baja está vinculada con la isquemia tisular, en particular en pacientes con vasculopatías periféricas. Cuando la presión arterial es baja, la sangre se deriva lejos del sistema vascular periférico que irriga la piel y se dirige hacia los órganos vitales, para asegurar su salud. Conforme desciende la perfusión, la piel es menos tolerante a la presión externa sostenida y el riesgo de daño por isquemia aumenta.

Valoración de los factores de riesgo

Se dispone de varias herramientas de valoración para ayudar a determinar el riesgo de un paciente de sufrir úlceras por presión, incluida la *Escala de valoración del riesgo de úlceras por presión de Braden* (que es la más usada e investigada) y la escala de Norton (véase *Escala de Braden: predicción del riesgo de úlceras por presión*, p. 142 y 143). En la escala de Braden se califican los factores etiológicos que contribuyen a la presión prolongada, así como aquéllos que lo hacen a una tolerancia tisular disminuida de la presión, incluyendo la percepción sensorial, la humedad, la actividad, la movilidad, la nutrición, la fricción y el cizallamiento. La puntuación más baja es de 6 y la más alta de 23. En investigaciones recientes se recomendaron nuevos sistemas de puntuación para determinar el riesgo (véase *Actividades riesgosas*). En la escala de Norton se valoran el estado físico y el mental, el grado de actividad, la movilidad y la incontinencia.

Denominadores comunes

Casi todas las escalas utilizan los siguientes factores para determinar el riesgo del paciente de presentar úlceras por presión:

- Inmovilidad
- Inactividad
- Incontinencia

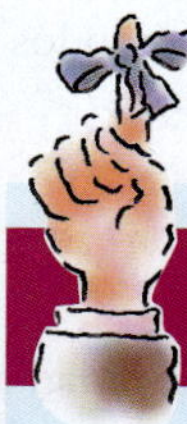

Para recordar

Para recordar los cinco factores que suelen usarse para determinar el riesgo de un paciente de presentar úlceras por presión, piensa en cinco I:

Inmovilidad

Inactividad

Incontinencia

Inadecuada nutrición (desnutrición)

Inadecuado estado mental o de sensibilidad

Actividades riesgosas

Puntuación de Braden	
15-18	En riesgo
13-14	Con riesgo moderado
10-12	Con riesgo alto
< 9	Con riesgo muy alto

- Inadecuada nutrición (desnutrición)
- Inadecuado estado mental o de sensibilidad

A cada categoría se le asigna un valor con base en el estado del paciente. La suma de las cifras resultantes determina la puntuación y el grado de riesgo del individuo. Las puntuaciones para cada categoría y su valoración total ayudan al equipo de atención médica a estructurar intervenciones apropiadas. La mayoría de los centros médicos requiere una puntuación para la valoración de cada paciente que ingresa, y se han establecido guías para determinar con qué frecuencia hacerlo en una etapa posterior. Por ejemplo, en muchas políticas hospitalarias de cuidados intensivos se requiere la revaloración de los pacientes a diario o cuando hay un cambio en su estado. En la Agency for Healthcare Research & Quality (AHRQ) se recomienda usar la escala de Braden o la de Norton.

Pájaro madrugador

En las poblaciones de asilos de ancianos, casi todas las úlceras por presión se desarrollan durante las 2 semanas inmediatas al ingreso, por lo que es crucial identificar con prontitud a los pacientes en riesgo. No hay guías definitivas en cuanto a qué tan a menudo revalorar a un paciente; sin embargo, las investigaciones recomiendan que se haga cada semana durante el primer mes, y después, de forma trimestral o cuando haya un cambio del estado general o condición del paciente.

Prevención

La prevención de las úlceras por presión se centra en la compensación de los factores de riesgo prevalecientes y el abordaje de la fisiopatología subyacente, incluidos el tratamiento de la presión, la integridad de la piel y la nutrición. Cuando se planeen intervenciones, asegúrate de adoptar un abordaje integral y considerar todas las necesidades del paciente.

Tratamiento de la presión

El tratamiento de la intensidad y duración de la presión a la que se somete el cuerpo del paciente es una meta fundamental para la prevención,

(el texto continúa en la p. 144)

Escala de Braden: predicción del riesgo de úlceras por presión

La escala de Braden que se muestra aquí es el instrumento más confiable con el que se cuenta para valorar el riesgo de un paciente de presentar úlceras por presión. A menor puntuación, mayor riesgo.

Nombre del paciente *Harry Thompson* Nombre del evaluador *Beth Williams, RN*

PERCEPCIÓN SENSORIAL Capacidad de responder significativamente a las molestias relacionadas con la presión	***1. Completamente limitada:*** Sin respuesta (no hace gemidos, no se estremece, ni se sujeta de algo) ante los estímulos dolorosos por un grado disminuido de consciencia, o sedación O Capacidad limitada de percibir el dolor sobre la mayor parte de la superficie corporal.	***2. Muy limitada:*** Responde sólo a estímulos dolorosos; no puede comunicar malestar, excepto por gemidos o inquietud general O Presenta alteración sensorial que limita la capacidad de percibir dolor o malestar en la mitad del cuerpo.
HUMEDAD Grado de exposición de la piel a la humedad	***1. Constante:*** La piel se mantiene húmeda de manera casi constante por sudoración, la presencia de orina, etc.; se detecta humedad cada vez que el paciente se mueve o cambia de posición.	***2. Importante:*** La piel con frecuencia está húmeda, no siempre; deben cambiarse las ropas de cama al menos una vez por turno.
ACTIVIDAD Grado de actividad física	***1. Postración en cama:*** Confinación a la cama.	***2. Postración en silla:*** La capacidad de caminar está limitada gravemente o es nula; no puede soportar su peso o debe ser asistido para pasar a una silla convencional o de ruedas.
MOVILIDAD Capacidad de cambiar y controlar la posición corporal	***1. Completamente inmóvil:*** No hace siquiera cambios ligeros en la posición del cuerpo o las extremidades sin ayuda.	***2. Muy limitada:*** Hace cambios ligeros ocasionales en la posición del cuerpo o las extremidades, pero no puede hacer cambios frecuentes o significativos de manera independiente.
NUTRICIÓN Patrón habitual de la ingestión de alimentos	***1. Muy mala:*** Nunca come una ración completa; rara vez ingiere más de 33 % de los alimentos ofrecidos; come dos raciones o menos de proteínas (carne o productos lácteos) al día; toma pocos líquidos; no ingiere un complemento dietético líquido O Se encuentra con orden de nada por vía oral (NPO) o se mantiene con líquidos transparentes o soluciones intravenosas (i.v.) durante más de 5 días.	***2. Probablemente inadecuada:*** Rara vez ingiere una ración completa y, en general, sólo come la mitad de cualquier alimento que se le ofrezca; la ingestión de proteínas incluye sólo tres raciones de carne o productos lácteos por día; en ocasiones toma un complemento dietético O Recibe una cantidad menor que la óptima de dieta líquida o alimentación por sonda.
FRICCIÓN Y CIZALLAMIENTO	***1. Problemáticos:*** Requiere asistencia moderada a máxima para moverse; es imposible levantarlo por completo sin deslizamiento sobre las sábanas; con frecuencia se mueve en dirección descendente en la cama o silla, lo que requiere cambios frecuentes de posición con asistencia; la espasticidad, las contracturas o la agitación le llevan a una fricción casi constante.	***2. Potencialmente problemáticos:*** Se mueve poco o requiere asistencia mínima; durante un traslado, su piel probablemente se deslice hasta cierto grado sobre las sábanas, las cintas de restricción de la silla u otros dispositivos; mantiene una posición relativamente buena en la cama o la silla la mayor parte del tiempo, pero en ocasiones se desliza hacia abajo.

Fecha de valoración 7/22/15

3. Ligeramente limitada: Responde a las órdenes verbales pero no siempre puede comunicar malestar o necesidad de cambio de posición 0 Tiene alguna alteración sensorial que limita su capacidad de percibir el dolor o malestar en una o dos extremidades.	***4. Sin alteración:*** Responde a órdenes verbales, no presenta déficit sensorial que limite su capacidad de percibir o manifestar dolor o malestar.	3
3. Ocasionalmente húmedo: La piel en ocasiones está húmeda, requiere un cambio adicional de ropa de cama, casi una vez al día.	***4. Rara vez húmedo:*** La piel suele estar seca, sólo se requiere cambio de ropa de cama a intervalos sistemáticos.	3
3. Camina ocasionalmente: Camina algunas ocasiones durante el día, pero distancias muy breves, con o sin asistencia; pasa la mayor parte de cada turno en la cama o en una silla.	***4. Camina con frecuencia:*** Camina fuera del cuarto al menos dos veces al día y, en su interior, al menos una vez cada 2 h mientras está despierto.	4
3. Ligeramente limitada: Hace cambios de posición del cuerpo o de una extremidad de manera frecuente, aunque ligeros, y de forma independiente.	***4. Sin limitaciones:*** Hace cambios mayores y frecuentes de posición sin asistencia.	4
3. Adecuada: Come más de la mitad de la mayor parte de las comidas; ingiere cuatro raciones de proteínas (carne, productos lácteos) al día; en ocasiones rechaza una comida, pero suele tomar un complemento si se le ofrece 0 Se encuentra en un esquema de alimentación por sonda o alimentación parenteral total, que probablemente cubra casi todas las necesidades de nutrición.	***4. Excelente:*** Come casi todo el alimento y nunca rechaza alguno; suele ingerir cuatro o más raciones de carne y productos lácteos; en ocasiones come entre comidas; no requiere complementos.	4
3. Sin problema aparente: Se mueve en cama y silla de manera independiente y tiene fuerza muscular suficiente para levantarse por completo al moverse; mantiene una buena posición en la cama o en una silla, en todo momento.		3
	PUNTUACIÓN TOTAL	21

en especial de aquéllos con limitaciones de la movilidad. El cambio frecuente y cuidadoso de la posición ayuda al paciente a evitar la presión lesiva repetitiva que puede causar isquemia tisular y la necrosis subsiguiente. Cuando se cambia de posición, es importante disminuir la duración e intensidad de la presión.

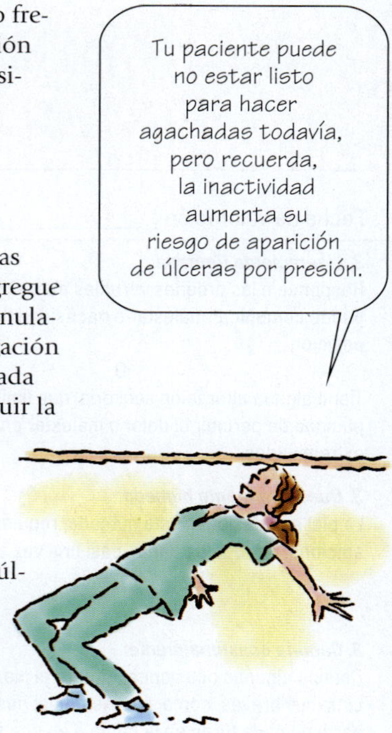
Tu paciente puede no estar listo para hacer agachadas todavía, pero recuerda, la inactividad aumenta su riesgo de aparición de úlceras por presión.

Posición del paciente

En el momento en que cambies la posición del paciente, busca zonas indicadoras de piel enrojecida y verifica que la nueva posición no agregue peso a éstas. Evita el uso de soportes con forma de dona o cojines anulares, que rodean la zona isquémica, porque pueden disminuir la irrigación sanguínea a una extensión todavía mayor de tejido. Si la zona afectada está en una extremidad, utiliza almohadas para sostenerla y disminuir la presión. Evita levantar la cabecera de la cama más de 30° para prevenir el daño tisular por fricción o fuerzas de cizallamiento.

Pasos de nene

La inactividad aumenta el riesgo de un paciente de presentar una úlcera. En el grado en que el paciente tenga la capacidad física para hacerlo, alienta su actividad. Inicia con un paso breve, ayúdale a salir de la cama o pasarse a una silla. Conforme aumente su tolerancia, ayúdalo a caminar dentro del cuarto y, después, llévalo hasta la recepción.

Posición de un paciente en cama

Cuando un paciente se encuentra en decúbito lateral, nunca dejes que su peso se apoye directamente en el trocánter mayor del fémur. En su lugar, haz que apoye su peso sobre las nalgas y utiliza una almohada o cuña de espuma para mantener esta posición, lo que asegura que no se ejerza presión sobre el trocánter mayor o el sacro. Además, una almohada colocada entre las rodillas o los tobillos disminuye al mínimo la presión ejercida cuando una extremidad se coloca sobre la otra (véase *Cambios de posición de un paciente acostado*, p. 145).

Suspender el talón es lo ideal

Los talones son un reto particularmente difícil. Incluso con la ayuda de cojines de diseño especial, la disminución de la presión sobre los talones por debajo de la de llenado capilar es casi imposible. En su lugar, deja colgado el pie del paciente, de manera que la prominencia ósea del talón no esté bajo presión alguna. Una almohada o un cojín de espuma colocado bajo sus pantorrillas puede permitir una posición confortable, en tanto sostiene su pie. Recuerda tener cuidado de evitar la contractura de la rodilla. Los pacientes con alto riesgo de desarrollar úlceras por presión del talón pueden requerir productos especiales diseñados para suspender por completo el talón y redistribuir la presión, como espuma, gel o botas llenas de aire. Ten cuidado con los productos donde se usan cintas para sujetar el protector al talón, ya que sólo reducen la fricción y pueden causar daño por presión en la cara dorsal del pie.

Cambios de posición de un paciente acostado

Cuando cambies la posición de un paciente acostado utiliza la regla de 30: elevar la cabecera de la cama 30º (como se muestra). Evita elevar la cabeza más de 30º para prevenir el desarrollo de una fuerza de presión de cizallamiento. Cuando debas elevarla más, a la hora de la comida por ejemplo, hazlo por períodos breves.

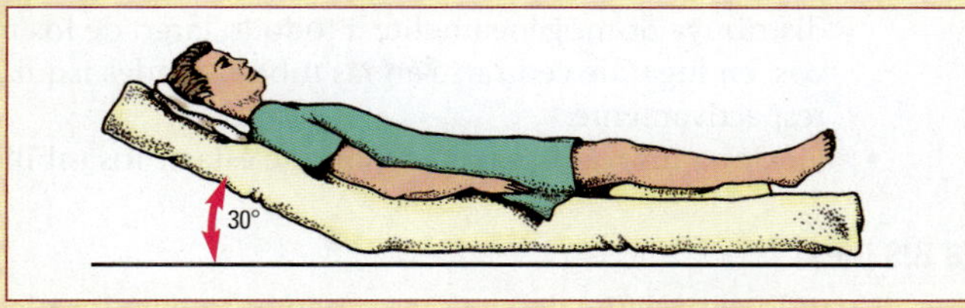

Conforme cambies de posición al paciente de su lado izquierdo al derecho, verifica que su peso se apoye en la nalga, no en el hueso de la cadera. Esto disminuye la presión sobre el trocánter mayor y el sacro. El ángulo entre la cama y una línea lateral imaginaria a través de sus caderas deberá ser de casi 30º. Si se requiere, usa almohadas o una cuña de espuma para ayudar al paciente a mantener la posición apropiada (como se muestra). Acojina también con almohadas los puntos de presión, como rodillas u hombros.

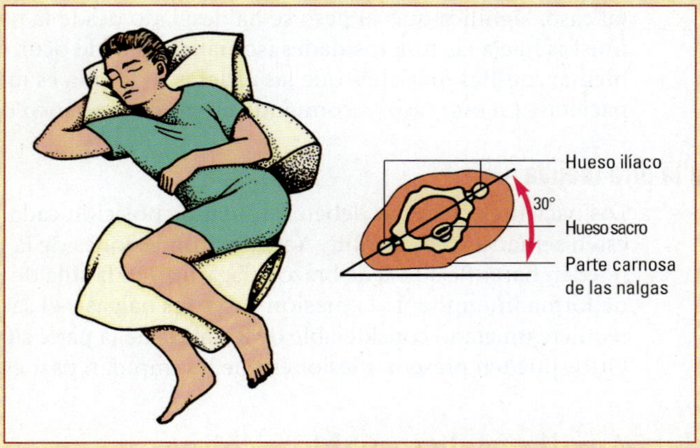

Cambio de posición de un paciente sentado

Es más probable que un paciente presente úlceras por presión al estar sentado que acostado. La posición sedente tiende a centrar todo el peso del paciente en una superficie relativamente pequeña de las nalgas, los muslos y las plantas de los pies. Gran parte de este peso se concentra en la pequeña superficie de tejido que cubre las tuberosidades isquiáticas. La postura y la alineación apropiadas ayudan a asegurar que el peso del cuerpo del paciente se distribuya tan homogéneamente como sea posible.

La postura apropiada al estar sentado es parte clave de la prevención de úlceras por presión.

Postura apropiada preferida

La postura apropiada por sí sola puede disminuir significativamente el riesgo de un paciente de presentar úlceras en los tobillos, codos, antebrazos, muñecas y rodillas. Asegúrate de incluir estos hechos cuando expliques la postura apropiada al paciente:

- Siéntate con tu espalda recta y apoyada en el respaldo, los muslos paralelos al piso, las rodillas cómodamente flexionadas y los brazos horizontales y apoyados en los brazos de la silla (esta postura distribuye el peso de manera homogénea sobre toda la superficie corporal disponible).
- Mantén tus pies completamente apoyados sobre el piso para proteger tus talones de una presión dirigida y distribuye el peso de tus piernas sobre la superficie más grande disponible: las plantas de los pies.

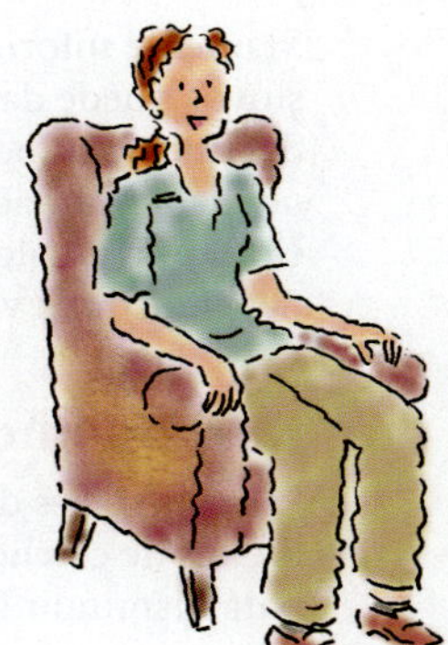

- Evita el encorvamiento, que causa una fuerza de cizallamiento y fricción, y ejerce una presión indebida sobre el sacro y el cóccix.
- Mantén tus muslos y brazos paralelos para asegurar que el peso se distribuya homogéneamente a todo lo largo de los muslos y antebrazos, en lugar de centrarse en las tuberosidades isquiáticas o los codos, respectivamente.
- Flexiona tus rodillas para evitar que éstas y los tobillos se rocen.

Eleva tus pies

Cuando el paciente desee usar un banquito para los pies o un taburete, revisa si sus rodillas están colocadas arriba del nivel de las caderas. En tal caso, significa que su peso se ha desviado desde la parte dorsal de los muslos hacia las tuberosidades isquiáticas. Puede ocurrir el mismo problema, rodillas más altas que las caderas, si la silla es muy corta para el paciente. En este caso, recomienda el uso de un banco o silla diferente.

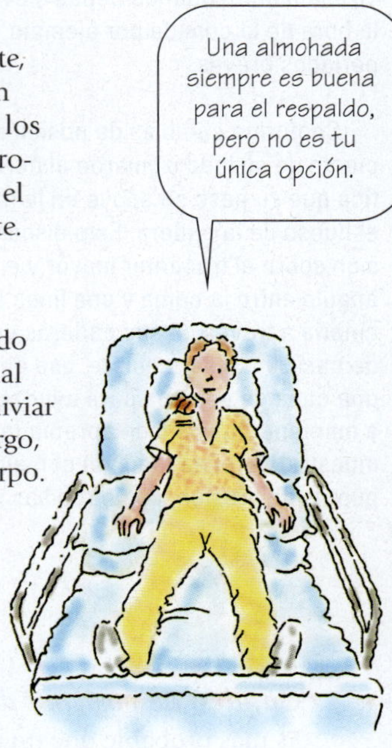
Una almohada siempre es buena para el respaldo, pero no es tu única opción.

Pon la otra mejilla

Los pacientes en riesgo deben cambiar de posición cada 15 min cuando estén sentados si es posible. Aquellos con lesiones de la médula espinal pueden hacer flexiones de brazo o lagartijas en la silla de ruedas para aliviar de forma intermitente la presión sobre las nalgas y el sacro; sin embargo, requiere un grado considerable de fortaleza de la parte superior del cuerpo. Otros pueden presentar lesiones que les impidan usar esta técnica.

Auxiliares de respaldo y cojines

Una almohada puede ser la primera opción de apoyo en el respaldo, pero ya no es la única disponible. Hoy en día también puedes elegir entre una amplia variedad de superficies de respaldo y cojinetes de amortiguación. Hay opciones de camas, colchones y asientos especiales en los que se emplean espumas, geles, agua y aire como agentes de amortiguación, y hacen posible ajustar un sistema completo y personal de respaldo para el paciente. Recuerda, el cuidado eficaz depende del conocimiento de las clases y tipos de productos disponibles (véase *Dispositivos de redistribución de la presión*, p. 147).

Falsa seguridad

Mantente informado, pero también sé cuidadoso. El uso de estos dispositivos puede dar un falso sentimiento de seguridad. Es importante recordar que no importa qué tan útiles sean estos aparatos, no son sustitutos de un atento cuidado. Los pacientes requieren horarios de cambio de posición individuales independientemente del equipo usado, y tal esquema depende de tu valoración de la tolerancia a la presión que posean.

Respaldo horizontal

Las superficies de respaldo horizontal incluyen camas, colchones y cubiertas de colchón. Estos productos tienen espumas, geles, agua y aire para disminuir la presión que percibe un paciente cuando está acostado.

Dispositivos de redistribución de la presión

He aquí algunos cojinetes, colchones y camas especiales que ayudan a redistribuir la presión cuando un paciente está confinado a una posición durante períodos largos.

Cama con flujo de aire
Cuenta con esferas que se mueven bajo un flujo de aire para sostener al paciente, lo que disminuye las fuerzas de cizallamiento y fricción.

Colchones de aire de presión alterna
El inflado y desinflado alternos de los tubos de un colchón cambian las zonas de presión.

Colchones o cojinetes de espuma
Las superficies de espuma, que deben ser de al menos 8-10 cm de grosor, amortiguan la piel y disminuyen la presión.

Arnazón para pies
Una cuna de pies eleva la ropa de cama para retirar la presión sobre ellos.

Cojinetes de gel
Distribuyen la presión sobre una gran superficie.

Camas con baja pérdida de aire
Se ajustan cojines de aire inflados para la redistribución óptima de la presión, de acuerdo con las dimensiones corporales del paciente.

Dispositivos mecánicos de elevación
Los lienzos y otros dispositivos mecánicos de elevación previenen el cizallamiento al sostener al paciente en lugar de arrastrarlo sobre la cama.

Acojinamiento
Almohadas, toallas y frazadas blandas que, cuando se colocan apropiadamente, pueden disminuir al mínimo la presión en los espacios huecos del cuerpo.

Colchones o cojinetes de agua
Un efecto ondulatorio provee una distribución homogénea del peso corporal del paciente.

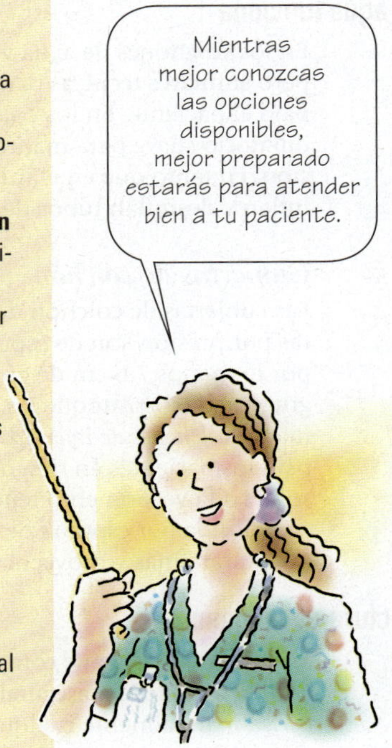
Mientras mejor conozcas las opciones disponibles, mejor preparado estarás para atender bien a tu paciente.

Camas

Las camas de aire fluidificado o pérdida baja de aire proveen una redistribución de la presión a los pacientes confinados a ellas. Estos productos son costosos para que una institución los compre o alquile. Las camas (o colchones) con la característica de "ayuda para voltear" son útiles para prevenir lesiones de la espalda del personal y facilitar el cambio de posición de los pacientes, pero aún es imperativo el "giro manual" para cambiar los puntos de presión. Las camas de tratamiento por rotación lateral continua, que oscilan o rotan, pueden redistribuir la presión mientras giran; sin embargo, su principal función es ayudar con aspectos respiratorios. Son costosas y rara vez constituyen una opción para el paciente que retorna a su domicilio.

Colchones

En casi todos los colchones se usa alguna forma o manipulación de espuma, gel, aire o agua para amortiguar al paciente. Los colchones con centro de espuma pueden proporcionar los mismos beneficios derivados de uno estándar con una cubierta de espuma. Los colchones con baja y alta pérdida de aire constituyen dispositivos de respaldo especializados que hacen pasar aire sobre la piel del paciente. Estos colchones promueven la evaporación y son especialmente útiles cuando la maceración cutánea constituye un problema. Sin embargo, hay un riesgo de deshidratación con el uso de los colchones con gran pérdida de aire.

El agua funciona

En los colchones de agua y algunos de aire se utilizan diferentes medios pero similares técnicas para distribuir de forma homogénea la presión bajo el paciente. En los colchones de agua se utiliza el movimiento ondulatorio suave para mantener una distribución homogénea de la presión, en tanto que en el interior de varios tipos de colchones de aire se inflan y desinflan tubos de manera alterna para distribuir la presión.

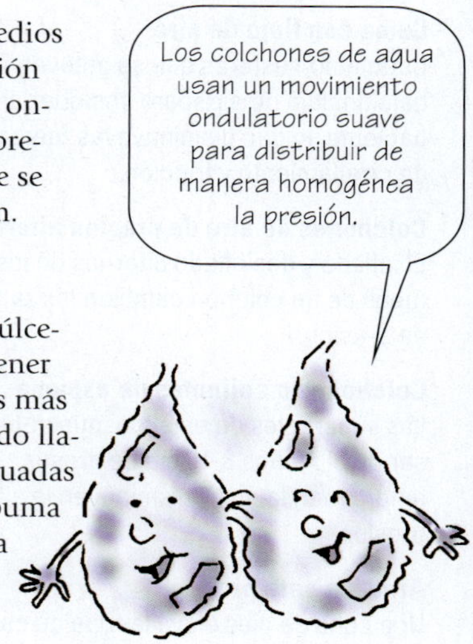
Los colchones de agua usan un movimiento ondulatorio suave para distribuir de manera homogénea la presión.

Cubiertas de colchón

Las cubiertas de colchón de uso más frecuente en la prevención de úlceras por presión son de espuma, aire y gel. Las de espuma deberán tener por lo menos 7.6 cm de grosor para el paciente promedio; mientras más gruesas, mejor. Aunque las cubiertas de espuma de 5.1 cm, a menudo llamadas *colchones de huevera*, pueden añadir comodidad, no son adecuadas para los pacientes en riesgo de úlceras por presión. Se prefiere la espuma sólida a la versión entretejida. Asegúrate de seleccionar una cubierta constituida por espuma de una mayor calidad y alta densidad, porque durará más y proveerá una mejor redistribución de la presión.

Lectura de la mano

Si el peso del paciente comprime completamente una cubierta de colchón, ésta no ayuda. Para asegurarte de que el paciente no esté tocando el fondo, revisa manualmente cualquier nueva cubierta que entre en servicio o si sospechas que se está rompiendo. Para verificar una cubierta, desliza una mano con la palma hacia arriba y los dedos extendidos entre la cubierta del colchón y éste. Si puedes sentir el cuerpo del paciente a través de la cubierta, sustitúyela con una más gruesa o agrega más aire al colchón.

Respaldo vertical

Los productos diseñados para ayudar a prevenir úlceras por presión en posición sedente entran en dos amplias categorías: los que redistribuyen la presión y los que facilitan el cambio de posición.

Una situación acojinada

Los pacientes ambulatorios y los que dependen de una silla de ruedas deberán usar cojines en su asiento para distribuir el peso sobre la mayor superficie posible. Los pacientes que dependen de una silla de ruedas requieren un cojín de asiento rugoso especial que pueda soportar los rigores del uso diario. En muchos ejemplos es suficiente un cojín de espuma de 7.5-10 cm de grosor.

En muchas clínicas se utilizan ahora sistemas digitales en las sillas de ruedas para ajustar los sistemas de acojinamiento a la fisiología y necesidad de cada paciente. Para los pacientes con lesiones de la médula espinal, la selección del asiento de la silla de ruedas se basa en la valoración de la presión, el estilo de vida, la estabilidad postural, la continencia y el costo. Los asientos y cojines a la medida son más caros; sin embargo, en este caso el costo adicional es justificable. Alienta a los pacientes que dependen de una silla de ruedas para que sustituyan los cojines del asiento tan pronto como empiecen a deteriorarse.

Una posición, al cambiarla

Cambiar de posición es tan importante cuando el paciente está sentado como cuando está acostado. Para un paciente que requiere asistencia se tienen varios dispositivos, incluyendo estructuras por arriba de la cabeza, trapecios, caminadoras y bastones. Estos dispositivos pueden ayudar al paciente a cambiar de posición por sí mismo, según la necesidad.

Atención de la integridad cutánea

Un plan de atención de la integridad cutánea eficaz incluye una inspección regular en busca de pérdida de continuidad tisular, la limpieza y humidificación sistemáticas, y tomar los pasos necesarios para proteger la piel de la humedad, según necesidad.

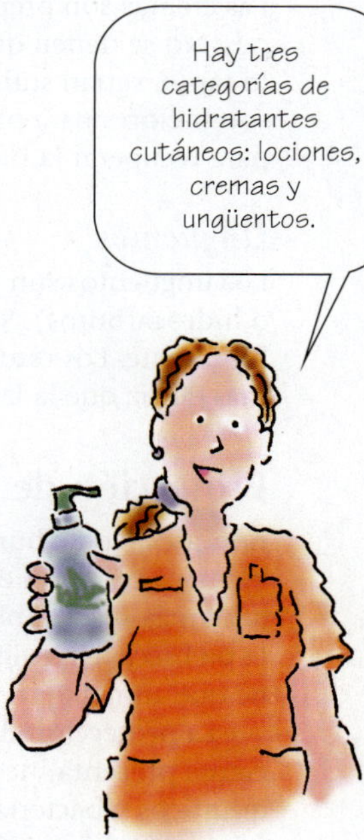

Inspección de la piel

Haz una inspección sistemática de la piel del paciente en cuanto a zonas de presión, dependiendo de la valoración previa de su riesgo y capacidad de tolerar la presión. Revisa palideces y zonas de enrojecimiento, ambos son signos de isquemia. Ten en mente que la hiperemia reactiva (enrojecimiento que ocurre después de retirar la presión) es, por lo general, el primer signo externo de isquemia por presión.

Limpieza de la piel

Por lo general, es suficiente con un jabón suave y agua tibia para realizar la higiene cutánea diaria. Recomienda al paciente usar un paño blando para secar su piel a golpecitos, más que por frotamiento, y evitar restregarla o utilizar agentes de limpieza agresivos.

Hidratación de la piel

La piel se torna seca, escamosa y menos plegable cuando pierde humedad; al estar seca es más susceptible a la ulceración. El número de productos hidratantes cutáneos disponibles aumenta cada día, por lo que no deberá ser difícil encontrar uno que sea del agrado del paciente. Las tres categorías de hidratantes de la piel son lociones, cremas y ungüentos (véase *Guía rápida para los hidratantes*, p. 150).

Lociones

Las lociones son cristales en polvo mantenidos en suspensión por surfactantes. Tienen el más alto contenido de agua, por lo que se sienten frías cuando se aplican. También se evaporan más rápido que cualquier otro tipo de hidratante; en consecuencia, se deben aplicar más a menudo.

Guía rápida para los hidratantes

Es indispensable mantener la piel húmeda para ayudar a prevenir la aparición de úlceras por presión, y hay una gran variedad de productos hidratantes. Usa este cuadro como una forma rápida para determinar qué producto puede ser mejor para tu paciente.

Buenos	Mejores	Los mejores
X	X	X
Lociones ($\geq$ 90% de agua)	Cremas (emulsiones a base de aceite)	Ungüentos (productos a base de hidrocarburos)

Cremas

Las cremas son preparados de aceite y agua, más oclusivos que las lociones. No se tienen que aplicar tan frecuentemente como las lociones; por lo tanto, serían suficientes tres o cuatro aplicaciones al día. Las cremas son mejores para prevenir la pérdida de humedad por evaporación que para recuperar la humedad de la piel.

Ungüentos

Los ungüentos son preparados de agua en aceite (por lo general, lanolina o hidrocarburos). Son la forma más oclusiva y de mayor duración de un hidratante. Los estudios indican que los hidrocarburos son un hidratante más eficaz que la lanolina.

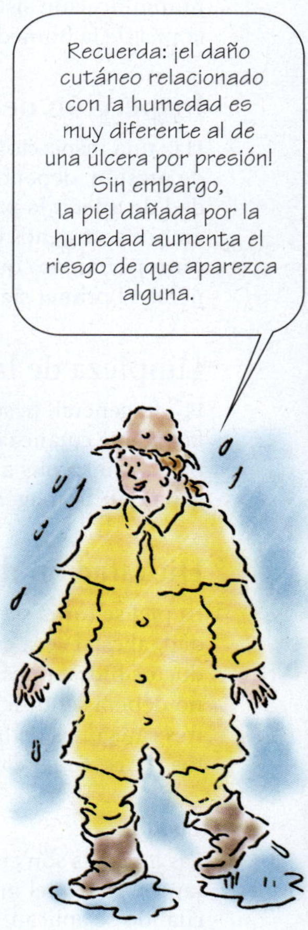
Recuerda: ¡el daño cutáneo relacionado con la humedad es muy diferente al de una úlcera por presión! Sin embargo, la piel dañada por la humedad aumenta el riesgo de que aparezca alguna.

Protección de la piel

Aunque algo de humedad es buena, demasiada puede constituir un problema. La fricción erosiona fácilmente la piel cargada de agua, lo que la hace más susceptible a los irritantes y a la colonización por bacterias que la piel seca. Una vigilancia estrecha ayuda a eliminar los problemas antes de que aumenten.

La protección de la piel es particularmente importante si el paciente presenta incontinencia. La orina y las heces introducen irritantes químicos y bacterias, así como humedad, lo que puede acelerar la fragmentación cutánea. Para tratar eficazmente la incontinencia, determina primero la causa y después planea intervenciones que protejan la integridad de la piel, mientras se aborda el problema subyacente.

En los adultos mayores no supongas que la incontinencia es parte normal del envejecimiento, no lo es. En su lugar, considera los factores que pueden precipitar la incontinencia, como:

- Bolo fecal y alimentación con sonda (pueden causar diarrea)
- Reacción a fármacos (puede causar diarrea o incontinencia urinaria)
- Infección urinaria
- Problemas de movilidad (pueden evitar que el paciente llegue al sanitario a tiempo)

- Confusión o vergüenza (pueden evitar que un paciente pida un cómodo o ayuda para llegar al baño)
- Barreras por la ropa, como botones o cinturones (pueden evitar que el paciente retire la ropa a tiempo)

Da una manita

Siempre que la causa subyacente sea reversible, alienta al paciente a pedir ayuda cuando necesite un cómodo o ir al sanitario. Usa colectores de incontinencia, pañales o calzoncillos para incontinencia y barreras cutáneas, según necesidad, para disminuir el daño de la piel (véase *Atención de la incontinencia*). Aumenta la frecuencia de la movilidad, uso del baño, inspecciones, limpieza y humidificación en estos pacientes.

Atención de la incontinencia

Los pacientes que experimentan incontinencia requieren vigilancia cuidadosa e intervenciones especiales para prevenir el daño cutáneo causado por la humedad excesiva, irritación química o infección microbiana. Tres tipos de auxiliares te pueden ayudar a tratar la incontinencia y disminuir su impacto en tu paciente: colectores para incontinencia, pañales y calzoncillos para incontinencia, y barreras tópicas.

Colectores de incontinencia

- Las sondas condón pueden ayudar a tratar la incontinencia urinaria en los varones (hay dispositivos similares, pero menos eficaces, para las mujeres).
- Los colectores de incontinencia fecal son barreras cutáneas de pectina con una bolsa anexa de drenaje (semejante a los sistemas de bolsa para colostomía).
  - Sistemas de manejo fecal son sondas de silicona blanda que se insertan en el recto para guiar las heces líquidas o semilíquidas. Se determinó por investigación que estos productos son más seguros que los tubos rectales. El personal de enfermería necesita capacitación respecto de la inserción y el tratamiento de estos productos, y se usan con mayor frecuencia en los contextos de cuidados intensivos.

Pañales y calzoncillos para incontinencia

- Los pañales y calzoncillos para adulto llevan la humedad lejos de la piel del paciente. Sus alternativas incluyen pañales desechables de gel absorbente y a base de celulosa, y productos de tela reutilizables, que se envían a la lavandería.
- Los estudios indican que los pañales desechables de gel son significativamente más eficaces para disminuir la humedad y mantener el pH normal de la piel que otras alternativas. Los productos de tela reutilizables ofrecen la alternativa menos costosa.
- No cedas a la tentación de poner una cubierta de papel o plástico debajo de un paciente con incontinencia; esto mantiene la humedad cerca de su piel y complica el problema. Los pañales de tela que tienen respaldo impermeable a la humedad también la mantienen cerca de la piel y atrapan el calor del cuerpo del individuo.
- No fijes los calzoncillos al paciente, ya que funcionan absorbiendo la humedad y permitiendo que el aire circule sobre la piel, secándola.
- Los pañales y calzoncillos requieren una vigilancia sistemática para que se puedan cambiar inmediatamente después de la micción.

Barreras tópicas

- Las barreras líquidas de película de copolímero protegen la piel intacta contra los efectos lesivos de la incontinencia. Están disponibles en forma de aerosol o como toallitas. Conforme se secan, estos productos forman una barrera fuerte, casi como el plástico, sobre la superficie de la piel, que no se elimina fácilmente durante la limpieza normal.
- La pasta constituye una barrera cutánea excelente. Es un ungüento que contiene polvo para hacerlo más denso y darle durabilidad, y que se puede retirar con aceite mineral. Muchos de estos productos contienen óxido de cinc.

Cuidados de nutrición

La nutrición apropiada, incluida la ingestión de una dieta equilibrada y el mantenimiento del peso adecuado, es indispensable en la prevención y cicatrización de las úlceras.

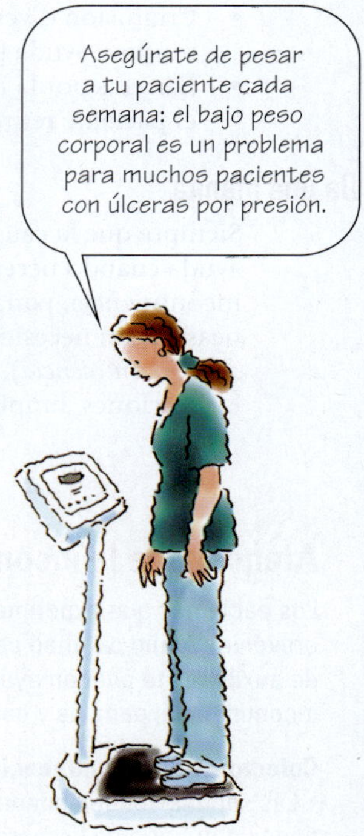
Asegúrate de pesar a tu paciente cada semana: el bajo peso corporal es un problema para muchos pacientes con úlceras por presión.

Ingestión alimentaria

Las proteínas son importantes para el mantenimiento de la piel. El paciente necesita una dieta equilibrada con casi 0.8 g/kg/día de proteínas. Para casi todos los adultos saludables, esto significa ingerir una o dos raciones de 90 g de proteínas al día en forma de carne, leche, queso o huevos.

Peso corporal

El peso corporal bajo es un problema para muchos pacientes con úlceras por presión. Una enfermedad subyacente o la anorexia pueden hacer indeseable o imposible la alimentación. Para descartar estos problemas y vigilar los resultados de las intervenciones en la nutrición, pesa al paciente de forma semanal; sin embargo, no bases tu valoración de la nutrición tan sólo en el peso. Si los antecedentes del paciente incluyen una disminución de peso no intencional de 4.5 kg o más durante los 6 meses previos, una mala nutrición puede ser la causa. Los pacientes en alto riesgo de desarrollar úlceras por presión y aquéllos que ya las presentan deberán ser objeto de una consulta con el nutriólogo. Véanse los apéndices para información en cuanto a las *Guías de nutrición ante las úlceras por presión*.

Valoración

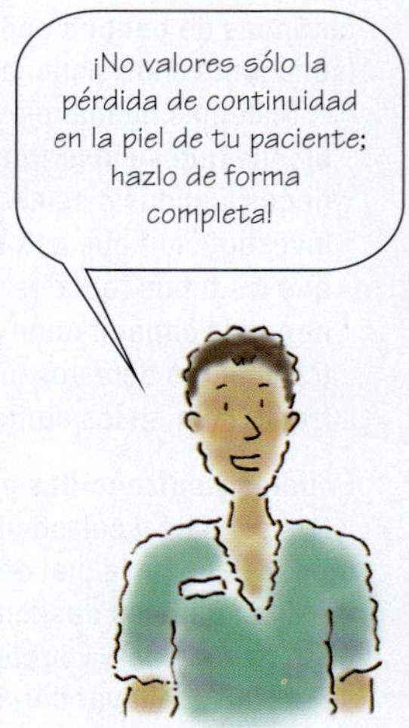
¡No valores sólo la pérdida de continuidad en la piel de tu paciente; hazlo de forma completa!

Las úlceras por presión pueden presentarse incluso con las mejores medidas de prevención. Un tratamiento eficaz depende de una valoración completa de la herida en desarrollo. La valoración significativa de una úlcera requiere un abordaje sistemático y objetivo. Primero, indaga los antecedentes de la úlcera, incluyendo causa, duración y tratamiento previo. Después, tu valoración deberá contener información acerca de su úlcera:

- Localización anatómica
- Características (hiperemia reactiva, eritema blanqueable y no blanqueable)
- Tamaño (longitud, ancho y profundidad, en centímetros)
- Base (tejido necrótico, de granulación o epitelial)
- Exudado (cantidad y descripción)
- Bordes (trayectos sinuosos y socavación)
- Piel circundante (eritema, aumento de temperatura, induración, edema, signos de infección, bordes de la herida)

Recuerda: en muchos casos, no se puede determinar la extensión completa de una úlcera por la sola inspección visual, porque puede haber socavación extensa de los planos aponeuróticos.

Drenaje del dolor

Antes de que revises la úlcera, valora el dolor del paciente. En la mayoría de los casos, las úlceras por presión causan algún grado de dolor; en otros, es intenso. Pide al paciente que califique su dolor con una escala analógica visual de 0 al 10, donde 0 representa "ningún dolor" y 10, un "dolor intenso". De igual manera, pregunta a tu paciente si el dolor interfiere con su capacidad funcional y, en tal caso, hasta qué grado. Los pacientes que no verbalizan o no pueden manifestarte su dolor deberán valorarse con una herramienta de valoración del dolor autorizada, como la Escala de cara, piernas, actividad, llanto y capacidad de consolación (*FLACC, de Face, Legs, Activity, Cry, Consolability*).

Localización

Las úlceras son más frecuentes en la mitad inferior del cuerpo, porque presenta más prominencias óseas y más peso que la mitad superior. Dos tercios de todas las úlceras por presión se presentan en la cintura pélvica.

Las localizaciones más frecuentes de las úlceras por presión incluyen:

- Sacro
- Cóccix
- Tuberosidades isquiáticas
- Trocánteres mayores
- Codos
- Talones
- Escápulas
- Hueso occipital
- Esternón
- Costillas
- Crestas ilíacas
- Rodillas
- Maléolos externos
- Maléolos internos

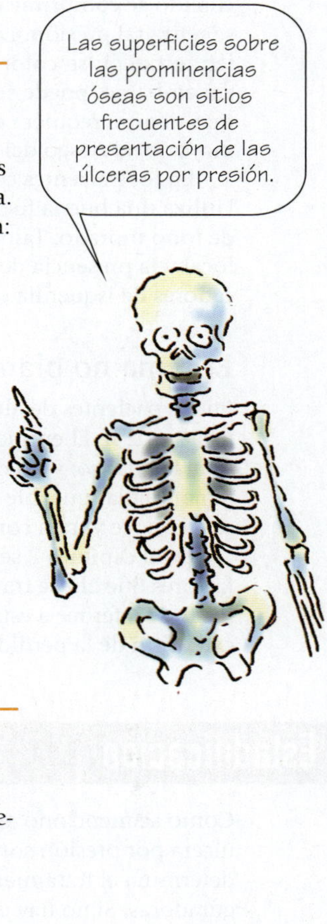

Características

La afección tisular va desde un eritema blanqueable hasta destrucción tisular profunda, relacionada con una herida de grosor completo. La presión contra el tejido interrumpe la irrigación sanguínea y causa palidez por isquemia. Cuando se prolonga, la isquemia causa daño tisular irreversible y extenso.

Hiperemia reactiva

Cuando se elimina la presión que causa la isquemia, la piel se torna roja y la sangre retorna con rapidez al interior de los tejidos. Este enrojecimiento se llama *hiperemia reactiva*. Un mecanismo protector en el cuerpo dilata los vasos sanguíneos del área afectada, lo que aumenta la irrigación y acelera el aporte de oxígeno a los tejidos desprovistos. La hiperemia reactiva aparece primero como un flujo brillante que dura de 50 a 75% del período de isquemia. Si la presión aplicada es muy alta y muy prolongada, la hiperemia reactiva no cumple con las demandas de sangre y ocurre el daño tisular. Por lo general, la hiperemia reactiva es el primer signo visible de isquemia.

Eritema blanqueable

El eritema (enrojecimiento) es producto de la dilatación capilar cerca de la superficie de la piel. En el paciente con úlceras por presión este eritema es resultado de la liberación de la presión que causa la isquemia. El eritema *blanqueable* es un enrojecimiento que se torna blanco (blanquea) cuando se comprime con la punta de un dedo, y de nuevo rojo cuando se retira tal presión. Los tejidos que muestran eritema blanqueable suelen recuperar su color normal en 24 h y no sufren daño a largo plazo; sin embargo, puede ser señal de un daño tisular inminente. Mientras más tiempo requiera el tejido para recuperarse de la presión de un dedo, mayor es el riesgo del paciente de presentar úlceras por presión.

En los pacientes con piel oscura, el eritema es difícil de discernir. Utiliza una buena fuente de luz y busca parches de piel brillosa, tensa y de tono morado. También valora cuidadosamente el aumento de calor local y la presencia de induración o edema, que pueden ser mejores indicadores de isquemia que el eritema.

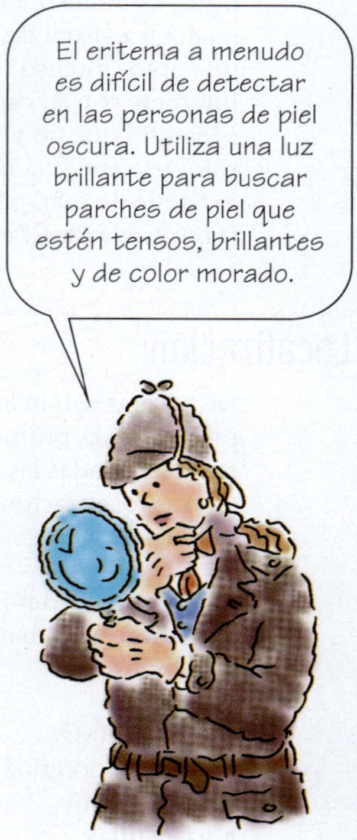
El eritema a menudo es difícil de detectar en las personas de piel oscura. Utiliza una luz brillante para buscar parches de piel que estén tensos, brillantes y de color morado.

Eritema no blanqueable

En los pacientes de alto riesgo, el tejido *no blanqueable* puede presentarse hasta en 2 h. El enrojecimiento vinculado con el eritema no blanqueable es más intenso, y no cambia cuando se comprime con un dedo. El eritema no blanqueable puede ser el primer signo de destrucción tisular. Si se reconoce y trata con rapidez, es reversible.

En el capítulo 2 se examina la valoración de las heridas. Todos los factores que ahí se tratan se valoran en una úlcera por presión, pero en lugar de referirse a ésta como de grosor *parcial* o *completo* en cuanto a la extensión de la pérdida de tejidos, las úlceras por presión se estadifican.

Estadificación

Como se mencionó antes, la valoración y el registro de la etapa de la úlcera por presión son críticas. La etapa o profundidad de la úlcera determina el tratamiento y, a menudo, el pago por terceros de las aseguradoras. Si no hay certidumbre de que una úlcera está en etapa 3 o 4, regístrala como de "grosor completo" y solicita una interconsulta a un especialista en cuidados de heridas. Muchas agencias de atención médica cuentan con reglamentos para tratar las úlceras por presión con base en la etapa de la herida, y que sirven para guiar los cuidados de enfermería y su tratamiento. Recuerda: valora y estadifica toda úlcera por presión a su ingreso a una agencia de atención médica, ya que la incidencia de úlceras por presión nosocomiales es objeto de seguimiento como indicador de la calidad de los cuidados de enfermería.

Complicaciones

Pueden ocurrir complicaciones, como hemorragias o infecciones, durante el cuidado de un paciente con una úlcera por presión. Si ésta empieza a sangrar, haz compresión en el sitio. Si la hemorragia continúa a pesar de la presión, notifica al médico. Mantente alerta a la presencia o aparición de un exudado fétido, una temperatura mayor de 38.3 °C o un eritema que aumente en la piel que rodee a la úlcera. Si notas cualquiera de estas manifestaciones, informa al profesional de salud calificado.

Tratamiento

El tratamiento de las úlceras por presión sigue los cuatros pasos básicos comunes a todos los cuidados de heridas:

- Desbridar el tejido necrótico y limpiar la herida para retirar detritos
- Fomentar un ambiente húmedo para la cicatrización de la herida mediante el uso de los apósitos apropiados
- Proteger la herida contra lesiones adicionales
- Proporcionar la nutrición esencial para la cicatrización de la herida

Un elemento clave en todos los planes terapéuticos para las úlceras por presión es identificar y tratar, de ser posible, la fisiopatología subyacente. Si persiste la causa de la úlcera, ésta no cicatrizará y aparecerán otras nuevas.

Por lo general, los cuidados de la herida implican limpiarla, desbridar el tejido necrótico y aplicar un apósito que mantenga húmedo el lecho de la herida. Se usan medicamentos tópicos para resolver varios de estos aspectos. Además, recuerda capacitar al paciente para que mejore el resultado del plan terapéutico.

Limpieza de la herida

En la limpieza de la herida se retiran los detritos, materiales del apósito antiguo y tejido necrótico de la superficie. La irrigación presurizada en una herida es adecuada para casi toda limpieza (véase cap. 3, *Procedimientos básicos del cuidado de las heridas*).

Desbridamiento

En el desbridamiento se retira el tejido no viable, y éste es el factor más importante para el tratamiento de una herida. No puede haber ni estadificación ni cicatrización adecuadas hasta que se retire el tejido necrótico. Las úlceras por presión en los talones no deberán desbridarse hasta que se determine el estado vascular del paciente (véase cap. 3, *Procedimientos básicos del cuidado de las heridas*).

Apósitos

Los apósitos sirven para:

- Proteger la herida de la contaminación
- Mantener un ambiente húmedo en la herida
- Prevenir traumatismos
- Proporcionar compresión (si hay hemorragia o edema)
- Aplicar medicamentos
- Absorber el exudado o desbridar el tejido necrótico

Cuando se elige un apósito para una úlcera por presión, las características de la herida dictan el tipo que se utilizará. El apósito que selecciones deberá proteger la integridad de la herida y mantener su superficie húmeda pero, al mismo tiempo, prevenir el exceso de humedad que puede causar maceración y colonización bacteriana. La frecuencia de los cambios de apósito depende de la cantidad y el tipo de exudado, así como de las características del apósito (véanse cap. 3, *Procedimientos básicos del cuidado de las heridas,* y cap. 9, *Productos para las heridas*). En el apéndice 2 se incluye un algoritmo para el tratamiento de las úlceras por presión.

Capacitación del paciente

Recuerda que el objetivo de la capacitación del paciente es mejorar el resultado de su tratamiento. Para que cualquier plan de atención tenga éxito, después de que el paciente sea dado de alta de la institución de atención médica, él y su cuidador deben entender el plan terapéutico, ser capaces física y económicamente de realizarlo en su domicilio, y poder valorar tanto la información como su evolución. Por lo tanto, la capacitación y el establecimiento de un objetivo deberán tomar en consideración las preferencias y el estilo de vida del paciente y su familia, de ser posible.

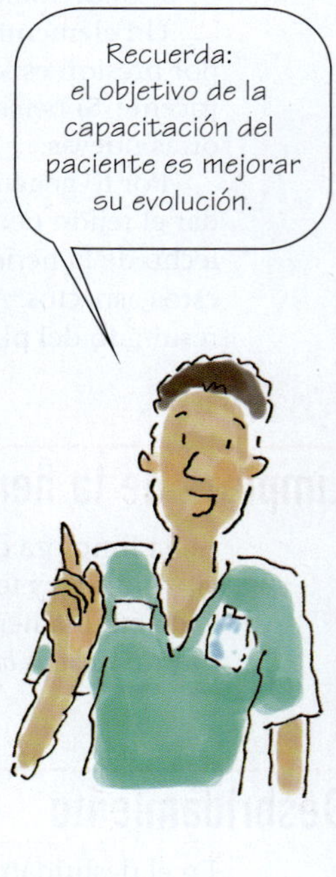

Capacita al paciente y a sus familiares sobre cómo prevenir las úlceras por presión y qué hacer cuando se presenten (véase *Qué hacer y qué no con las úlceras por presión*, p. 157). Explica cómo se realiza el reposicionamiento y muéstrales cuál es la posición correcta de decúbito lateral a 30°. Si el paciente necesita ayuda con el cambio de posición, asegúrate de conocer los tipos de dispositivos disponibles para hacerla y dónde se pueden obtener.

Espejito, espejito. . .

Muestra al paciente cómo revisar su espalda y otras zonas con el uso de un espejo. Si no puede hacerlo, un miembro de la familia puede ayudarlo. Asegúrate de que comprenda la importancia de la inspección diaria de la piel sobre las prominencias óseas en cuanto a los daños relacionados con la presión.

Si el paciente necesita usar apósitos en casa, asegúrate de que conozca las formas apropiadas de aplicarlos y retirarlos. No olvides informarle dónde comprar los materiales. Deriva a todos los pacientes dados de alta con alto riesgo de formación de úlceras por presión, o su presencia, a las agencias de atención de la salud domiciliarias, para que reciba asesoría y valoración adicional por parte del personal de enfermería.

¡Ojo con las heridas!

Qué hacer y qué no con las úlceras por presión

Con un cuidado apropiado de la piel y frecuentes cambios de posición, los pacientes y sus cuidadores pueden mantener la piel de los primeros saludable, un elemento crucial en la prevención de las úlceras. He aquí algunos aspectos, a realizar y evitar, para informar a los pacientes:

Hacer . . .

- Cambie de posición al menos una vez cada 2 h mientras esté acostado. Siga un horario. Acuéstese sobre su lado derecho, después sobre el izquierdo, a continuación de espalda y después boca abajo (si es posible). Utilice almohadas y cojines como respaldo. Haga pequeños giros entre los cambios cada dos horas.
- Revise su piel en cuanto a signos de úlceras por presión dos veces al día. Utilice un espejo para revisar zonas que no pueda observar directamente, como hombros, sacro, caderas, codos, talones y detrás de la cabeza. Informe a su médico de cualquier pérdida de continuidad de la piel o cambios de la temperatura cutánea.
- Siga el programa de ejercicios prescrito, incluyendo aquellos dentro de la amplitud o rango de movimiento, cada 8 h o según la recomendación.
- Ingiera una dieta bien equilibrada, beba muchos líquidos y esfuércese por mantener el peso recomendado.
- Utilice lociones no oleosas.

No hacer . . .

- No utilice jabones o productos cutáneos comerciales que secan o irritan la piel.
- No dé masaje a zonas enrojecidas.
- No duerma sobre sábanas arrugadas ni meta las cobijas en la parte baja de su cama.

Más acerca de la nutrición

Puede ser difícil asegurar una nutrición apropiada, pero el paciente y su familia necesitan saber qué tan importante es para el proceso de cicatrización. Proporciónales materiales sobre la nutrición y cómo mantener el peso ideal, según la necesidad. Muestra al paciente cómo crear una tarjeta de recordatorios de cuidados fácil de entender para su uso en el domicilio.

En nombre del progreso

Las úlceras por presión deberán revalorarse cada semana. Mide el avance por la disminución del tejido necrótico y el exudado, y el aumento del tejido de granulación y la proliferación epitelial. Las úlceras por presión limpias y vascularizadas deberían mostrar datos de cicatrización en 2 semanas. Si no lo hacen y el paciente ha seguido las guías para la nutrición, el cambio de posición, el uso de superficies de respaldo y los cuidados de la herida, es tiempo de revalorar el plan de atención y realizar una interconsulta con un especialista en cuidados de heridas.

En el NPUAP se perfeccionó la herramienta *Pressure Ulcer Scale for Healing* (*PUSH*), que se utiliza para medir la cicatrización y la respuesta de una herida a las intervenciones. Los estudios recientes mostraron que esta herramienta es fácil de usar y confiable. Se trata de una herramienta certificada para valorar las tasas de cicatrización de las úlceras por presión (véanse los apéndices para una mayor información sobre la herramienta *PUSH*).

Controversias acerca de las úlceras por presión

¿Son todas las úlceras por presión producto de cuidados de enfermería deficientes o inadecuados? Esta controversia permanece vigente, pero la investigación parece indicar que no todas las úlceras por presión se pueden evitar. Si los registros de la atención de enfermería y la documentación señalan que se han implementado todas las medidas posibles para prevenir una úlcera por presión, pero el paciente está en un estado crítico o grave, puede considerarse inevitable que aparezca una nueva úlcera. Los expertos en cuidados de heridas también han notado un síndrome de insuficiencia cutánea en muchos pacientes y aún se encuentra en proceso la investigación acerca de este fenómeno. El personal de enfermería describió una úlcera que se presenta principalmente al final de la vida. La úlcera terminal Kennedy se desarrolla con rapidez, suele encontrarse en la región sacra y tener forma de mariposa, y puede ser roja, morada o amarilla. Esta úlcera por presión ha sido reconocida por los Centers for Medicare & Medicaid Services de Estados Unidos.

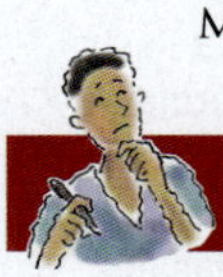

Preguntas de autoevaluación

1. ¿Cuál es el primer paso cuando se trata una úlcera por presión de un paciente?
    A. Fomentar un ambiente húmedo en la herida
    B. Valorar ampliamente los factores sistémicos y locales
    C. Colocar compresas sobre las áreas de socavación
    D. Prevenir infecciones

Respuesta: B. El primer paso es una valoración completa por el personal de enfermería.

2. Un paciente de edad avanzada ingresa a tu unidad de enfermería. ¿Cuál es la mejor forma de valorar el riesgo de una úlcera por presión?
    A. La herramienta PUSH
    B. La capacidad del paciente de cambiar de posición en la cama
    C. Tu experiencia con otros pacientes con úlceras por presión
    D. La Escala de valoración del riesgo de úlceras por presión de Braden

Respuesta: D. La Escala de valoración del riesgo de úlceras por presión de Braden se usa ampliamente para valorar este tipo de problemas.

3. ¿Qué intervención es la más apropiada para prevenir una presión excesiva en el talón?
    A. Flexión de las rodillas
    B. Colocación de un cojín con forma de dona debajo de los pies
    C. Suspender los talones colocando una almchada debajo de las pantorrillas
    D. Poner un colchón de espuma para disminución de presión debajo de los talones

Respuesta: C. Suspender los talones con una almohada debajo de las pantorrillas es la mejor forma para protegerlos de las úlceras por presión.

4. ¿Qué posición del cuerpo alivia la presión del sacro y el trocánter mayor de forma simultánea?

A. Prona
B. Supina
C. Lateral de 30°
D. De Fowler alta

Respuesta: C. La posición lateral de 30° es la mejor forma de aliviar la presión tanto del sacro como del trocánter mayor.

5. En el servicio de enfermería se valora a un paciente que recién ingresó y se identifican calificaciones de 2 puntos en cada una de las seis categorías de la escala de Braden. ¿Cuáles son las intervenciones prioritarias de enfermería? (Selecciona todas las aplicables).

A. Revalorar al paciente en 2 semanas
B. Consultar a un nutriólogo
C. Resolver la humedad cutánea y la incontinencia
D. Instituir un esquema de cambios de posición cada 2 h

Respuesta: B, C y D. Si el paciente tiene puntuaciones de 2 en cada una de las seis categorías, el total de Braden es de 12. Una puntuación de 12 indica un alto riesgo de aparición de úlceras por presión. B, C y D son intervenciones apropiadas que puede realizar el personal de enfermería. A es incorrecta, porque este paciente deberá revalorarse a diario.

Verdadero o falso

6. Los nutriólogos, los terapeutas físicos y los terapeutas ocupacionales certificados pueden ayudar a prevenir las úlceras por presión en los pacientes de alto riesgo. ¿Cierto o falso?

Respuesta: Cierto. Las predicción, prevención y tratamiento de las úlceras por presión requieren un plan de atención multidisciplinario. La ingestión adecuada de alimentos y mantener la movilidad del paciente son aspectos importantes de su atención.

7. Todas las úlceras por presión se pueden evitar y son resultado de una deficiente atención de enfermería. ¿Cierto o falso?

Respuesta: Falso. Algunas pruebas recientes han determinado que ciertas úlceras por presión pueden ser inevitables por el estado clínico del paciente. Es importante implementar todas las posibles intervenciones de enfermería para prevenir las úlceras por presión, incluso en los pacientes críticamente enfermos o que están al final de la vida.

Puntuación

☆☆☆ Si respondiste correctamente las siete preguntas… ¡Felicidades! De verdad demostraste que puedes manejar la presión.

☆☆ Si respondiste correctamente cinco o seis preguntas… ¡Bien hecho! Estás cerca del punto máximo del gradiente de presión.

☆ Si respondiste correctamente menos de cinco preguntas… ¡No te desesperes! Pronto cambiarás de posición.

Bibliografía

Baranoski, S., and Ayello, E.A. *Wound Care Essentials: Practice Principles*, 3rd ed. Philadelphia: Lippincott Williams & Williams, 2012.

Bryant, R.A., and Nix, D.P. *Acute & Chronic Wounds: Current Management Concepts*, 4th ed. St. Louis, MO: Mosby-Elsevier, 2012.

Edsberg, L.E., et al. "Unavoidable Pressure Injury: State of the Science and Consensus Outcomes," *Journal Wound Ostomy Continence Nursing* 49(4):313-324, July-August 2014.

Hess, C.T. *Skin and Wound Care*, 7th ed. Philadelphia: Lippincott Williams & Wilkins, 2013.

Lyder, C.H., et al. "Hospital Acquired Pressure Ulcers: Results from the National Medicare Patient Safety Monitoring System Study," *Journal of the American Geriatric Society* 60(9):1603-1609, September 2012.

National Pressure Ulcer Advisory Panel, European Pressure Ulcer Advisory Panel, and Pan Pacific Pressure Injury Alliance. *Prevention and Treatment of Pressure Ulcers: Clinical Practice Guideline*. Osborne Park, Western Australia: Cambridge Media, 2014.

Padula, W.V., et al. "A Framework of Quality Improvement Interventions to Implement Evidence-Based Practices for Pressure Ulcer Prevention," *Advances in Skin and Wound Care* 27(6):280-284, June 2014.

Posthauer, M.E. "The Role of Nutrition in Wound Care," *Advances in Skin & Wound Care* 25(2):62-63, February 2012.

Waters, J., et al. "The Colors of Wound Care," *Nursing Made Incredibly Easy* 12(1):9-12, 2014.

Zulkowski, K. "Skin Bacteria: Implications for Wound Care," *Advances in Skin & Wound Care* 26(5):231-236, May 2013.

Capítulo 7

Úlceras del pie en el paciente con diabetes

Objetivos

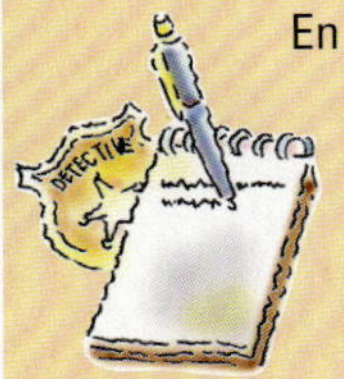

En este capítulo aprenderás:

- Causas de las úlceras del pie en el paciente con diabetes
- Medidas preventivas de úlceras del pie en el paciente con diabetes
- Criterios de evaluación en úlceras del pie en el paciente con diabetes
- Tratamiento para las úlceras del pie en el paciente con diabetes

Una mirada a las úlceras del pie en el paciente con diabetes

La *diabetes mellitus* es un trastorno metabólico caracterizado por una hiperglucemia resultante de la carencia de insulina, disminución de su efecto, o ambas cosas. La insulina permite el transporte de la glucosa al interior de las células, donde se utiliza como energético o se almacena como glucógeno. La insulina también estimula la síntesis de proteínas y el almacenamiento de ácidos grasos libres en los depósitos grasos. La deficiencia de insulina altera estas importantes funciones. La diabetes puede empezar de manera súbita o desarrollarse de forma insidiosa (véase *Diabetes: los hechos no tan dulces*, p. 162).

Las altas cifras de glucosa plasmática causadas por la diabetes pueden dañar vasos sanguíneos y nervios. Por lo tanto, los pacientes con diabetes son susceptibles de presentar úlceras del pie por daño nervioso y mala circulación en los miembros inferiores. Un buen control de la diabetes puede ayudar a prevenir estos problemas crónicos o hacerlos menos graves.

Causas

La neuropatía, la presión y otras fuerzas mecánicas, así como la vasculopatía periférica, pueden causar úlceras del pie en pacientes con diabetes.

Neuropatía diabética

La neuropatía, la principal causa de aparición de úlceras del pie en el paciente con diabetes, es un trastorno nervioso debido a la alteración o pérdida de la función de tejidos inervados por las fibras nerviosas afectadas. En la diabetes,

Diabetes: los hechos no tan dulces

La diabetes se ha caracterizado por convertirse en una epidemia moderna, y no es difícil de comprender por qué cuando observas las estadísticas de Estados Unidos:

- La diabetes es la séptima causa de muerte.
- De 29 millones de personas, el 7 % de la población presenta diabetes.
- Una de cada cuatro no sabe que sufre diabetes.
- En otros 86 millones, uno de cada tres individuos, presenta prediabetes.
- En el año 2012, la diabetes contribuyó con 245 mil millones de dólares en costos médicos y pérdidas laborales/salarios.
- La diabetes tiene una frecuencia máxima en afroamericanos, latinos, estadounidenses de ascendencia asiática y aborígenes, con mayor riesgo en adultos maduros y de edad avanzada.
- Entre el 14 y 20 % de los pacientes con úlceras del pie por diabetes requieren amputación.
- La diabetes es causa principal de insuficiencia renal, amputaciones y nuevos casos de ceguera.
- Los diabéticos contribuyen con el 60 % de todas las amputaciones no traumáticas.
- Las úlceras del pie preceden hasta el 85 % de las amputaciones en pacientes diabéticos.

la neuropatía puede ser causada por isquemia, engrosamiento de los pequeños vasos sanguíneos que irrigan al nervio o por su desmielinización (destrucción de la vaina de mielina protectora que rodea al nervio), lo que hace lenta la conducción de impulsos.

La polineuropatía, o daño de múltiples tipos de nervios, es la forma más frecuente de neuropatía en pacientes con diabetes. En el pie se presenta una trineuropatía que incluye:

- Pérdida de sensibilidad
- Pérdida de la función motora
- Pérdida de las funciones autonómicas (el sistema nervioso autónomo controla los músculos lisos, las glándulas y las vísceras) (véase *Comprensión de la trineuropatía diabética*, p. 163)

Por lo general, la alteración afecta primero a los pies y manos, y después a las rodillas y los codos, respectivamente. Este cuadro clínico se conoce como de *distribución en calcetín y guante*.

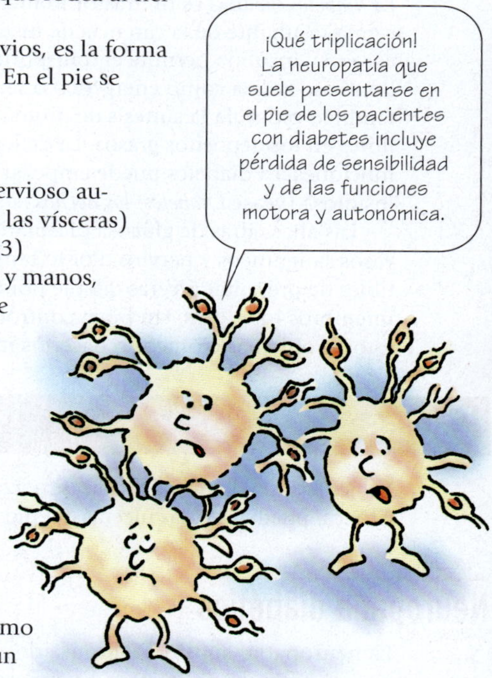
¡Qué triplicación! La neuropatía que suele presentarse en el pie de los pacientes con diabetes incluye pérdida de sensibilidad y de las funciones motora y autonómica.

Has perdido este sentimiento precautorio

Conforme degeneran y mueren los nervios sensoriales (neuropatía sensorial), el paciente experimenta una sensación de ardor o de "pinchazos y cortes con agujas" que pueden empeorar por las noches.

A medida que la sensación disminuye, el paciente presenta riesgo de una lesión del pie. La alteración de la sensibilidad impide al paciente percibir los estímulos, como el dolor y la presión, que normalmente advierten sobre un daño inminente. Cualquier cosa, desde pararse sobre algo agudo hasta usar zapatos mal ajustados, puede causar una lesión del pie porque el paciente no percibe que está ocurriendo un daño.

Comprensión de la trineuropatía diabética

La diabetes no controlada, por lo general, da lugar a una trineuropatía (tres neuropatías juntas) que aumenta notoriamente el riesgo del paciente de desarrollar úlceras del pie.

Neuropatía sensorial

En la neuropatía sensorial, la isquemia o la desmielinización (véase la ilustración siguiente) causan la muerte o el deterioro del nervio. Cuando esto ocurre, el paciente ya no siente estímulos dolorosos y no puede responder apropiadamente.

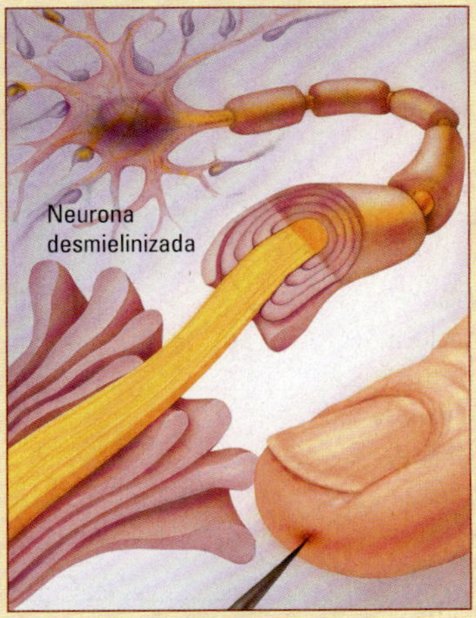

Neuropatía motora

En la neuropatía motora, los músculos intrínsecos profundos respecto de la superficie plantar del pie se atrofian, con el resultado de una mayor altura del arco y dedos engatillados. Además, el cojinete graso que normalmente cubre las cabezas de los metatarsianos migra hacia los dedos, exponiéndolas a una mayor presión y aumentando el riesgo de úlceras secundarias. El riesgo de aparición de una úlcera también es alto para las caras superiores de los dedos en garra, en especial si el paciente usa calzado mal ajustado.

La siguiente ilustración muestra los cambios degenerativos en el pie resultantes de la neuropatía motora. El sombreado indica las zonas donde es más probable que surjan úlceras.

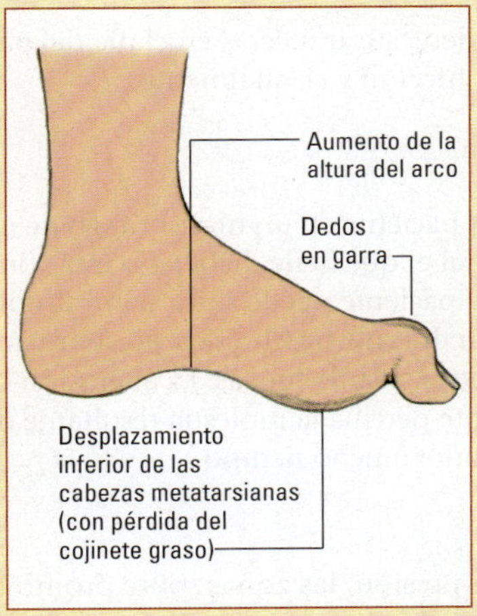

Neuropatía autonómica

En la diabetes no controlada, la neuropatía autonómica inhibe o destruye el componente simpático del sistema nervioso autónomo que regula la vasoconstricción en los vasos sanguíneos periféricos. El flujo resultante ilimitado de sangre hacia los miembros inferiores y los pies puede causar osteopenia (disminución del volumen óseo) en el pie y el tobillo.

En la enfermedad de Charcot (osteoartropatía neuropática), los huesos debilitados por osteopenia sufren fracturas que el paciente no percibe por su neuropatía sensorial. Con el tiempo, este proceso causa disolución ósea, que culmina con el colapso de la parte media del pie y una deformidad en pie de mecedora (véase la ilustración siguiente). Los pacientes con enfermedad de Charcot se colocan en un estado sin soporte de peso hasta que ceda la inflamación.

Las úlceras de la parte media del pie por aumento de la presión plantar sobre la deformidad en pie de mecedora cicatrizan más lento que las úlceras del antepié.

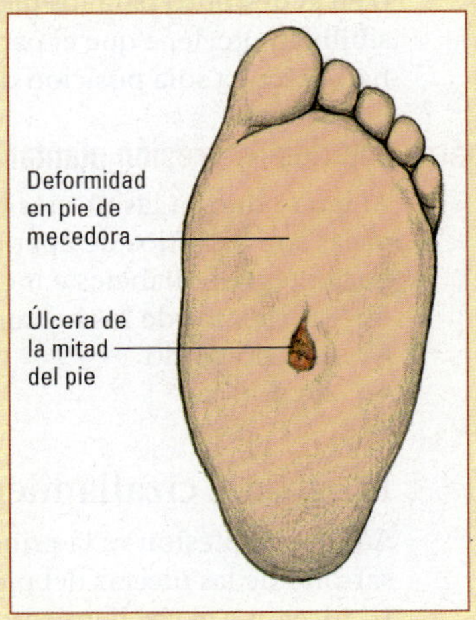

La atrofia no es un premio (ni la falta de trofeos)

Conforme los nervios motores degeneran y mueren (neuropatía motora), los músculos de las extremidades se atrofian, en especial los intrínsecos del pie, lo que causa pie péndulo y deformidades estructurales. Estos cambios degenerativos aumentan el riesgo del paciente de tropezar o caer y dañar aún más el pie.

Hay una infección nefasta en proceso

Conforme los nervios autonómicos degeneran y mueren (neuropatía autonómica), las glándulas sudoríparas y sebáceas presentan disfunción y la piel de los pies del paciente se seca y agrieta. Si se desarrollan fisuras, el riesgo de infección aumenta.

Fuerzas mecánicas

Las fuerzas mecánicas que pueden causar úlceras en el pie del paciente con diabetes incluyen presión, fricción y cizallamiento.

Presión

La neuropatía sensorial pone al paciente en un mayor riesgo de úlceras del pie por la presión, en especial el que tiene diabetes o está confinado a una cama o silla de ruedas. Este paciente puede sufrir daño simplemente por dejar que sus pies se apoyen durante mucho tiempo sobre una cama o en el descanso para los pies de la silla de ruedas. La alteración de la sensibilidad previene que el paciente perciba la molestia resultante de mantenerse en una sola posición durante mucho tiempo.

Lugares notorios de presión plantar

Al iguan que en las úlceras por presión, las zonas sobre prominencias óseas son los sitios de aparición más frecuente de úlceras del pie en los pacientes con diabetes e incluyen:

- Las cabezas de los metatarsianos
- El dedo gordo
- El talón

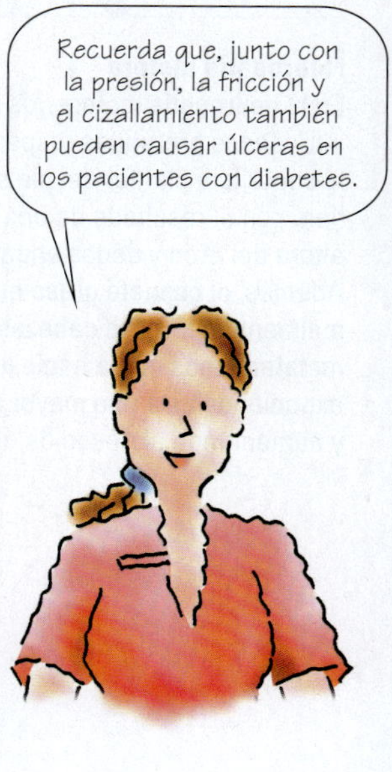
Recuerda que, junto con la presión, la fricción y el cizallamiento también pueden causar úlceras en los pacientes con diabetes.

Fricción y cizallamiento

Aunque la presión es la principal fuerza mecánica que actúa para el desarrollo de las úlceras del pie del paciente con diabetes, no es la única. La fricción y el cizallamiento pueden también causar daño. El frote de un zapato suelto contra el piso, o el pie que se desliza sobre una sábana, pueden provocar daño por fricción.

Es real el cizallamiento

Las fuerzas de cizallamiento aumentan cuando la piel húmeda se adhiere a una superficie, mientras el hueso y los tejidos subyacentes se desplazan. Por ejemplo, la piel de un pie sudoroso puede adherirse a un zapato, mientras los tejidos subyacentes se deslizan debajo.

Cómo la ateroesclerosis altera la circulación

En la ateroesclerosis se acumulan depósitos grasos (colesterol) y placas fibrosas en las paredes de las arterias, disminuyendo su luz y elasticidad. Se forman trombos (coágulos) sobre la superficie rugosa de las placas, y pueden aumentar de volumen lo suficiente para obstruir la luz arterial.

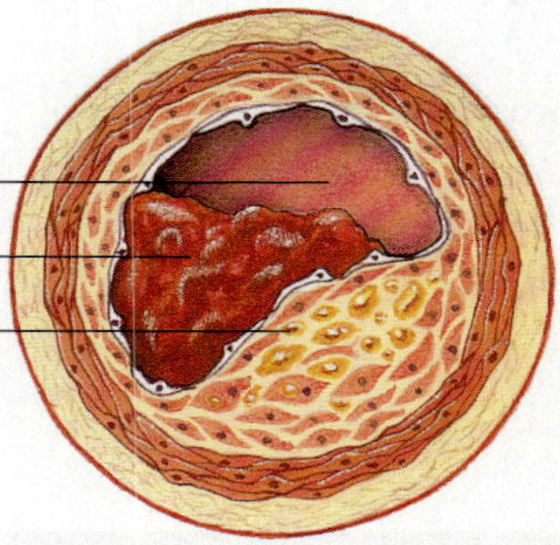

En la diabetes, el daño arterial causado por la ateroesclerosis disminuye la irrigación sanguínea a los miembros inferiores y los nervios involucrados. Además de promover el desarrollo de úlceras, la mala perfusión hace más lento el proceso de cicatrización de las ya presentes e impide la distribución de los antibióticos sistémicos a las zonas infectadas por la circulación.

Vasculopatía periférica

Problema frecuente en los pacientes con diabetes, la vasculopatía periférica altera el proceso de cicatrización de las úlceras ya presentes y puede contribuir también a la neuropatía. En esta enfermedad, las arterias periféricas se estenosan por ateroesclerosis, disminuyendo lentamente el flujo de sangre a las articulaciones (véase *Cómo la ateroesclerosis altera la circulación*). Conforme decrece la perfusión, los riesgos de isquemia y necrosis tisular aumentan.

Factores de riesgo

La identificación de los factores de riesgo de un paciente es una parte importante de la prevención. La pérdida de sensibilidad es el mayor factor de riesgo aislado, pero no el único. He aquí una lista de los factores de riesgo generales para las úlceras por diabetes, compilada por el American College of Foot and Ankle Surgeons:

- Deformidad estructural del pie (como dedos en garra, en pie de mecedora o juanetes)
- Traumatismo y ajuste inapropiado del calzado
- Callosidades

- Presión incrementada de manera prolongada sobre zonas tisulares
- Limitación de la movilidad articular
- Antecedente prolongado de diabetes
- Ceguera parcial o total
- Nefropatía crónica

Los factores de riesgo de úlceras del pie en el paciente con diabetes pueden ser locales o sistémicos. Los factores de riesgo locales incluyen:

- Antecedentes de úlcera del pie o una amputación
- Neuropatía
- Vasculopatía periférica

Los factores de riesgo sistémicos incluyen:

- Edad (mayor de 65 años)
- Hipertensión
- Hiperglucemia con HgA1c >7
- Linfedema
- Hiperlipidemia
- Obesidad
- Tabaquismo

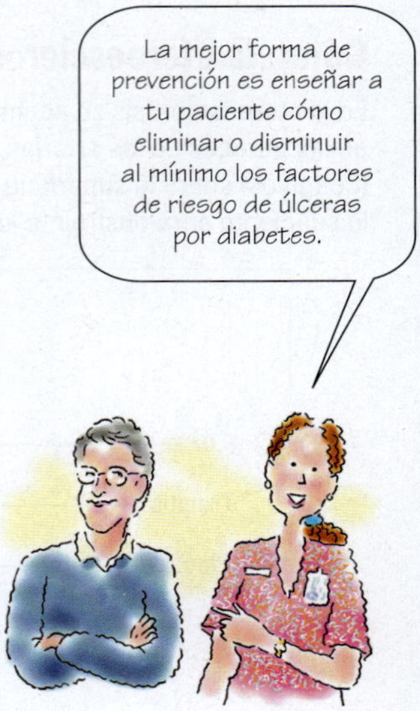
La mejor forma de prevención es enseñar a tu paciente cómo eliminar o disminuir al mínimo los factores de riesgo de úlceras por diabetes.

Prevención

La prevención de úlceras en el paciente con diabetes inicia con la identificación de sus factores de riesgo y, después, su capacitación en cuanto a cómo eliminarlos o disminuirlos al mínimo.

Capacitación al paciente

Capacita al paciente sobre los cuidados de las úlceras y su prevención, así como la importancia de controlar la diabetes, incluidas las consecuencias de no hacerlo; por ejemplo, instrúyelo en el sentido de que las cifras de glucosa mal controladas pueden llevar a la neuropatía periférica y al daño vascular. La investigación indica que el control estrecho de la glucemia disminuye la frecuencia y gravedad de la neuropatía en pacientes con diabetes de tipo 1. Se han tenido datos similares en los pacientes con diabetes de tipo 2.

Instruye al paciente en los cuidados apropiados de los pies y los pasos que puede tomar para prevenir las úlceras, incluidas las exploraciones diarias, las técnicas de lavado y mantenimiento de la piel, los cuidados de las uñas y el ejercicio. También capacítalo acerca de cómo escoger calcetines y calzado apropiados (véase *Cuidados apropiados del pie,* p. 167).

Un calcetín limpio al día te aleja del médico

Los calcetines con mezcla de algodón blancos constituyen la mejor opción para un paciente con diabetes, ya que alejan la humedad y permiten que circule el aire alrededor del pie. Por su color blanco, muestran

¡Cuidado con las heridas!

Cuidados apropiados del pie

He aquí algunas recomendaciones prácticas para capacitar a tu paciente y ayudarlo a asegurar los cuidados apropiados del pie.

Higiene de los pies

- Revise sus pies (por arriba y por abajo) a diario, en cuanto a lesiones o zonas de presión (un espejo con mango largo le puede ayudar).
- Lave sus pies con un jabón suave y séquelos exhaustivamente entre los dedos.
- Revise el agua de su baño para asegurarse que no esté muy caliente (siéntala primero con su codo, de ser posible; de otra manera, use un termómetro o pida a un miembro de la familia que le ayude).
- Aplique una crema hidratante para prevenir la sequedad y las grietas de la piel de los pies y para equilibrar su pH. No la aplique entre los dedos.
- Corte sus uñas de forma recta; acuda a un podólogo si presentas distrofia (deformación y engrosamiento).
- No camine sin zapatos, el riesgo de lesión es grande.

Selección de calcetas

- Use calcetas con iones de plata para el control de los hongos.
- Utilice calcetas de color blanco o claro, para detectar rápidamente hemorragias por traumatismos.
- Use calcetas de fibras naturales, porque permiten una mejor aireación que las sintéticas.
- Utilice calcetas que eviten la sudoración de sus pies (como los de mezcla de algodón) para prevenir la maceración.
- Use calcetas acojinadas si tiene diabetes con el fin de controlar la fricción y el cizallamiento.

Selección del calzado

- Use zapatos bien ajustados, no los que estén muy apretados o sueltos.
- Utilice zapatos que permitan la ventilación para disminuir la maceración y las infecciones por hongos.
- Inicialmente, use los zapatos nuevos por períodos breves (menos de 1 h/día); aumente gradualmente el tiempo conforme se adaptan sus pies.
- Si presenta alguna deformidad del pie o el antecedente de úlcera, utilice calzado de ajuste profesional.
- Si es posible, lave sus zapatos para destruir los microorganismos.
- Revise sus zapatos antes de ponérselos para asegurarse de que no contengan algo que pueda causarle daño.

de manera muy notoria la presencia de sangre o exudado de una lesión o úlcera, que el paciente tal vez no sienta. Independientemente del material, los calcetines siempre deben ser no constrictivos y sin costuras sobre las prominencias óseas. Los calcetines con acojinamiento añadido pueden proveer amortiguación adicional, así como alguna protección de las fuerzas de cizallamiento.

Trabajo en equipo

Las nuevas guías destacan la importancia de un "abordaje de equipo" ante las infecciones del pie en el paciente con diabetes. El concepto de "dedo gordo y flujo" subraya el abordaje de equipo con especialistas para emprender el "flujo", tanto de perfusión como de antibióticos, hacia el "dedo gordo". Los equipos de rescate de extremidades incluyen cirujanos vasculares, podólogos y especialistas en enfermedades infecciosas.

Los programas exitosos de prevención de úlceras del paciente con diabetes se inician con la promoción de la salud. El paciente debe tener una participación activa en el establecimiento de las metas personales de los cuidados de la salud, trabajando en colaboración con el equipo de atención de salud para alcanzarlas.

La mayoría de los pacientes con diabetes presenta múltiples trastornos que requieren una serie de intervenciones que implican muchas disciplinas sanitarias, personal de enfermería, médicos, fisioterapeutas, terapeutas ocupacionales, nutriólogos, podólogos, endocrinólogos, psicólogos, instructores en diabetes, protesistas y especialistas en órtesis, así como trabajadores sociales.

Valoración

Una valoración de las úlceras del pie en el paciente con diabetes incluye una anamnesis y una exploración física exhaustivos, con pruebas especiales de los miembros inferiores.

Antecedentes

Una anamnesis exhaustiva resulta clave para la valoración de las úlceras del pie en los pacientes con diabetes. Además de la información básica obtenida durante un interrogatorio usual, pregunta al paciente acerca de:

- Fecha de inicio de la diabetes
- Medidas terapéuticas
- Control de la glucosa (con medición de la hemoglobina glucosilada como índice)
- Medicamentos en uso
- Otros problemas diagnosticados (en especial la hipertrigliceridemia)
- El estado y los antecedentes de cualquier neuropatía diagnosticada
- Alergias, en especial las reacciones cutáneas
- Consumo de tabaco y alcohol
- Cambios recientes en el grado de actividad
- Fecha y localización de las ulceraciones previas
- Fecha de la primera observación de la úlcera actual
- La forma en que se presentó esta úlcera
- El tipo y la calidad de cualquier dolor vinculado

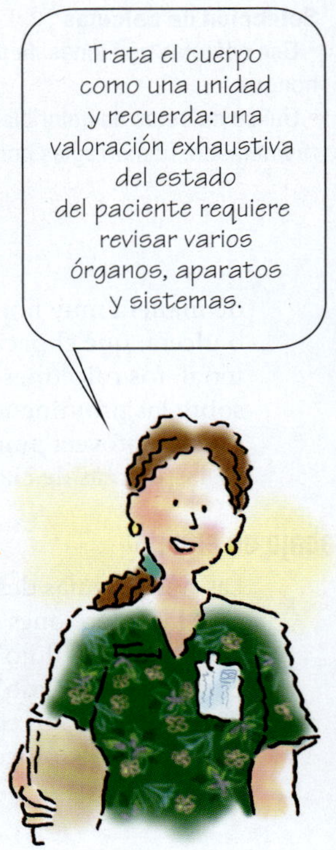
Trata el cuerpo como una unidad y recuerda: una valoración exhaustiva del estado del paciente requiere revisar varios órganos, aparatos y sistemas.

Exploración física

Usa un abordaje holístico cuando realices la exploración física, que consta de una exploración general y de los pies del paciente. Recuerda que el estado de salud físico y mental total del paciente modifica la cicatrización de las heridas.

Exploración general

Durante la exploración física general, valora los sistemas musculoesquelético, neurológico, vascular y tegumentario del paciente, para proveer una perspectiva de valoración del estado de sus extremidades pélvicas.

Arriba el hueso

Valora estos aspectos del sistema musculoesquelético del paciente:

- Postura
- Marcha
- Fortaleza, flexibilidad y resistencia
- Amplitud o rango de movimiento

Haz conexiones

Valora estos aspectos del sistema neurológico del paciente:

- Equilibrio
- Reflejos
- Función sensorial

Verifica el flujo

Valora estos aspectos del sistema vascular del paciente:

- Pulsos tibial posterior y pedio
- Índice tobillo-brazo (ITB)
- Índice dedo gordo del pie-brazo (ten en mente que el ITB no es tan confiable, por la calcificación de la microvasculatura).

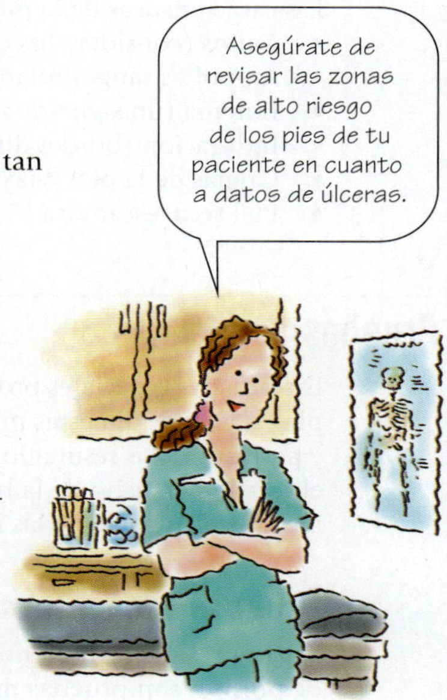
Asegúrate de revisar las zonas de alto riesgo de los pies de tu paciente en cuanto a datos de úlceras.

Alerta con la piel

Valora los aspectos del sistema tegumentario del paciente:

- Textura
- Temperatura
- Color
- Apéndices (cabello, glándulas sudoríparas y sebáceas, uñas)

La ausencia de vello en las piernas y las uñas hipertróficas sugieren una mala perfusión arterial.

Exploración del pie

Revisa cuidadosamente los pies del paciente para detectar y valorar cualquier úlcera, así como las siguientes zonas de alto riesgo de los pies en cuanto a úlceras presentes o inminentes (p. ej., callosidades):

- Caras plantares de los dedos (plantas)
- Puntas de los dedos
- Zonas entre los dedos
- Cara lateral de la superficie plantar del pie

Características de las úlceras del pie en el paciente con diabetes

En las úlceras del pie del paciente con diabetes, las características clínicas dependen de su localización.

Localización de las úlceras	Características clínicas
Cara plantar	Bordes homogéneos de la herida
Dedo gordo	Lecho profundo de la herida
Cabeza de metatarsiano	Exudado escaso a moderado, o sequedad
Talón	Exudado escaso a moderado
Punta o cara superior del dedo gordo	Granulación pálida con isquemia o tejido de granulación friable, rojo brillante, con infección

Los aspectos de la herida dependen de la parte del pie donde aparezca (véase *Características de las úlceras del pie en el paciente con diabetes*). Las características de la piel circundante pueden incluir:

- Callos (considera los cambios previos a una lesión)
- Ampollas sanguinolentas (hemorragia debajo de un callo)
- Eritema (un signo de inflamación o infección)
- Induración (bordes duros)
- Grietas de la piel (vías de ingreso de bacterias)
- Piel seca, escamosa

Pruebas especiales

Las pruebas especiales proveen una imagen más clara de la salud de la pierna y el pie. En estas pruebas se valora presión, función neurológica y perfusión. Los resultados permiten entender el mecanismo de lesión, el estado del lecho de la herida y el tejido circundante, el pronóstico para la cicatrización y las intervenciones terapéuticas requeridas.

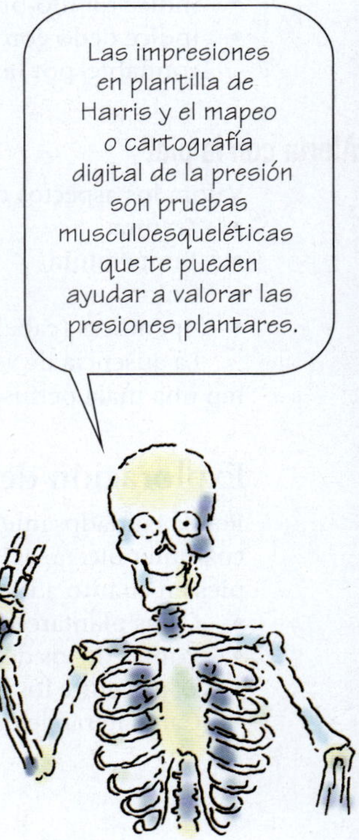

Pruebas musculoesqueléticas

Las impresiones en plantilla de Harris y el mapeo o cartografía digital de presión son pruebas musculoesqueléticas especiales que proveen información en cuanto a las presiones plantares de los pies.

Impresiones en plantilla de Harris

La presión sobre las prominencias óseas es una de las causas de úlceras del pie de los pacientes con diabetes. Un método simple para identificar las zonas de aumento de presión en la superficie plantar del pie es el uso de una plantilla de tinta.

Cómo obtener una impresión

En las impresiones en plantilla de Harris, el encargado de la prueba vierte tinta sobre la base de la plantilla, que tiene una rejilla para ayudar a la valoración de los resultados, y la coloca sobre un molde de evaluación o una hoja de papel limpia. A continuación, el paciente se para sobre la cara superior sin tinta de la plantilla, con presión equivalente en cada pie. Si se requiere, el médico sostiene sus manos extendidas para ayudarlo a asegurar una distribución equivalente del peso. La impresión en la plantilla u hoja de papel muestra zonas relativas de presión bajo los pies del paciente. Las zonas más oscuras de la rejilla indican las de alta presión. En caso de que se requiera una impresión dinámica, el paciente camina lentamente sobre la plantilla para obtenerla.

Bajo presión

Las zonas de alta presión suelen correlacionarse con callosidades (lesiones previas) o heridas ya presentes. Los resultados ayudan a guiar la selección de dispositivos de descarga especiales, que permiten aumentar la presión cuando el paciente se pone de pie o camina.

Mapeo o cartografía digital de la presión

En los dispositivos informáticos de mapeo de presión se revisan las presiones plantares con el paciente utilizando calzado y descalzo. El abordaje es similar al de las impresiones en plantilla de Harris; sin embargo, en esta prueba, el sistema informático mapea las presiones y muestra los resultados en una hoja impresa. Un gradiente de color ilustra la presión relativa, donde el rojo y el naranja indican las zonas donde la presión es máxima.

Pruebas neurológicas

Las pruebas neurológicas de los miembros inferiores incluyen las de reflejos tendinosos profundos, las de percepción de vibraciones con un diapasón o biotensiómetro y la prueba de monofilamento de Semmes-Weinstein para la percepción de protección.

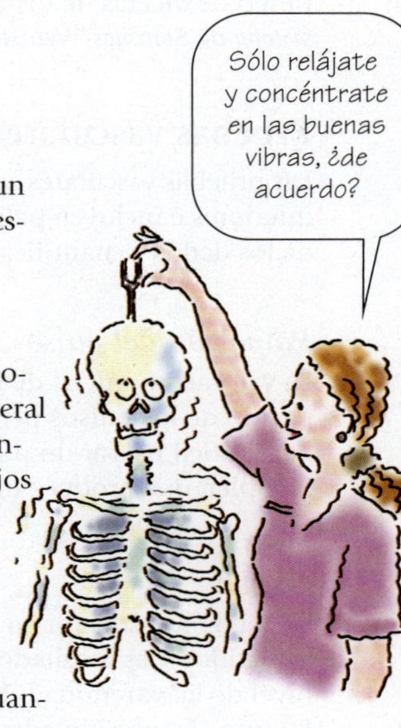

Pruebas de los reflejos tendinosos profundos

La neuropatía periférica causa una disminución de los reflejos tendinosos profundos que se correlaciona con la atrofia muscular, por lo general de los músculos intrínsecos del pie, en un paciente con diabetes. El encargado de la prueba utiliza el extremo agudo de un martillo de reflejos para golpear los tendones de bíceps, tríceps y supinador largo y para verificar los reflejos rotuliano y aquilino.

Prueba del diapasón

En esta prueba, el responsable de la prueba utiliza un diapasón para valorar la función de los nervios periféricos y ayudar a identificar y cuantificar una neuropatía presente.

Nombra ese tono

- El encargado de la prueba activa el diapasón y lo sostiene apoyado contra una prominencia ósea en la extremidad afectada (p. ej., una cabeza de metatarsiano o un maléolo), y después registra la capacidad del paciente de percibir la vibración.
- A continuación, estudia otras prominencias óseas en el cuerpo (p. ej., la rodilla o el codo) o la misma prominencia en la extremidad opuesta, si no está afectada.
- Después, compara los resultados para valorar la función neurológica.

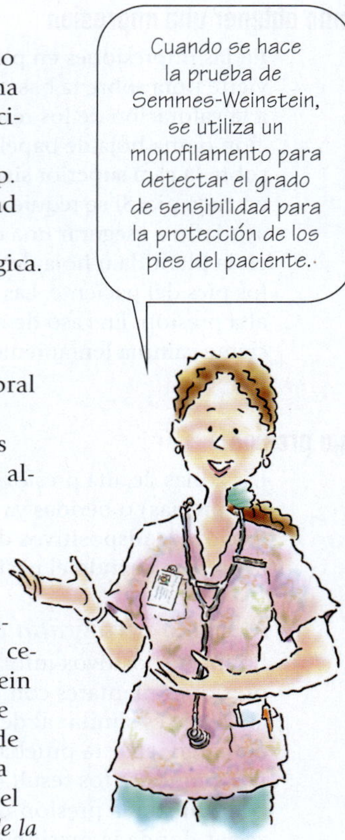

Biotensiómetro

El *biotensiómetro* es otra herramienta que se usa para valorar el umbral de percepción vibratoria del paciente. Provee una mejor medición cuantitativa de la percepción vibratoria del diapasón. Los pacientes con neuropatía sensorial tienen umbrales de percepción vibratoria alterados (menos de 25 voltios de acuerdo con el biotensiómetro).

Prueba de Semmes-Weinstein

La prueba de Semmes-Weinstein ayuda a determinar el grado de sensibilidad para la protección de los pies. Con el paciente con los ojos cerrados, el explorador sostiene el monofilamento de Semmes-Weinstein perpendicular al pie y después presiona con el monofilamento sobre la piel hasta que se dobla. Pide entonces al paciente identificar dónde y cuándo se tocó la piel. Conforme disminuye la sensibilidad para la protección, las presiones plantares tienden a aumentar, al igual que el riesgo de úlceras de los pacientes en esos puntos (véase *Realización de la prueba de Semmes-Weinstein*, p. 173).

Pruebas vasculares

Las pruebas vasculares ayudan a valorar la circulación en los miembros inferiores e incluyen palpación de pulsos, ITB, medición de las presiones de los dedos y cuantificación transcutánea del oxígeno ($TcPO_2$).

Palpación del pulso

La valoración inicial de la perfusión de una extremidad incluye la palpación de los pulsos pedio, tibial posterior, poplíteo y femoral. Si se hace difícil palpar un pulso por edema, considera utilizar la ecografía Doppler, que produce una señal audible que coincide con el pulso.

Escucha el latido

Sostén el transductor en un ángulo de 45° respecto de la piel y escucha los latidos. Los resultados dan una idea general de la circulación en cada nivel de la extremidad. Un pulso pedio palpable equivale a cerca de 80 mm Hg, presión adecuada para la cicatrización de casi todas las heridas en un paciente con diabetes (véase *Calificación del pulso*, p. 174).

Realización de la prueba de Semmes-Weinstein

En la prueba de Semmes-Weinstein, el encargado utiliza un monofilamento especial para valorar la sensibilidad de protección de los pies del paciente. Esta ilustración muestra los puntos que se deben estudiar.

Cómo se hace
Quien realice la exploración coloca el monofilamento de 10 g sobre uno de los puntos de estudio y ejerce suficiente presión para doblarlo (como se ilustra). Con sus ojos cerrados, el paciente debe entonces identificar dónde y cuándo percibe el contacto del monofilamento.

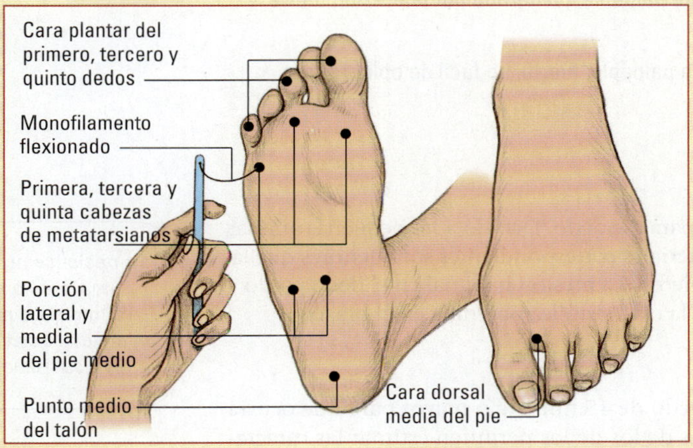

Índice tobillo-brazo

La arteriopatía periférica y la perfusión deficiente resultante son problemas frecuentes de los pacientes con diabetes. La mala perfusión aumenta las probabilidades de que aparezcan úlceras en un paciente y de que disminuya la velocidad con la que las ya existentes cicatrizan. Aunque esta prueba es menos confiable en un paciente con diabetes, se usa el ITB junto con otras pruebas vasculares para determinar y vigilar el riesgo de isquemia en la región del tobillo. El ITB es el cociente de presión sistólica en la arteria humeral respecto de la correspondiente medida en la arteria dorsal del pie en el tobillo. Sin embargo, el ITB puede no ser preciso en los pacientes con diabetes si los vasos estudiados están calcificados y, por lo tanto, no se comprimen. Se puede obtener una lectura falsamente alta por la presencia de paredes arteriales incompresibles debido a la esclerosis de la media (para mayor información sobre el ITB , véase cap. 5, *Úlceras vasculares*).

Índice dedo del pie-brazo

Este índice puede ser más sensible a los cambios en la integridad vascular de las regiones distales del pie. Se obtienen presiones del dedo gordo de la misma forma que las de la extremidad, excepto que se usa un manguito

Calificación del pulso

Cuando valores la amplitud del pulso, anota la fuerza en una escala numérica como la siguiente.

Calificación	Característica del pulso
0	No palpable
+1	Débil o filamentoso: difícil de percibir, fácil de obliterar por la presión digital ligera
+2	Pulso normal: fácilmente palpable, obliterado por la presión fuerte de un dedo
+3	Pulso saltón: fácilmente palpable, fuerte, no fácil de obliterar por la presión de un dedo

especializado mucho menor para ese dedo. Debido a las pequeñas arterias de los dedos, las presiones arteriales correspondientes son menores que las medidas en un brazo o una pierna. La presión habitual en el dedo gordo corresponde a casi el 70% de la cifra sistólica obtenida en el brazo.

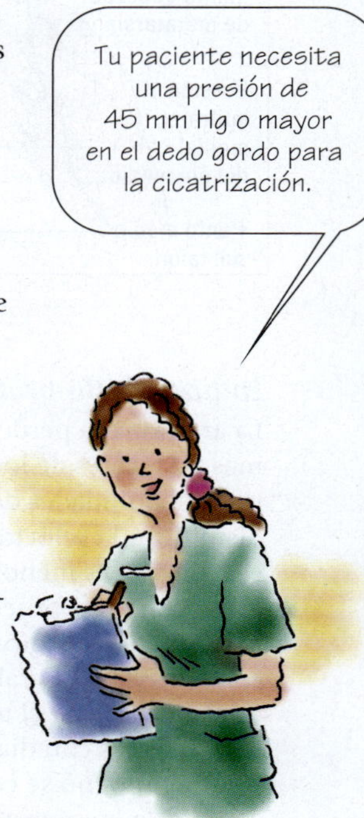
Tu paciente necesita una presión de 45 mm Hg o mayor en el dedo gordo para la cicatrización.

Lo que los dedos saben

Se requiere una presión de dedo de 45 mm Hg o mayor para que ocurra la cicatrización. Las presiones de los dedos permiten estimar las características del riesgo de isquemia en el paciente. Por lo general, la presión de un dedo:

- Mayor de 55 mm Hg refleja un bajo riesgo de isquemia tisular.
- Menor de 40 mm Hg refleja un alto riesgo de isquemia.
- Menor de 20 mm Hg refleja un riesgo grave de isquemia.

Concentraciones transcutáneas de oxígeno

Se requiere una $TcPO_2$ de 30% o mayor para la cicatrización. Las cifras de $TcPO_2$ reflejan la saturación de oxígeno de los tejidos. Por lo general, las cifras de $TcPO_2$ se miden cerca de la úlcera. En general, una cifra de $TcPO_2$:

- Mayor de 40% refleja un bajo riesgo de isquemia tisular.
- Entre 20 y 30% refleja alto riesgo de isquemia.
- Menor de 20% refleja un riesgo grave de isquemia.

Clasificación

Las úlceras del pie en el paciente con diabetes se clasifican de acuerdo con su profundidad y la presencia de isquemia e infección, dependiendo del sistema de puntuación. La *Clasificación del grado de úlcera de Wagner* y el *Sistema de clasificación del pie del paciente con diabetes de la University of Texas* son dos de los sistemas de clasificación de uso frecuente.

Clasificación del grado de úlcera de Wagner

En esta clasificación, las úlceras menos complejas reciben calificaciones menores; las más complejas, calificaciones mayores. Las úlceras que presenten las calificaciones más altas requieren intervención quirúrgica o amputación.

Grado	Características
0	• Lesión previa a la úlcera. • Úlcera cicatrizada. • Presencia de deformidad ósea, celulitis o callosidad.
1	• Úlcera superficial con pérdida tisular de grosor parcial o completo.
2	• Penetración a través del tejido subcutáneo; puede exponer hueso, tendón, un ligamento o la cápsula articular.
3	• Osteítis, absceso, infección articular u osteomielitis.
4	• Gangrena del talón o úlcera localizada al antepié.
5	• Gangrena que afecta a todo el pie y requiere una amputación.

Adaptada con autorización de Wagner, F.W., Jr. "The Diabetic Foot," *Orthopedics* 10:163-172, 1987. © Slack Incorporated.

Clasificación del grado de úlcera de Wagner

En la clasificación original se considera la profundidad de penetración; sin embargo, no permite valorar una infección en todos los niveles tisulares. En una versión modificada del sistema de clasificación de Wagner, se agregan niveles para tomar en cuenta la infección y la isquemia (véase *Clasificación del grado de úlcera de Wagner*).

Sistema de clasificación del pie del paciente con diabetes de la University of Texas

El sistema de clasificación de la University of Texas toma en consideración la infección e isquemia tisulares y proporciona una separación más detallada de las puntuaciones que el sistema de Wagner (véase *Sistema de clasificación del pie del paciente con diabetes de la University of Texas*, p. 176).

Complicaciones

La complicación que impide la cicatrización de las úlceras del pie del paciente con diabetes con mayor frecuencia y que puede causar que se tornen crónicas es la infección. Otras complicaciones incluyen:

- Trastornos concomitantes múltiples, incluyendo la vasculopatía periférica, que causa varios problemas que incrementan el riesgo de ulceración y disminuyen la probabilidad de una cicatrización rápida.

Sistema de clasificación del pie del paciente con diabetes de la University of Texas

Este sistema de clasificación proporciona una categorización detallada de las úlceras del pie de los pacientes con diabetes. La estadificación de la úlcera de A a D refleja las cargas y características de la herida y la graduación de 0 a 3 se refiere a su profundidad.

Etapa	Grado 0	Grado 1	Grado 2	Grado 3
A	Lesión preulcerativa o postulcerativa completamente cicatrizada.	Herida superficial que no afecta tendones, cápsulas articulares o huesos.	Herida penetrante hasta un tendón o una cápsula.	Herida penetrante hasta el hueso o una articulación.
B	Lesión preulcerativa o postulcerativa completamente epitelizada con infección.	Herida superficial que no afecta tendones, cápsulas articulares o huesos, con infección.	Herida penetrante hasta un tendón o una cápsula articular, con infección.	Herida penetrante hasta el hueso o una articulación, con infección.
C	Lesión preulcerativa o postulcerativa completamente epitelizada con isquemia.	Herida superficial que no afecta tendones, cápsulas articulares o huesos, con isquemia.	Herida penetrante hasta un tendón o una cápsula articular, con isquemia.	Herida penetrante hasta el hueso o una articulación, con isquemia.
D	Lesión preulcerativa o postulcerativa completamente epitelizada con infección e isquemia.	Herida superficial que no afecta tendones, cápsulas articulares o huesos, con infección e isquemia.	Herida penetrante hasta un tendón o una cápsula articular, con infección e isquemia.	Herida penetrante hasta el hueso o una articulación, con isquemia e infección.

Tomada de , LA, Armstrong, DG, Harkless, LB. Classification of diabetic foot wounds. *J Foot Ankle Surg* 35, 528, 1996.

- Hiperglucemia no controlada que suele indicar infección e inhibe al sistema inmunitario, en particular la función fagocítica de los neutrófilos.
- Los problemas psicosociales, como depresión y pobreza, que afectan profundamente el estado de nutrición del paciente y, a su vez, la capacidad del cuerpo para prevenir úlceras y cicatrizar las lesiones presentes.

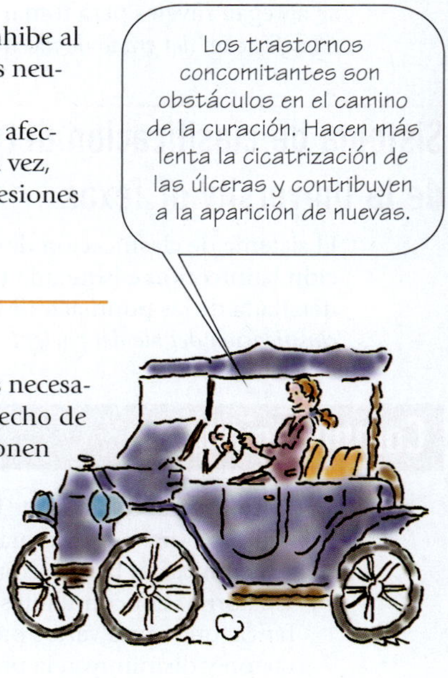
Los trastornos concomitantes son obstáculos en el camino de la curación. Hacen más lenta la cicatrización de las úlceras y contribuyen a la aparición de nuevas.

Infección

Una infección en la herida o en otro sitio consume las proteínas necesarias para la cicatrización e interfiere directamente por daño del lecho de la herida. Las infecciones entran en dos categorías: las que no ponen en riesgo la extremidad y las que sí. Las primeras tienden a ser superficiales y afectan tejidos hasta 2 m a partir del borde de la herida. En este tipo de infección no hay isquemia tisular significativa presente y no se palpa hueso en el lecho de la herida. Una infección que no pone en riesgo la extremidad puede tratarse con antimicrobianos tópicos, desbridamiento cortante y limpieza de la herida una o dos veces al día.

En contraste, las infecciones que ponen en riesgo la extremidad afectan a los tejidos más allá de 2 cm respecto del borde de la herida, con hueso palpable en su lecho e isquemia tisular. Cuando esto ocurre, es necesaria la hospitalización y el desbridamiento quirúrgico del hueso y los tejidos blandos infectados. A menos que se reseque por completo el hueso infectado, el paciente requiere de 4 a 8 semanas de tratamiento con antibióticos intravenosos. Las radiografías basales y los marcadores de inflamación por laboratorio, como la velocidad de eritrosedimentación y la proteína C reactiva (PCR), pueden ser útiles para vigilar la respuesta del paciente al tratamiento. Casi todas las infecciones que ponen en riesgo la extremidad de un paciente con diabetes son polimicrobianas, causadas por cinco a siete microorganismos diferentes que proliferan en el lecho de la herida. Ha habido un notorio incremento de la prevalencia de *Staphylococcus aureus* resistente a la meticilina (MRSA) en contextos hospitalarios y comunitarios. El MRSA es un microorganismo patógeno frecuente en las infecciones del pie del paciente con diabetes y puede implicar un mayor riesgo de amputación.

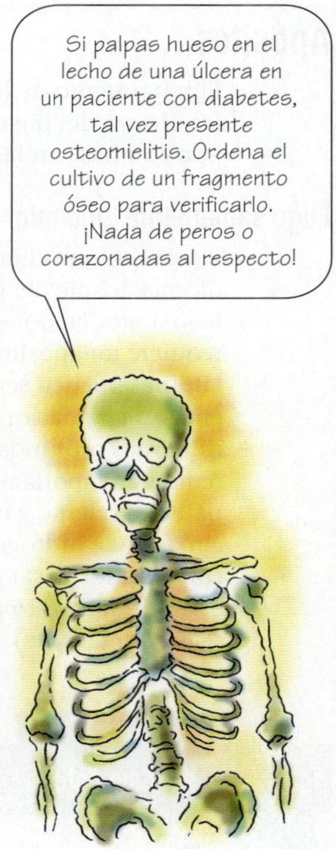
Si palpas hueso en el lecho de una úlcera en un paciente con diabetes, tal vez presente osteomielitis. Ordena el cultivo de un fragmento óseo para verificarlo. ¡Nada de peros o corazonadas al respecto!

Dame una señal

La glucemia incontrolable o la hiperglucemia pueden ser el primer signo de infección, porque los pacientes con diabetes, por lo general, no presentan respuestas sistémicas típicas. Una diferencia de 2 o 3 °C en la temperatura entre zonas similares de cada pie constituye un signo local de infección. Un termómetro de barrido infrarrojo es la forma más confiable para verificar esta diferencia. Una infección en el lecho de la herida suele dar lugar a un tejido de granulación rojo brillante friable (que sangra fácilmente).

Osteomielitis

La *osteomielitis*, o infección ósea, es frecuente en las heridas profundas. Un método rápido y confiable para determinar si hay osteomielitis en el lecho de la úlcera de un paciente con diabetes es la palpación del hueso. Un hueso palpable suele indicar osteomielitis; sin embargo, tal vez sea difícil de distinguir de una osteoartropatía neuropática de Charcot aguda. La mejor forma de diferenciar entre los dos procesos patológicos es hacer el cultivo de un fragmento óseo tomado del lecho de la herida.

Tratamiento

La cicatrización exitosa depende de la limpieza de la herida y de los apósitos apropiados, así como de una menor carga. Los antimicrobianos tópicos, la bioterapia de desbridamiento y la intervención quirúrgica también pueden incluirse en el plan terapéutico.

Limpieza de la herida

La limpieza de la herida es un paso fundamental en el proceso de cicatrización, porque el tejido necrótico es un reservorio para las bacterias e inhibe la cicatrización de las heridas (véase cap. 3, *Procedimientos básicos del cuidado de las heridas*).

Apósitos

El tratamiento de humidificación de la herida acelera la cicatrización de las úlceras del pie de un paciente con diabetes. Los apósitos se seleccionan con base en las características de la herida.

Elige sabiamente, hijo mío

El apósito que elijas depende del estado de la úlcera de tu paciente. Las úlceras del pie del paciente con diabetes tienden a producir un exudado bajo a moderado; sin embargo, cuando el lecho de la herida está seco, requiere un apósito que agregue humedad. Los hidrogeles amorfos o en láminas pueden ser útiles en este caso. Las hojas de hidrogel son más eficaces en relación con el costo, pero no funcionan tan bien en las heridas más profundas. Para las úlceras profundas o con tunelización, que requieren taponamiento, la gasa impregnada con hidrogel es una alternativa excelente y menos costosa que los hidrogeles amorfos. Todos los apósitos de hidrogel añaden humedad al lecho de la herida porque están constituidos hasta por 95 % de agua. Los hidrogeles también fomentan el desbridamiento autolítico (véase *Apósitos para las úlceras del pie del paciente con diabetes*).

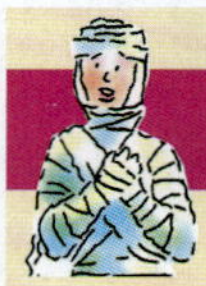

Vendaje óptimo

Apósitos para las úlceras del pie en el paciente con diabetes

Utiliza este cuadro para ayudarte a elegir un apósito apropiado para la úlcera del pie de tu paciente.

Tipo de úlcera	Apósitos recomendados
Seca	• De hidrogel.
Húmeda	• De alginato. • De espuma. • De colágeno.
Necrótica	• De hidrogel. • De hidrocoloide.
Poco profunda	• De película transparente. • De hidrocoloide.
Con tunelización o profunda	• Tiras de alginato (para úlceras húmedas). • Gasa impregnada en hidrogel (para úlceras secas).
Infectada	• Apósitos antimicrobianos, como los impregnados argénticos o de cadexómero yodado. Estos apósitos vienen en diferentes formas, como geles, alginatos y espumas.
Con hemorragia	• Alginato.

Distribución del peso

Librar a los tejidos de la planta del pie del peso excesivo representa la piedra angular del tratamiento de la neuropatía del paciente con diabetes, así como de prevención en aquellos con riesgo de pérdida de continuidad cutánea recurrente. La redistribución de la presión, desde un punto focal de lesión hasta toda la superficie del pie, constituye la meta más grande. Esta redistribución trata de controlar, limitar o retirar los factores intrínsecos y extrínsecos que aumentan la presión en la planta del pie. Son ejemplos de factores intrínsecos la biomecánica defectuosa del pie o la presencia de una deformidad ósea. Los factores extrínsecos incluyen traumatismos, calzado mal ajustado o mantener una posición durante mucho tiempo, lo que permite la acumulación de una presión lesiva.

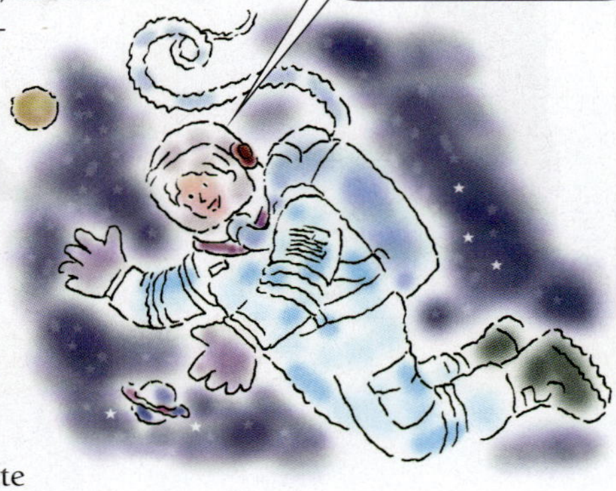
La redistribución de la presión sobre las superficies plantares es clave para el tratamiento y prevención de las úlceras por presión.

Control del daño

Como los pacientes con neuropatía diabética no pueden percibir el malestar creciente que precede al daño tisular, la redistribución de la presión es particularmente importante. Las intervenciones de descarga, sean quirúrgicas o no, ayudan a prevenir o limitar el tipo de daño tisular que causa la formación de úlceras. La redistribución eficaz es evidente si la herida mejora en cuanto a tamaño y aspecto del lecho y, por lo tanto, una formación mínima de callo perilesional.

Intervenciones de redistribución de presión no quirúrgicas

Las intervenciones no quirúrgicas incluyen el uso de calzado terapéutico, órtesis a la medida y yesos. Al considerar uno de estos dispositivos, ten en mente que su uso puede aumentar el riesgo de caer del paciente. Asegúrate de proporcionar instrucciones para la prevención de caídas.

Calzado terapéutico

Los pacientes con úlceras recurrentes y deformidades graves del pie pueden beneficiarse mucho de un calzado a la medida. Las características de diseño más frecuentes del calzado terapéutico incluyen:

- Cuero blando, con capacidad de respiración, que se adapte a las deformidades del pie.
- Botas para dar estabilidad al tobillo.
- Suelas y bases en balancín para alivio de la presión y el dolor en la cara plantar de las cabezas de los metatarsianos.
- Un espacio para el dedo gordo con profundidad y ancho adicionales, a fin de acoplarse a deformidades, como dedos en garra y juanetes (desplazamientos del dedo gordo hacia los otros).
- Extensiones laterales de las suelas para mayor estabilidad (véase *Modificaciones terapéuticas del calzado*, p. 180).

Modificaciones terapéuticas del calzado

Estas ilustraciones muestran las modificaciones de los zapatos a la medida que pueden mejorar la estabilidad y acoplarse a las deformidades que afectan a muchos pacientes con diabetes.

Bota

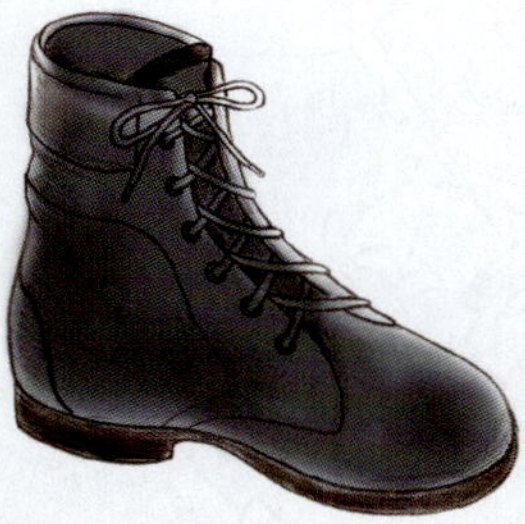

Extensión lateral

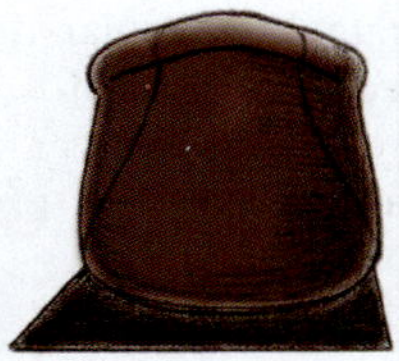

Suela en balancín

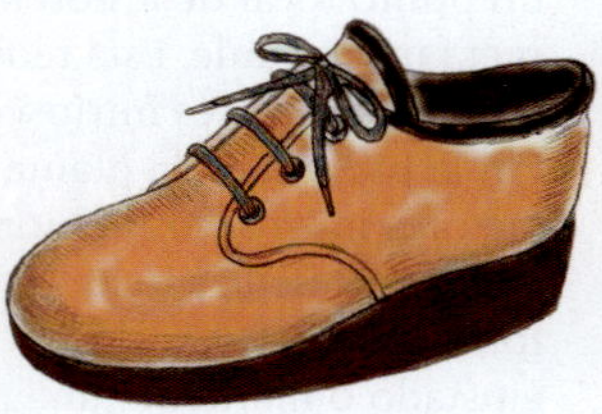

Órtesis a la medida

Las órtesis a la medida son insertos al calzado que tienen varias funciones con base en las necesidades del paciente que, en general, redistribuyen la presión, disminuyen la fuerza de cizallamiento y la fricción, y amortiguan el pie frente a los golpes. Si es necesario, las órtesis a la medida se ajustan también a las deformidades del pie del individuo.

Moldes de yeso o de fibra de vidrio para caminar

Los moldes de yeso o de fibra de vidrio para caminar van desde los que ofrecen contacto total, hasta cabestrillos y caminadoras

¿Yeso que és?

Un molde de yeso o de fibra de vidrio de contacto total corresponde al punto más alto de la línea de atención de las úlceras no infectadas en la superficie plantar del paciente con diabetes. Los moldes de contacto total son aplicados por un profesional de la salud calificado, y en su interior se ajusta el acojinamiento sobre las zonas óseas del tobillo y la pierna en riesgo de úlceras por presión. El molde se ajusta estrechamente para prevenir que el pie se deslice en su interior. De esta manera disminuye la fuerza de cizallamiento sobre la superficie plantar. Hay varios "equipos" disponibles para moldes de contacto total, o se pueden conformar a partir de los materiales habituales.

Un paciente afectado por la diabetes y con una úlcera infectada no es candidato a usar un molde de contacto total, porque hace imposible su valoración, limpieza y tratamiento antimicrobiano diarios. Además, la inflamación y el edema pueden causar aumento de la presión dentro del molde y daño tisular subsiguiente. En el caso de una infección, deberá usarse un dispositivo removible de descarga.

Camina de esta manera

Los cabestrillos y órtesis para caminar son insertos acojinados con una cubierta externa de fibra de vidrio o copolímero, con varias opciones disponibles. Una de sus ventajas es que permiten la fácil inspección de la úlcera. Además, se pueden lograr modificaciones de descarga de manera relativamente fácil, cambiando el tipo de cabestrillo u órtesis en uso. Sin embargo, estos dispositivos tienen también desventajas. La primera, y más importante, es que no proveen el mismo grado de alivio de la presión y el cizallamiento que uno de contacto total. Además, para que estos tratamientos funcionen, el paciente debe estar comprometido a usarlos, pues siempre podrá quitarse el cabestrillo o decidir no usar una órtesis.

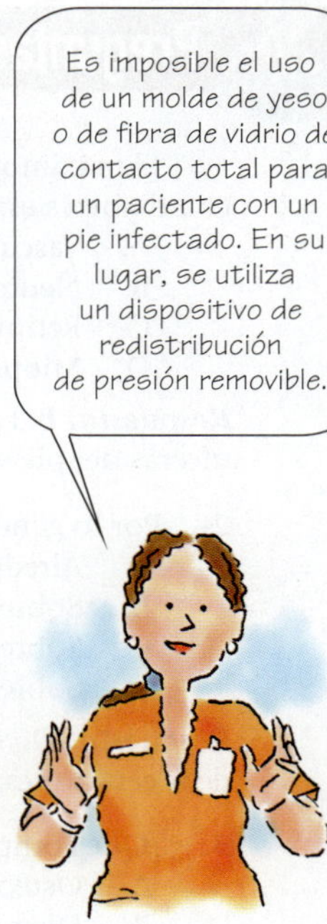
Es imposible el uso de un molde de yeso o de fibra de vidrio de contacto total para un paciente con un pie infectado. En su lugar, se utiliza un dispositivo de redistribución de presión removible.

Intervenciones de redistribución de presión quirúrgicas

Los procedimientos quirúrgicos de redistribución de presión incluyen la disección del lecho de la herida y de las deformidades de tejidos óseos que inducen presión. La presión sobre las prominencias óseas comprime y ocluye vasos sanguíneos, lo que causa isquemia. La resección (exéresis quirúrgica) de las deformidades óseas disminuye las presiones plantares máximas. Este tipo de operación se llama de *cirugía curativa*, debido a que elimina el tejido patológico. Son ejemplos de cirugía curativa la exostectomía, las resecciones articulares y artroplastias óseas digitales, así como la calcanectomía parcial.

Antimicrobianos tópicos

La limpieza sistemática de la herida elimina gran parte de la microflora superficial; sin embargo, la aplicación de un antimicrobiano tópico directamente sobre el lecho de la herida puede ayudar a controlar los microorganismos y mejorar la cicatrización (disminuye la biocarga de la herida) (véase cap. 9, *Productos para las heridas*).

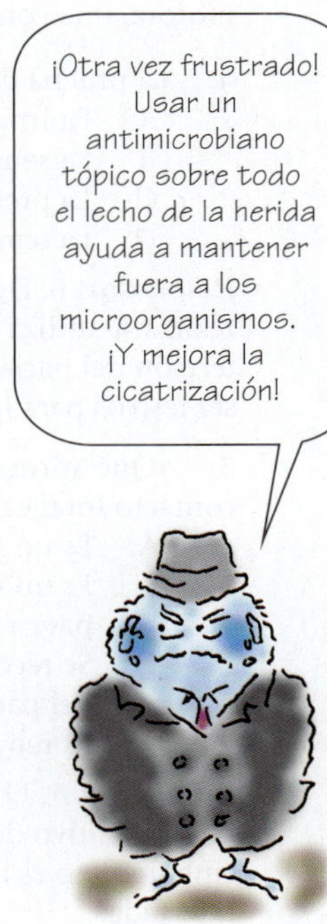
¡Otra vez frustrado! Usar un antimicrobiano tópico sobre todo el lecho de la herida ayuda a mantener fuera a los microorganismos. ¡Y mejora la cicatrización!

Desbridamiento

El desbridamiento del tejido necrótico y no viable, material extraño y microbios del lecho de la herida, acelera la cicatrización. Se requiere el método más eficaz de desbridamiento, el quirúrgico, en los casos de osteomielitis o cuando la herida implique un absceso profundo o una infección que se disemine a los tejidos. El desbridamiento cortante, que se puede hacer al lado de la cama, es una opción cuando no se requiere intervención quirúrgica o el paciente no es candidato para ésta. Se pueden aplicar enzimas proteolíticas tópicas al tejido de la herida para aumentar el desbridamiento entre las sesiones quirúrgicas (para más información sobre el desbridamiento de heridas, véase cap. 3, *Procedimientos básicos del cuidado de las heridas*).

Deberán considerarse los factores de crecimiento y los productos celulares y tisulares (PCT) en el plan de cuidados de las úlceras del pie (para mayor información sobre PCT, véase cap. 10, *Modalidades terapéuticas*).

Preguntas de autoevaluación

1. El máximo factor de riesgo aislado de úlceras del pie en el paciente con diabetes es:
- A. Vasculopatía periférica
- B. Neuropatía periférica
- C. Retinitis pigmentosa
- D. Miopatía

Respuesta: B. La neuropatía periférica es el principal factor de riesgo de úlceras del pie en el paciente con diabetes.

2. Por lo general, se puede encontrar ulceración por diabetes:
- A. Alrededor del tobillo
- B. Sobre el sacro
- C. Sobre la cara dorsal del pie
- D. Sobre la superficie plantar del pie

Respuesta: D. Siempre revisa las plantas de los pies en cuanto a signos de ulceraciones; también entre los dedos y en sus puntas.

3. ¿Qué complicación suele ser producto de la neuropatía motora?
- A. Osteoartropatía neuropática de Charcot
- B. Disminución de la sensibilidad
- C. Dedos en garra
- D. Mala circulación

Respuesta: C. Los dedos en garra suelen ser resultado de una neuropatía motora, una complicación a largo plazo de la diabetes.

4. La prueba de Semmes-Weinstein se usa para valorar:
- A. La irrigación sanguínea del pie
- B. La sensibilidad de protección del pie
- C. La presión en el pie
- D. La temperatura del pie

Respuesta: B. Durante la prueba de Semmes-Weinstein, el encargado de realizarla utiliza un monofilamento para detectar la sensibilidad de protección del paciente, o su capacidad para detectar estímulos que pudieran ser lesivos para los pies.

5. ¿Qué afirmación acerca del molde de yeso o de fibra de vidrio de contacto total es válida?
- A. Es un método de alivio de la presión en los pies
- B. Es un molde especial para fracturas por osteoartropatía neuropática de Charcot
- C. Se recomienda para usarse en ulceraciones infectadas del pie del paciente con diabetes
- D. Es removible

Respuesta: A. El molde de yeso o de fibra de vidrio de contacto total es un dispositivo de redistribución que alivia la presión sobre el pie. Sin embargo, no es removible y no se recomienda para usarse en las heridas infectadas.

Puntuación

☆☆☆ Si respondiste correctamente las cinco preguntas, ¡tienes un motivo para sonreír abiertamente! Liberaste la presión de esta autoevaluación en un santiamén.

☆☆ Si respondiste correctamente cuatro preguntas, ¡alardea con tus amigos! Te deslizaste a través de esta autoevaluación sin fricción o cizallamiento.

☆ Si respondiste correctamente menos de cuatro preguntas, ¡echa una mirada! Planta tus pies y desplázate hacia adelante y arriba.

Bibliografía

Ikem, R., et al. "An Assessment of Peripheral Vascular Disease in Patients with Diabetic Foot Ulcer," *The Foot* 20:114-117, December 2010.

Joseph, W.S., and Lipsky, B.A. "Medical Therapy of Diabetic Foot Infections," *Journal of Vascular Surgery* 52(3 Suppl.):67S-71S, September 2010. Mrdjenovich, D.E. "Commentary on the Conversion to an Advanced Standard of Care for the Treatment of Diabetic Foot Ulcers and Other Chronic Wounds," *Journal of the American College of Certified Wound Specialists* 2:37-39, September 2010.

Lavery, L.A., et al. "Classification of Diabetic Foot Wounds," *The Journal of Foot and Ankle Surgery* 35(6):528-531, November-December 1996.

National Center for Chronic Disease Prevention and Health Promotion, Centers for Disease Control and Prevention. *National Diabetes Statistics Report, 2014*. Tomado el 14 de julio de http://www.cdc.gov/diabetes/pubs/statsreport14/national-diabetes-report-web.pdf

Wound, Ostomy, Continence Nurses Society. *Guideline for Management of Wounds in Patients with Lower-Extremity Neuropathic Disease* (Clinical Practice Guidelines Series 3). Mt. Laurel, NJ: Author, 2012.

Wu, S. C., et al. "Wound Care: The Role of Advanced Wound Healing Technologies," *Journal of Vascular Surgery* 52(3 Suppl.):59S-66S, September 2010.

Capítulo 8

Heridas crónicas

Objetivos

En este capítulo aprenderás:

- Las causas de las heridas crónicas (que no cicatrizan)
- La valoración de las heridas crónicas
- El tratamiento de las heridas crónicas
- Enseñanza importante para los pacientes y sus cuidadores

Heridas crónicas frente a las que no cicatrizan

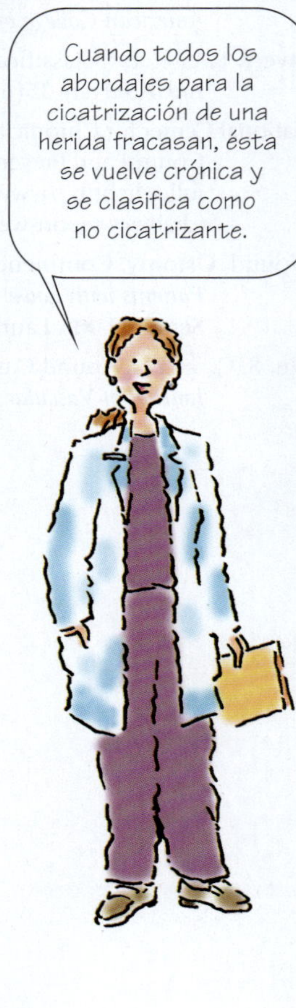
Cuando todos los abordajes para la cicatrización de una herida fracasan, ésta se vuelve crónica y se clasifica como no cicatrizante.

Es importante comprender el proceso fisiológico de la cicatrización, independientemente de que la herida sea aguda o crónica, o crónica que no cicatriza. Se observa cierto desacuerdo entre los expertos acerca de cuál es la definición exacta de heridas agudas y crónicas. Sin embargo, en general, las *heridas agudas* son aquellas que avanzan por el proceso de cicatrización de manera ordenada, y las *crónicas* las que no lo hacen de esa forma y pueden "detenerse" en diferentes puntos de la secuencia.

El objetivo ante todas las heridas es la cicatrización completa. El proceso de cicatrización resulta complejo, y que una herida no progrese significa que existe un problema y que la cicatrización se detuvo, por lo general, durante la fase inflamatoria. Con el fin de comprender cómo las heridas se tornan crónicas, es importante entender el complejo proceso de la cicatrización y percatarse de que las diferentes etiologías de heridas presentan múltiples factores contribuyentes que llevan a que se tornen crónicas.

Factores que afectan la cicatrización

Las heridas no cicatrizantes o crónicas suelen detenerse en la fase inflamatoria del proceso de cicatrización. En aquellas que no están progresando adecuadamente, debe considerarse la presencia de una biopelícula, cáncer u osteomielitis subyacente. Las heridas crónicas también pueden ser causadas por la perfusión inadecuada resultante de una enfermedad crónica.

Infección

Si se prolonga la fase inflamatoria de la cicatrización de la herida, la curación se retrasa. Los productos metabólicos terminales de la ingestión de bacterias acumuladas en la herida interfieren con la formación de nuevos vasos sanguíneos y la síntesis de colágeno. La infección sistémica aumenta el metabolismo de una persona, requiere más líquidos y nutrimentos, y disminuye el oxígeno disponible que es necesario para la cicatrización de la herida, además de causar la formación de una biopelícula. Las citocinas producidas en la fase inflamatoria prolongada dan como resultado un eritema en el tejido circundante.

Las bacterias que se encuentran con mayor frecuencia en las heridas crónicas están presentes en la piel, las heces y el agua.

Signos de infección

- Más exudado
- Tejido de granulación friable (muy frágil)
- Esfacelo
- Cambio de olor
- Aumento del dolor de la herida
- Detención de la cicatrización

Nutrición

Una buena nutrición resulta crítica para la cicatrización de las heridas. Los pacientes deben al menos duplicar su ingestión de proteínas (0.8-1.6 g/kg) respecto de sus raciones diarias recomendadas antes de que se inicie la cicatrización tisular. No obstante, se debe tener cuidado con los suplementos de proteínas si el paciente presenta insuficiencia renal o hepática. Si han perdido una cantidad importante de peso corporal, los pacientes necesitan recuperar hasta un 50% de lo que disminuyeron. Las vitaminas, como la C, las del complejo B, la A, la E y los minerales (hierro, cobre, cinc y calcio) también se consideran importantes en el proceso de la cicatrización.

Los factores adicionales que predisponen a la aparición de una herida crónica incluyen:

- Insuficiencia venosa o arterial
- Diabetes
- Neuropatía
- Alteración renal
- Cáncer
- Linfedema
- Traumatismos
- Procesos reumáticos
- Supresión inmunitaria
- Piodermia gangrenosa
- Penetración ósea por la herida

Oxigenación

La cicatrización puede alterarse por una irrigación sanguínea inadecuada en la zona (por presión, oclusión arterial o vasoconstricción prolongada) o por disminución de la oxigenación sanguínea sistémica (captación inadecuada de oxígeno, hipotermia o hipertermia, o alcalemia). El oxígeno es esencial para que los leucocitos destruyan a las bacterias y para la estimulación de los fibroblastos en cuanto a la síntesis de colágeno. Los pacientes con anemia tienen menos hemoglobina disponible para transportar oxígeno hacia la piel. Una persona que presenta bloqueos en los grandes vasos sanguíneos probablemente los presente también en los pequeños vasos que van a la piel.

Edad

La cicatrización de las heridas se ve afectada conforme avanza la edad. Esto se explica, en parte, por cambios cutáneos relacionados con el envejecimiento, un menor estado de nutrición y de hidratación, la presencia de trastornos crónicos y las prácticas frecuentes de polifarmacia.

Trastornos crónicos de salud y medicamentos

Algunos trastornos de la salud, como los problemas respiratorios, la ateroesclerosis, la diabetes y el cáncer, pueden retrasar la cicatrización. El uso de ciertos medicamentos (esteroides, antiinflamatorios no esteroideos y quimioterápicos) disminuye la capacidad del individuo de montar una respuesta inflamatoria apropiada y esto puede interferir con la cicatrización.

Factores psicológicos

El exudado, la hemorragia y el olor excesivos de una herida pueden llevar al paciente a aislarse de su familia y de situaciones sociales, para evitar sentirse avergonzado. Además, los sentimientos de vergüenza pueden causar que se sienta menos atractivo para su pareja. Por este motivo, debes valorar al paciente en cuanto a cambios en las actividades que antes disfrutaba, o en temas como la sexualidad. De igual manera, muchas parejas se convierten en los responsables de los cuidados de la herida y la higiene, lo que puede causar que la relación sea de paciente-cuidador en lugar de una íntima o de pareja. Tales problemas pueden llevar a la depresión. Asegúrate de dar oportunidades para que el paciente y sus cuidadores discutan sus preocupaciones. Los grupos de ayuda también pueden convertirse en una fuente importante de apoyo y protección.

Valoración

Cuando valores a un paciente por una herida no cicatrizante, realiza un interrogatorio exhaustivo y haz una exploración física.

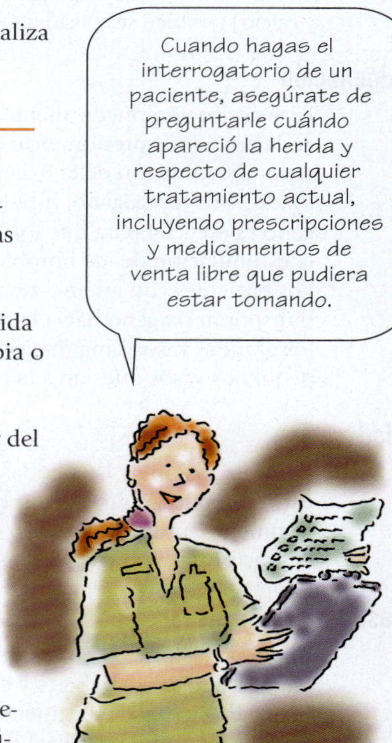
Cuando hagas el interrogatorio de un paciente, asegúrate de preguntarle cuándo apareció la herida y respecto de cualquier tratamiento actual, incluyendo prescripciones y medicamentos de venta libre que pudiera estar tomando.

Antecedentes

Si sospechas que una herida es crónica, necesitas obtener información acerca de su evolución. Recuerda hacer al paciente las siguientes preguntas:

- ¿Cuándo se presentó la herida?
- Cuáles son los tratamientos anteriores o actuales para la herida que recibió (si los hay)? ¿Cuándo fue su última quimioterapia o radioterapia (si aplica)?
- ¿Ha cambiado el aspecto de la herida?
- ¿Drena la herida? En caso afirmativo, ¿cuál es el color y olor del material drenado?

Después, valora los antecedentes de uso de medicamentos del paciente, la presencia de enfermedades y su estado de nutrición.

Valoración nutricional

Evalúa la alimentación del paciente para determinar si está consumiendo suficientes fuentes de energía y proteínas para promover la cicatrización de la herida. Los resultados de las pruebas sanguíneas, como las concentraciones de albúmina, prealbúmina y electrólitos, también pueden ofrecer información importante acerca del estado de nutrición del paciente.

Si descubres que el paciente está desnutrido, trata de encontrar la causa. Posiblemente no consuma suficientes calorías por diversos motivos, incluyendo falta de dinero, no tener gusto por el alimento o un mal apetito. Todos estos factores deben considerarse cuando se discuta un plan de nutrición con el paciente. Ten en mente que los aspectos culturales también pueden influir en el cumplimiento de una alimentación ordenada.

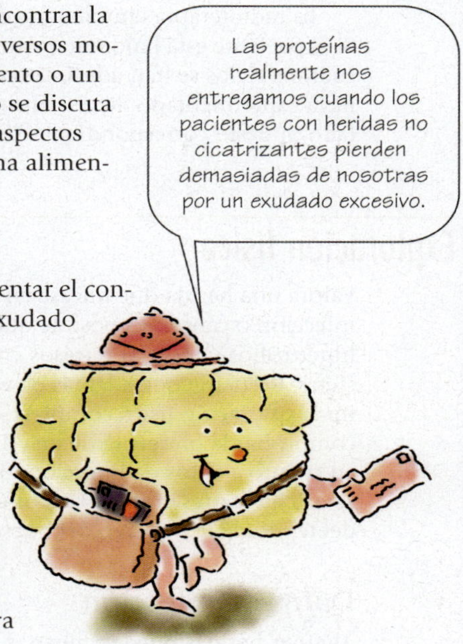
Las proteínas realmente nos entregamos cuando los pacientes con heridas no cicatrizantes pierden demasiadas de nosotras por un exudado excesivo.

Mamá siempre dice que tomes tus vitaminas . . .

Recuerda que todo paciente con alguna herida necesita aumentar el consumo de proteínas y su ingestión calórica. Una herida con exudado cuantioso lleva a una pérdida todavía mayor de proteínas. Además, alienta al paciente a tomar multivitamínicos para asegurar que esté recibiendo una cantidad adecuada de vitaminas y minerales.

. . . y que comas tus vegetales

El polvo de proteínas vegetales rociado en alimentos y bebidas puede aumentar el contenido proteínico en la dieta del paciente, sin afectar el sabor del alimento. Los licuados y las barras proteínicas también son buenas opciones para aumentar las proteínas en la dieta.

No tiene gusto

Ten en mente que la quimioterapia y la radiación pueden alterar el sentido del gusto del paciente. Por ejemplo, algunos fármacos para quimioterapia causan un sabor metálico. Los trastornos gastrointestinales, por lo general producidos por la quimioterapia y la radiación (náuseas, vómito y úlceras), pueden disminuir la tolerancia a los alimentos de un paciente. Además, los efectos psicológicos de una enfermedad que pone en riesgo la vida, junto con una herida crónica, pueden causar anorexia y desnutrición.

Conexión con el cáncer

Interroga al paciente en cuanto a sus antecedentes de cáncer, incluido el tipo y cualquier metástasis en otros sitios. El cáncer de piel debe considerarse ante cualquier herida inusual que no cicatrice con el tratamiento apropiado.

Ramificaciones de la radiación

El tratamiento del cáncer suele incluir quimioterapia y radiación. Los productos quimioterapéuticos pueden causar efectos adversos tales como inmunosupresión, trastornos gastrointestinales y úlceras de las mucosas. Las alteraciones gastrointestinasles, como la diarrea crónica, pueden llevar a la excoriación cutánea, que a su vez predispone al paciente a las infecciones y al desarrollo de heridas. La inmunosupresión puede afectar la capacidad del cuerpo para combatir infecciones. A su vez, la ulceración de las mucosas puede causar la aparición de heridas en un individuo con inmunosupresión. Pregunta al paciente cuándo recibió su última quimioterapia y si presentó efectos adversos.

La radioterapia también puede contribuir al desarrollo de una herida. Si el paciente está bajo tratamiento de radiación, investiga de qué tipo y cuántos ciclos se han administrado, e identifica los efectos adversos que haya experimentado. Revisa el sitio de la radiación, así como la piel del lado opuesto correspondiente del cuerpo.

Exploración física

Valora una herida que fracase en el proceso de cicatrización normal por infección o cáncer. Es posible que la herida presente tejido no viable o hipertrófico y mostrar retrasos en la migración epitelial, que lleven a su cierre. Recuerda que además de valorar la herida, siempre debes hacer una exploración física completa, incluidas las constantes vitales. Para comprobar la presencia de una infección, evalúa la herida del paciente en cuanto a datos de infección local y sistémica, y afección ósea. Si se sospecha la presencia de una infección, necesitas realizar una biopsia del tejido de la herida o del hueso.

Datos de infección

Algunas heridas pueden mostrar signos claros de infección, que incluyen eritema, edema, secreción purulenta, dolor inesperado o aumentado y olor desagradable. Los signos sistémicos de infección incluyen al eritema que se extiende al menos 1 cm más allá del borde de la herida, fiebre, cifra incrementada de leucocitos y una concentración de glucosa en sangre súbitamente alta. Sin embargo, algunas heridas tal vez no muestren signos evidentes de infección, por lo que las debes revisar con cuidado para determinar si se está tornando crónica o empeora.

Detrás de la máscara

Los signos de infección en los pacientes con diabetes o arteriopatía pueden ser sutiles o estar ocultos. En algunos casos, la inflamación que persiste por más de 5 días, el cambio de color o la hemorragia, el tejido de granulación friable, la presencia de saculación en la base de la herida y la ausencia de cicatrización, pueden indicar infección o la aparición de una biopelícula en ella.

Un hongo entre nosotros

El primer paso es revisar el aspecto de la herida. Las heridas ocasionadas por cáncer se describen como de crecimiento rápido (como un hongo) y de aspecto de coliflor. También puedes encontrar que la herida del paciente tiene tejido no viable y sangra fácilmente, porque cuando es secundaria al cáncer es propensa a presentar una mala perfusión y tendencia a la coagulación. Es necesario realizar un cultivo o una biopsia para llegar a esta determinación (véase *Recomendaciones prácticas: cultivo*

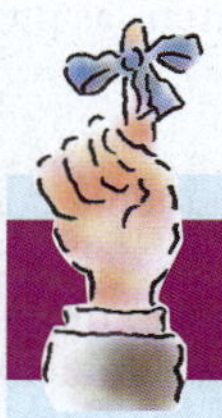

Para recordar

Usa las siglas **EDEEP** para ayudarte a recordar cómo valorar las heridas crónicas que no cicatrizan:

Evaluación del lecho de la herida

Dolor

Exudado

Emociones negativas

Prurito

y biopsia, p. 192). Valora cuidadosamente la herida oncológica acerca de la presencia de trayectos sinuosos o fístulas, porque las células afectadas tienden a invadir los tejidos y órganos circundantes.

Conforme las células malignas invaden el tejido circundante, puede aparecer prurito (comezón) por distensión de la piel e irritación de las fibras nerviosas periféricas. Las infecciones micóticas también pueden causar prurito. Evalúa el prurito y asegúrate de preguntar al paciente acerca de los productos que utilice para aliviarlo. Los antihistamínicos, por lo general, no tienen efecto sobre el prurito relacionado con heridas por cáncer.

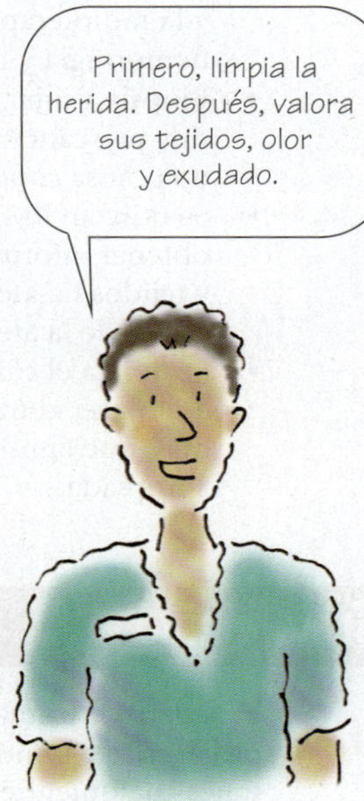
Primero, limpia la herida. Después, valora sus tejidos, olor y exudado.

Color, consistencia y olor. ¡Dios mío!

Las heridas afectadas por el cáncer pueden tener un exudado en cantidades copiosas y, además, presentar un olor desagradable. Valora el color, la consistencia, el olor y la cantidad de exudado de la herida. También debes evaluar sus alrededores en busca de maceración causada por el exudado. Antes de que puedas definir si el olor que percibes proviene de la herida, debes limpiarla. Algunos apósitos tienen un olor distintivo cuando se retiran, que a menudo se asume proviene de la herida misma.

Afección ósea

No se puede confiar en una radiografía de la región afectada para ayudar a dianosticar la afección ósea, porque se necesita un transcurso de 10 a 21 días para que los cambios óseos sean visibles en ella. Se considera a la biopsia ósea como la prueba ideal de diagnóstico de la osteomielitis; sin embargo, como es invasora, se prefieren las pruebas no cruentas, por ejemplo, la gammagrafía ósea o la resonancia magnética (RM).

Sospecha de una osteomielitis en cualquier herida que alcance al hueso. La osteomielitis es una complicación grave, en la que las bacterias ya invadieron el tejido óseo. Si no se trata, la osteomielitis da como resultado el desarrollo de una herida crónica y posiblemente la amputación de la extremidad afectada o la exéresis del hueso infectado.

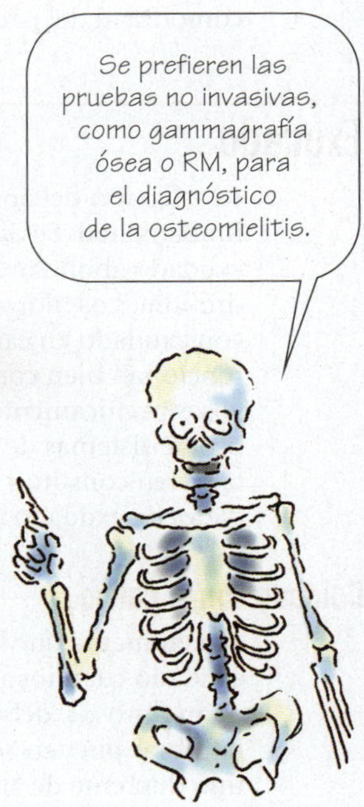

Estudios diagnósticos

Los estudios diagnósticos que se pueden hacer para determinar si una herida es crónica incluyen:

- Recuento de leucocitos con diferencial, utilizado para obtener información sobre la presencia y el tipo de infección, y si ésta es aguda o crónica. También puede ayudar a valorar la función del sistema inmunitario del paciente, que al estar afectado puede llevar a un mayor riesgo de hemorragia y mala perfusión tisular.
- Recuento de eritrocitos y plaquetas, utilizado para valorar la función inmunitaria del paciente como resultado de la quimioterapia

y la radioterapia; una cifra baja puede indicar un mayor riesgo de hemorragia y mala perfusión tisular.

- Biopsia tisular, utilizada para confirmar el diagnóstico de una herida por cáncer; es particularmente importante si se presentó sin una causa conocida.
- Se utilizan RM, tomografía computarizada y gammagrafía ósea para obtener información sobre la metástasis del cáncer y qué órganos y tejidos ha afectado. Estas pruebas también proveen información acerca de la afección ósea y ayudan a diagnosticar la osteomielitis.
- Se utiliza el cultivo de la secreción de la herida y el antibiograma para establecer el número y tipo específico de bacterias aerobias y anaerobias, que también pueden ayudar a determinar la antibioticoterapia apropiada.

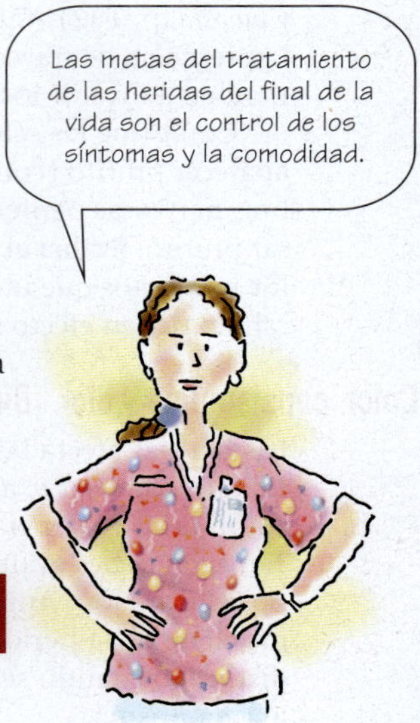
Las metas del tratamiento de las heridas del final de la vida son el control de los síntomas y la comodidad.

Tratamiento

El propósito primario de cualquier sistema de tratamiento de heridas es protegerlas y fomentar un ambiente ideal para la cicatrización. Cuando trates cualquier herida, concéntrate en controlar el exudado, el olor y el dolor, y asegúrate de seleccionar el apósito y la modalidad terapéutica apropiados, dependiendo de las necesidades del paciente. Las heridas que se presentan al final de la vida suelen ser de naturaleza crónica. No obstante, aunque todavía se usan los apósitos y tratamientos modernos, la meta del tratamiento debe basarse en el control de los síntomas y la comodidad del paciente, más que en la cicatrización.

Exudado

La selección del apósito apropiado para la cantidad de exudado resulta fundamental. Se dispone de varias opciones de apósitos para heridas con exudado abundante, incluidos los de alginato de calcio, espuma e hidrofibra. Los hidrocoloides y las espumas funcionan bien en las heridas con exudado en cantidad moderada. Las espumas y la película también funcionan bien como apósitos de cubierta. Existen varios apósitos nuevos específicamente diseñados para heridas con secreción cuantiosa. El uso de sistemas de drenaje, como bolsas o sistemas de aspiración, puede también constituir una opción viable para las heridas con grandes cantidades de exudado (véase cap. 9, *Productos para el cuidado de las heridas*).

Cuidado con el calcio

Ten en mente que los apósitos de alginato de calcio son para heridas con exudado cuantioso. Deben parecer un gel cuando se retiren. Si todavía están fibrosos, debes humedecerlos antes de retirarlos. De lo contrario, las fibras pueden adherirse a la herida. También puedes considerar un tipo diferente de apósito si esto sucede.

Vendaje óptimo

La selección de apósitos se basa en el TIMO

T—Tipo de tejido en la herida y la piel circundante
I—Infección o su posible presencia
M—Mojado, o el grado de humedad (cantidad de exudado)
O—Orillas de la herida (tunelización o socavación)

Control del dolor

El dolor puede ser un aspecto importante de las heridas crónicas. Asegúrate de valorar al paciente en busca de dolor mediante el uso de una herramienta confiable y válida para su evaluación, como la escala análoga visual, la intensidad numérica del dolor o las escalas de calificación del dolor FACES, y verifica que se implementen las técnicas apropiadas para el tratamiento. La premedicación antes de los cambios de apósito puede aumentar la comodidad del paciente. Los analgésicos se pueden prescribir de acuerdo con las pautas de la Organización Mundial de la Salud (OMS).

Desbridamiento

El desbridamiento y la limpieza de la herida son medidas eficaces para disminuir la cantidad de tejido no viable y biopelícula. Se dispone de varias opciones, incluyendo autólisis, desbridamiento enzimático, mecánico, quirúrgico o cortante conservador, y tratamiento biológico (larvas).

La decisión de usar un método específico de desbridamiento depende de varios factores:

- Potencial de cicatrización
- Factores de comorbilidad
- Deseos del paciente y su familia
- Causa u origen de la herida
- Cantidad y extensión de la necrosis
- Tipo de tejido en la herida

Sopesar los beneficios

Debes sopesar los beneficios del desbridamiento con respecto al riesgo de exponer la superficie protegida de una herida cuando se puede retrasar la cicatrización o ésta no se espera. En los pacientes con heridas relacionadas con mala perfusión tisular sin posibilidad de revascularización, el desbridamiento de tejido necrótico de protección puede llevar a mayores complicaciones. Esto es especialmente válido con las heridas necróticas del talón.

Enseñanza al paciente

Concéntrate en el tratamiento de los síntomas cuando capacites a un individuo con una herida crónica. Informa al paciente y a sus cuidadores en cuanto al procedimiento correcto para los cambios de apósito. Puesto que el tratamiento del dolor es un aspecto importante que afecta la calidad de vida del paciente, debes capacitarlo sobre cómo manejarlo eficazmente, incluida la premedicación para los cambios de apósito. Una nutrición apropiada y el control del dolor tambien se deben incluir en el plan terapéutico.

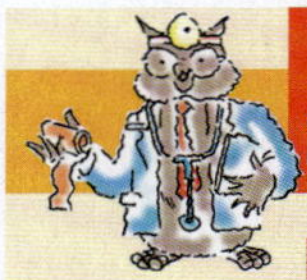

¡Ojo con las heridas!

Recomendaciones prácticas: cultivo y biopsia

Se requiere de capacitación para realizar biopsias y aspiración. Las muestras se envían al laboratorio en un tubo con un medio de cultivo. Algunos laboratorios cuentan con tubos separados para bacterias aerobias (que proliferan en presencia de oxígeno) y anaerobias (que no pueden proliferar en presencia de oxígeno). Los microorganismos aerobios suelen encontrarse en las heridas cercanas a la superficie de la piel, en tanto los anaerobios, por lo general, se hallan en heridas más profundas o abscesos.

Técnicas para el cultivo de una herida

Cultivo con toma de muestra por frotis: sólo detecta microorganismos superficiales del exudado, pero es el más fácil de realizar. Es apropiado para vigilar la cantidad de microorganismos presentes en la herida.

Biopsia tisular: se extrae un fragmento de tejido viable con el bisturí o un instrumento para biopsia en sacabocados. No debe tomarse la muestra de tejido necrótico.

Aspiración con aguja: se recolecta el exudado mediante la inserción de una aguja calibre 22G en varios lugares de la herida y la extracción de líquido, que se vierte a una jeringa de 10 mL.

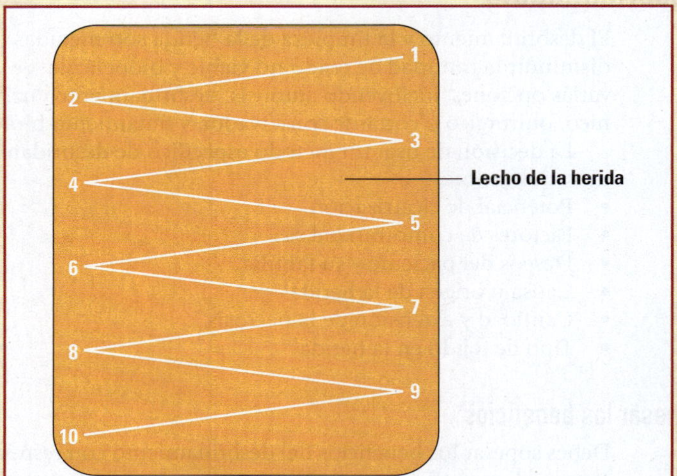

Técnicas con frotis

En la técnica en "Z" se hace girar el hisopo entre los dedos, con recorrido de un borde a otro de la herida en zigzag de 10 puntos.

En la técnica de Levine, el hisopo se hace rotar sobre una zona de 1 cm^2 con suficiente fuerza para extraer líquido. Esto debe hacerse después de limpiar la herida y sobre tejido viable (no sobre el necrótico).

Recomendación: humedece el hisopo con solución salina normal estéril antes de recorrer la herida.

Esfuérzate para alcanzar el éxito

El éxito de cualquier plan de capacitación depende mucho del paciente y sus cuidadores. Por lo tanto, asegúrate de que comprendan el plan y que éste aborde cualquier aspecto específico que el paciente requiera. Recuerda que necesitarás valorar periódicamente la eficacia de tu plan de capacitación y revisarlo con base en tus hallazgos.

Preguntas de autoevaluación

1. ¿Qué diferencia a una herida aguda de una crónica?
   A. Todas las heridas crónicas están infectadas
   B. Todas las heridas pasan por un proceso de cicatrización de manera ordenada
   C. Se usa el abordaje estándar de tratamiento en cualquier herida
   D. Las heridas crónicas suelen detenerse en la fase inflamatoria de la cicatrización

Respuesta: D. Las heridas agudas progresan por el proceso de cicatrización de manera ordenada. Las heridas crónicas con frecuencia se detienen en la fase inflamatoria y el eritema circundante continúa.

2. ¿Qué no afecta directamente al proceso de la cicatrización?
   A. Estado socioeconómico
   B. Nutrición
   C. Edad
   D. Medicamentos

Respuesta: A. Puedes tener cualquier nivel de ingresos y, sin embargo, presentar una herida que se torna crónica. No obstante, la edad, los medicamentos, los trastornos crónicos y la nutrición afectan la capacidad de cicatrización.

3. También pueden ocurrir heridas crónicas por:
   A. Cáncer
   B. Osteomielitis
   C. El tipo de tejidos en la herida
   D. Insuficiencia arterial

Respuesta: C. El tipo de tejido (p. ej., tejido necrótico, granulación) te indica las características de la herida y si está progresando.

4. El método de desbridamiento tiene influencia de todos estos aspectos, excepto:
   A. Deseos del paciente y la familia
   B. Cantidad y grado de necrosis
   C. Trastornos concomitantes
   D. Riesgo quirúrgico del paciente

Respuesta: D. El desbridamiento quirúrgico es el más rápido, pero no el único. Se dispone de otras opciones, dependiendo de los deseos y el estado médico del paciente.

5. Las siglas TIMO se refieren a:
   A. Tejidos, infección, mojado y orillas
   B. Tejidos, inspección, mojado y orillas
   C. Técnica, infección, mojado y orillas
   D. Tejidos, infección, mojado y osteomielitis

Respuesta: A.

Puntuación

☆☆☆ Si respondiste correctamente las cinco preguntas… ¡Date una palmada en la espalda! Dominaste los aspectos básicos de los cuidados de una herida crónica.

☆☆ Si respondiste correctamente cuatro preguntas… ¡No se trata de un problema crónico! Estás avanzando bien.

☆ Si respondiste correctamente menos de tres preguntas… ¡No estás en riesgo! Una revisión rápida te hará "agudamente" alerta en poco tiempo.

Bibliografía

Augustin, M., et al. "Quality of Life Measurement in Chronic Wounds and Inflammatory Diseases: Definitions, Standards and Instruments," *Wound Medicine* 5:29–38, June 2014.

Ayello, E., and Baranowski, S. "2014 Survey Results: Wound Care and Prevention," *Advances in Skin & Wound Care* 27(8):371-380, August 2014.

Baranowski, S., and Ayello, E., eds. *Wound Care Essentials*, 3rd ed.: Philadelphia: Lippincott, Williams & Wilkins, 2011.

Berlowitz, D., et al. *Preventing Pressure Ulcers in Hospitals: A Toolkit for Improving Quality of Care.* Rockville, MD: Agency for Healthcare Research and Quality, 2011.

Cox, J. "Predictors of Pressure Ulcers in Adult Critical Care Patients," *American Journal of Critical Care* 20(5):364-375, September 2011.

Demidova-Rice, T.N., et al. "Acute and Impaired Wound Healing: Pathophysiology and Current Methods for Drug Delivery, Part 1: Normal and Chronic Wounds: Biology, Causes, and Approaches to Care," *Advances in Skin & Wound Care* 25(7):304–314, July 2012.

García-Fernández, F.P., et al. "A New Theoretical Model for the Development of Pressure Ulcers and Other Dependence-Related Lesions," *Journal of Nursing Scholarship* 46(1):28-38, January 2014.

Gottrup, F., et al. "Outcomes in Controlled and Comparative Studies on Non-Healing Wounds: Recommendations to Improve the Quality of Evidence in Wound Management," *Journal of Wound Care* 19(6):238-268, June 2010.

James, G.A., et al. "Biofilms in Chronic Wounds," *Wound Repair and Regeneration* 16(1):37-44, January-February 2008.

Leaper, D.J., et al. "Extending the TIME Concept: What Have We Learned in the Past 10 Years?," *International Wound Journal* 9(Suppl. 2):1-19, December 2012.

National Pressure Ulcer Advisory Panel, European Pressure Ulcer Advisory Panel, and Pan Pacific Pressure Injury Alliance. *Prevention and Treatment of Pressure Ulcers: Clinical Practice Guideline.* Osborne Park, Western Australia: Cambridge Media, 2014.

Ohura, T., et al. "Evaluation of Effects of Nutrition Intervention on Healing of Pressure Ulcers and Nutritional States (Randomized Controlled Trial)," *Wound Repair and Regeneration* 19(3):330-336, May-June 2011.

Trostrup, H., et al. "What Is New in the Understanding of Non-Healing Wounds Epidemiology, Pathophysiology, and Therapies," *Ulcers* 2013:1-9, April 2013.

Wound, Ostomy, and Continence Nurses Society. *Guideline for Prevention and Management of Pressure Ulcers* (Clinical practice guideline No. 2). Mount Laurel, NJ: Author, 2010.

Capítulo 9

Productos para las heridas

Objetivos

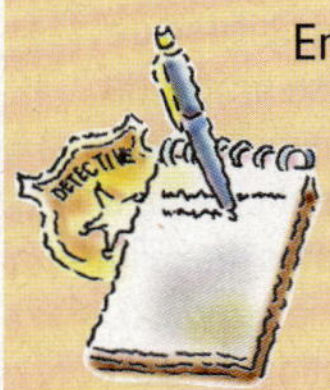
DETECTIVE

En este capítulo aprenderás:

- Criterios en la selección de productos para el cuidado de heridas
- Tipos de apósitos para el cuidado de heridas; características, indicaciones, ventajas y desventajas de cada uno
- Productos que se usan junto con los apósitos; incluidas sus indicaciones, ventajas y desventajas

Una mirada a los productos para el cuidado de las heridas

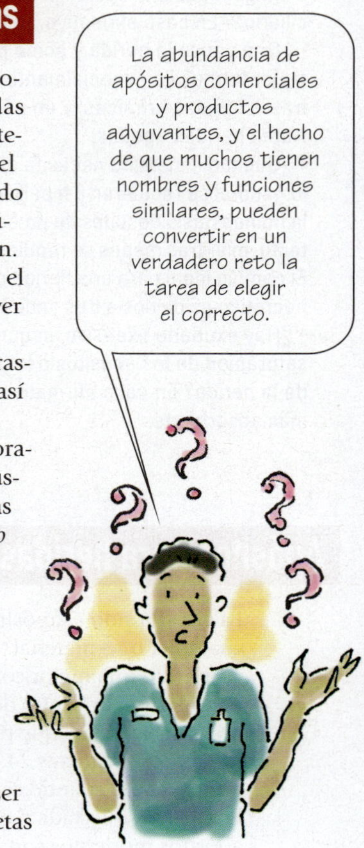
La abundancia de apósitos comerciales y productos adyuvantes, y el hecho de que muchos tienen nombres y funciones similares, pueden convertir en un verdadero reto la tarea de elegir el correcto.

Con el transcurso del tiempo, los cuidados de las heridas han evolucionado desde una práctica que se centraba principalmente en las medidas aplicadas a la lesión, hasta un proceso que también considera las características específicas de la herida y las complejidades de la salud general del paciente o una posible enfermedad subyacente. Conforme han aumentado los conocimientos respecto de las heridas, también lo han hecho el número y los tipos de productos disponibles para ayudar a su cicatrización.

Al leer, ten en mente que los apósitos y productos adyuvantes para el cuidado de las heridas son herramientas que pueden ayudar a promover la cicatrización, pero no son las únicas que necesitarás. A menos que también se aborden problemas concomitantes, como desnutrición y trastornos de oxigenación, circulatorios y del estado mental del paciente, así como déficit de conocimiento, el proceso de cicatrización se detendrá. Además, ningún apósito o producto tópico puede compensar una valoración incompleta. En breve, deja que los datos de una valoración exhaustiva te guíen en la selección de productos para el cuidado de las heridas (véase *Recomendaciones prácticas para seleccionar productos para el cuidado de las heridas*, p. 196).

Está de moda

Considera que casi a diario aparecen nuevos productos y otros se actualizan o mejoran de forma sistemática. Debido a que la calidad de la atención que provees depende de tu grado de conocimiento, es imperativo que te mantengas en constante actualización mediante la revisión periódica de los productos disponibles. Sin embargo, esto no siempre significa que lo más nuevo sea lo mejor. Lo más nuevo suele ser más costoso y tal vez no aporte nada a tu capacidad de alcanzar las metas respecto de la herida (agregar humedad, controlar las bacterias, etc.).

Recomendaciones prácticas para seleccionar productos para el cuidado de las heridas

Cuando elijas productos para el cuidado de las heridas, deja que el panorama completo oriente tus selecciones. Hazte estas preguntas:

- ¿Qué compañías tienen contratos para suministrar productos para el cuidado de las heridas en tu unidad? Aprende primero acerca de estos productos. Es bueno para todos que puedas ahorrar dinero y, no obstante, hacer el trabajo.
- ¿Cuál es el método más simple de cierre de la herida? ¿Cuál es el más eficaz en cuanto a costo?
- ¿Puede el paciente adquirir los materiales que necesita? Simple y asequible no son necesariamente sinónimos. En caso contrario, ¿hay asistencia financiera disponible?
- ¿Quién proporciona los cuidados de la herida en su domicilio? Si el paciente no puede realizar esta importante tarea, ¿pueden ayudar los miembros de su familia o amigos? ¿Es una opción la de cuidados de salud domiciliarios? En caso afirmativo, ¿es elegible el paciente?
- ¿Qué causó la herida y cómo puede aliviarse de la mejor forma? Es especialmente importante cuando se tratan heridas crónicas, y un poco menos cuando se tratan heridas agudas.
- ¿Qué tan a menudo necesita cambiarse el apósito? Por lo general se requieren 8 h para que una herida alcance la homeostasis después de un cambio de apósito. Por lo tanto, mientras menos se requieran los cambios, mejor. El cambio ideal para una herida no infectada sin tejido necrótico es de dos a tres veces por semana.
- ¿Hay exudado excesivo, según se aprecia por la saturación de los apósitos o la maceración alrededor de la herida? En caso afirmativo, será mejor un apósito más absorbente.
- ¿La herida requiere más humedad según se ve cuando se cambian los apósitos todavía secos, o por la formación de tejido necrótico de fibrina en su lecho? En caso afirmativo, puede ser útil añadir un hidrogel o fibra gelificante.
- ¿Deberá hacerse un desbridamiento de la herida? En caso afirmativo, ¿qué método es el mejor para el paciente? Ten en mente que una herida que NO tiene posibilidad de cicatrizar de forma oportuna, debe mantenerse protegida y seca, al igual que su tejido necrótico. Los ejemplos de estas heridas incluyen las provocadas por insuficiencia arterial, úlcera del pie de un paciente con diabetes que elige no controlar su glucemia o liberar presión de la herida, o la que afecta a un individuo que está en una institución para pacientes terminales y que no se mueve ni come.
- Después de la limpieza ¿tiene la herida (no el apósito que retires) un olor desagradable? ¿Sospechas una infección (inflamación MÁS fiebre, pus, celulitis creciente, cambios en los estudios de laboratorio, aumento súbito e inexplicado del dolor)? Si es así, ¿está justificado un cultivo? Para la descripción de una técnica de cultivo revisa el capítulo 3, *Procedimientos básicos del cuidado de las heridas*.
- ¿Hay tunelización, socavación o cavidades que requieran llenarse?
- ¿Están los bordes de la herida abiertos y unidos al tejido subcutáneo, o cerrados (por enrollamiento, cicatrización o socavación)? Los bordes de la herida deben abrirse y adherirse al tejido subcutáneo para que ocurra la cicatrización completa.
- ¿Qué tan grande es la herida? ¿Sería más eficaz en cuanto a costo usar un producto de cuidado de heridas avanzado, como el de tratamiento a presión negativa, para favorecer al tejido de granulación o el cierre?

Apósitos para heridas

La gasa ha sido el apósito medular de las heridas durante más años que cualquier otro material. Sin embargo, conforme la investigación médica ha adquirido una mejor comprensión de las heridas y su proceso de cicatrización, los fabricantes desarrollan nuevos materiales y opciones más complejas de apósitos que promueven una mejor cicatrización. La gasa es útil durante las primeras 24 h postoperatorias para ayudar a alcanzar la hemostasis, y se usa cuando se necesitan cambios de apósito a diario porque la herida está infectada o en proceso de desbridamiento. De otra manera, los apósitos modernos son más eficaces, especialmente en cuanto a costo, porque permiten cambios menos frecuentes y protegen la herida mucho mejor.

Apósitos para la ocasión

Algunos apósitos absorben la humedad del lecho de una herida, mientras que otros le agregan humedad. Otros más ayudan a mantener el grado de humedad anterior. Utiliza esta imagen para determinar con rapidez el tipo de apósito que es apropiado para tu paciente.

ESCALA DE HUMEDAD

Absorben la humedad		**Neutros** (mantienen el grado de humedad presente)		**Agregan humedad**
• Alginatos • Tratamiento de la herida por presión negativa	• Espumas • Fibras gelificantes • Apósitos de polímeros • Cojinetes superabsorbentes • Apósitos de celulosa	• Tratamiento de la herida por presión • Hidrocoloides	• Películas transparentes • Apósitos biológicos • Apósitos de colágeno • Sistema de tratamiento por aumento de la temperatura • Capas de contacto	• Hidrogeles amorfos o en lámina • Apósitos de celulosa • Fibras gelificantes si se prehumedecen

El grado de humedad, la posibilidad de traumatismo tisular por adherencia, el control de las infecciones y las dimensiones de la herida, son sólo algunos de los factores que afectan la selección de apósitos. El grado de humedad en el lecho de la herida resulta crítico para el éxito o el fracaso de la cicatrización. En consecuencia, una de las formas fundamentales para clasificar los apósitos es por su efecto sobre la humedad de la herida. Pregúntate: ¿agrega, absorbe o no afecta la humedad de la herida el apósito? (véase *Apósitos para la ocasión*).

Cubre, pero no olvides

Aunque la gasa sigue siendo una buena opción para cubrir las incisiones a fin de absorber unas cuantas gotas de exudado, no representa la opción más eficaz para cubrir heridas abiertas, a menos que estén infectadas o con esfacelo. La gasa puede absorber cantidades muy pequeñas de exudado de una herida y se seca muy rápido sobre una que no drena. También ten en mente que las bacterias pueden penetrar 17 capas de gasa, por lo que ésta no puede proteger la herida de la infección, ni a otras personas, de la contaminación cruzada. Puede ser eficaz en cuanto a su costo para utilizarse en heridas infectadas o mientras se hace el desbridamiento de una, porque es indispensable limpiarlas y cambiar el apósito a menudo. Cuando uses una gasa como apósito, vigila si se está secando antes de los cambios, porque una célula seca (desecación) ¡es una célula muerta! Si la gasa no se mantiene húmeda con solución salina, utiliza hidrogel para asegurarte de que permanezca húmeda.

Los apósitos que puedes usar para la mayor parte de las heridas incluyen los de las siguientes categorías.

Apósitos de alginato

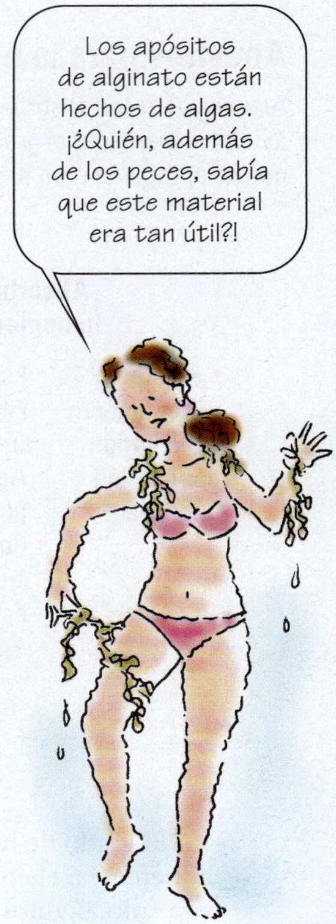
Los apósitos
de alginato están
hechos de algas.
¡¿Quién, además
de los peces, sabía
que este material
era tan útil?!

Fabricados a base de algas, los apósitos de alginato no son tejidos, pero sí muy absorbentes. Están disponibles como tiras o cojinetes estériles blandos. Los apósitos de alginato absorben el exudado excesivo y pueden usarse en heridas infectadas. Conforme absorben el exudado, pueden convertirse en un gel que mantiene el lecho de la herida húmedo y promueven la cicatrización. Estos apósitos no adhesivos y no oclusivos también promueven la autólisis, llevando líquido de la herida a su lecho, que contiene enzimas naturales. Sin embargo, si notas que los apósitos no están muy húmedos cuando se retiran, será mejor cambiar a un tipo diferente.

Los ejemplos de apósitos de alginato incluyen:

- AlgiSite M®: apósito de alginato cálcico
- KALTOSTAT®: apósito de alginato cálcico-sódico
- Maxorb CMC/Alginate®: apósito no tejido de alginato y carboximetilcelulosa
- Sorbsan®: apósito de alginato cálcico
- Melgisorb®: apósito de alginato cálcico-sódico
- NU-SORB®: apósito de alginato

Cuándo se usan

Usa apósitos de alginato sólo en heridas con exudado moderado a cuantioso y en los túneles con exudado. Si los estás usando en túneles, verifica que el alginato se mantenga intacto y no deje partículas residuales.

¿Cuál es la ventaja?

Los apósitos de alginato son beneficiosos porque:

- Soportan hasta 20 veces su propio peso en líquido.
- Pueden cortarse para ajustarse a las dimensiones de la herida.
- Se pueden poner en capas para alcanzar una mayor absorción.
- Vienen con forma de tiras para el llenado de heridas profundas.

Qué considerar

Puede requerirse irrigación para retirar un apósito de alginato de la herida. Además, los apósitos de alginato:

- Requieren apósitos secundarios.
- No deben usarse sobre tejido necrótico seco o heridas con poco exudado.
- Pueden deshidratar el lecho de una herida más seca y causar su desecación (ocurre muerte celular por el secado).

Apósitos antimicrobianos

Los apósitos antimicrobianos protegen contra la sobrecarga de bacterias (una mejoría respecto de antibióticos tópicos, que son sensibilizantes), esto es, sustancias químicas que a menudo causan alergias. El uso de apósitos antimicrobianos puede proteger la herida de infecciones, por lo que puedes usar antibióticos para tratarlas, según recomiendan los Centers for Disease Control and Prevention (CDC) de Estados Unidos.

Los ingredientes activos, como la plata, el yodo cadexómero, el hipoclorito de sodio, el azul de metileno, la violeta de genciana, el ácido hipoclórico y la polihexametilenbiguanida (PHMB), proveen los efectos antimicrobianos. Todas las categorías de apósitos incluyen opciones antimicrobianas. Esto significa que, cuando se elija un apósito, se debe considerar tanto el equilibrio de la humedad como el bacteriano.

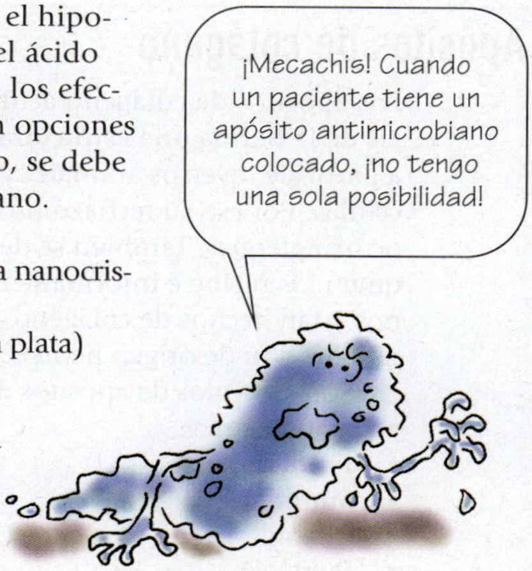

Los ejemplos de apósitos antimicrobianos incluyen:

- Acticoat® (una línea de muchos materiales diferentes con plata nanocristalina)
- Durafiber® Ag, Aquacel® Ag, Opticell® Ag (fibra gelificante con plata)
- Cojinetes Iodoflex® y gel Iodosorb ® (con yodo cadexómero)
- SilvaSorb®, Arglaes® (hidrogel con plata)
- Hydrofera Blue® (apósitos absorbentes con azul de metileno y violeta de genciana)
- Gasa AMD®, Telfa, espuma (con PHMB)
- Hidrogel Amerigel® (con Oakin®, un extracto de roble antimicrobiano)
- Sorbion Sachet®, Cutimed Siltec® (apósitos absorbentes que atraen y unen bacterias)
- Hidrogel Prontosan® (con PHMB)
- Hidrogel Anasept® (con hipoclorito de sodio)
- Medihoney®, TheraHoney®, ManukaMed® (antimicrobianos naturales que agregan humedad)
- Gel o polvo MultiDex® (maltodextrina-azúcar hiperosmolar que elimina microorganismos)
- Xcel Antimicrobial® (apósito de celulosa que puede absorber o proveer humedad, contiene PHMB)

Cuándo se usan

Usa el tipo antimicrobiano como apósito primario o secundario en las heridas con alto riesgo de infección, las ya infectadas o que no cicatricen.

¿Cuál es la ventaja?

Apósitos antimicrobianos:

- Disminuyen el número de bacterias (la llamada *biocarga*).
- Ayudan a evitar el olor, ya que reducen las bacterias que lo causan.
- Actúan sobre una variedad de microorganismos.

Qué considerar

Los apósitos antimicrobianos requieren que el paciente reciba antibioticoterapia sistémica para una herida clínicamente infectada. Además, algunos apósitos antimicrobianos pueden:

- Producir una reacción de hipersensibilidad a los ingredientes del producto, como la plata y el yodo, en los pacientes que son sensibles a ellos.
- En ocasiones manchan cuando se aplican.
- Contribuir al desarrollo de microorganismos resistentes si se abusa de su uso.
- Emitir sus propios olores químicos.

Apósitos de colágeno

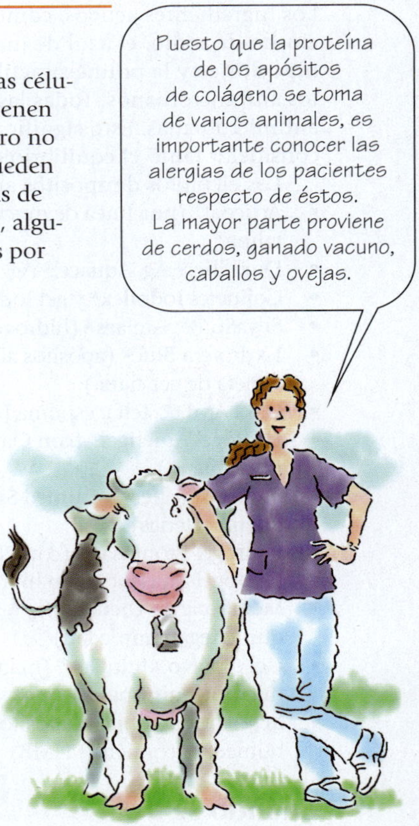
Puesto que la proteína de los apósitos de colágeno se toma de varios animales, es importante conocer las alergias de los pacientes respecto de éstos. La mayor parte proviene de cerdos, ganado vacuno, caballos y ovejas.

Los apósitos de colágeno actúan como un molde para dar a las células de la herida una estructura sobre la cual proliferar. Se obtienen a partir de diversos animales y contienen fibras proteínicas, pero no células. Por eso su rechazo no es un problema; no obstante, pueden ocurrir alergias. También se deben tener en cuenta las creencias de quien los recibe e informarle de su origen animal. Por ejemplo, algunos están hechos de colágeno porcino y pueden ser rechazados por quienes son de origen hebreo.

Son ejemplos de apósitos de colágeno:

- BCG Matrix®
- Promogran®
- Stimulen®
- BioPad®
- Puracol®
- Endoform®

Cuándo se usan

Los apósitos de colágeno se usan para úlceras de grosor parcial y completo saludables, sitios de donación de injertos cutáneos y quemaduras de segundo grado que avanzan con lentitud en su cicatrización.

¿Cuál es la ventaja?

La ventaja más grande de los apósitos de colágeno es que pueden acortar los tiempos de cicatrización. Parecen proveer una armazón que utilizan las células para la cicatrización.

Qué considerar

Apósitos de colágeno:

- Pueden o no acelerar la cicatrización; a menudo es meritorio un intento de 2 semanas en una herida saludable con lentitud de cicatrización.
- Pueden causar reacciones alérgicas a la proteína animal.
- La mayoría requiere apósitos secundarios.

Productos para el cuidado de heridas de base celular o tisular

Estos productos incluyen más que sólo fibras de proteína: contienen tejidos vivos o conservados, animales o humanos, y en algunos también hay células importantes para la cicatrización de las heridas. La utilización de estos productos no es igual al de un injerto autólogo (piel tomada de la misma persona en un sitio remoto de la herida), pero conlleva desventajas definitivas sobre otros apósitos. Por ello, se codifican de manera diferente por Medicare y otras compañías de seguros (véase cap. 10, *Modalidades terapéuticas*).

Apósitos compuestos

Los apósitos *compuestos* son híbridos donde se combinan dos o más tipos. Por ejemplo, un apósito compuesto de tres capas puede incluir una basal de un material en malla semiadherente o no adherente (que permite que el exudado excesivo pase a través hasta la siguiente capa, en tanto mantiene el lecho de la herida ligeramente húmedo y protegido de otras cosas que se adhieren); una capa intermedia (compuesta por un material absorbente que capta el exudado excesivo y lo retiene); una capa superior o de cubierta protege a la herida de la invasión bacteriana y evita que el exudado se escurra al exterior.

Son ejemplos de apósitos compuestos:

- Alldress®
- Apósito CompDress Island®
- COVADERM Plus®
- Apósito MPM® en capas múltiples
- Apósito TELFA PLUS Island®

Cuándo se usan

Los compuestos se usan como apósitos primarios o secundarios en heridas con exudado de mínimo a moderado. También se pueden usar para proteger catéteres periféricos y centrales i.v.

¿Cuál es la ventaja?

Los apósitos compuestos son:

- Dispositivos todo en uno, que vienen en diferentes combinaciones para ajustarse a las necesidades de los cuidados de la herida de cada paciente.
- Disponibles en múltiples tamaños y formas.

Qué considerar

Los apósitos compuestos no se pueden usar en quemaduras de tercer grado. Además:

- Pueden no proveer un ambiente húmedo a la herida (dependiendo del producto seleccionado) y secar su lecho.
- Se pueden cortar para ajustarse sin perder su integridad.

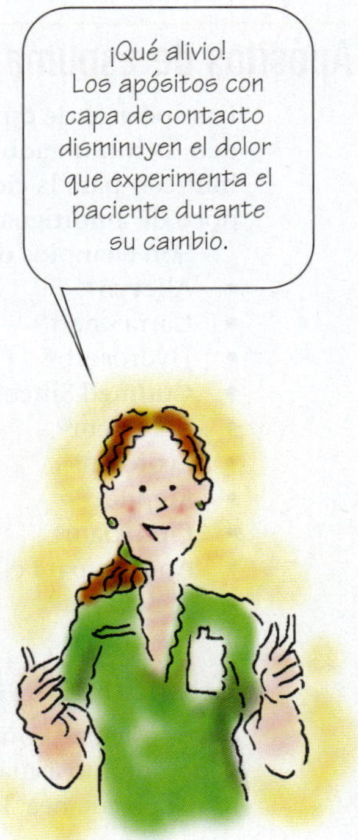
¡Qué alivio!
Los apósitos con capa de contacto disminuyen el dolor que experimenta el paciente durante su cambio.

Apósitos con capa de contacto

Los apósitos con capa de contacto tienen una sola capa de material tejido o perforado, adecuada para el contacto directo con la superficie de la herida. Estas capas de contacto no adherente previenen que otros apósitos se adhieran a la superficie de la herida.

Son ejemplos de apósitos con capa de contacto:

- De material delgado deslizable: Conformant 2 Wound Veil®, Telfa Clear®, Profore Wound Contact Layer®, Dermanet®, Drynet®
- De malla de material hidrofóbico: Mepitel®, Versatel®, Restore Contact Layer Flex®, Adaptic Touch®, Silflex®

Cuándo se usan

Los apósitos con capa de contacto se usan para permitir el flujo del material drenado hacia un apósito secundario, en tanto se impide que éste se adhiera a la herida. El tipo de malla se puede utilizar bajo un apósito de presión negativa para prevenir que el tejido de granulación se incruste en la espuma o la gasa.

¿Cuál es la ventaja?

Los apósitos con capa de contacto:

- Disminuyen el dolor y el traumatismo tisular experimentados durante su cambio.
- Se pueden utilizar junto con medicamentos tópicos, rellenos y apósitos de gasa.
- Los de tipo malla se superponen a los bordes de la herida, porque así mantendrán su lecho húmedo y, al mismo tiempo, conservarán secos los bordes de la piel.
- A menudo están disponibles ya unidos a una espuma u otro apósito de absorbencia para captar cualquier exudado.

Qué considerar

Los apósitos con capa de contacto requieren un apósito secundario y están contraindicados para usarse en quemaduras de tercer grado.

Apósitos de espuma

Los apósitos de espuma son similares a una esponja absorbente y pueden incluir un adhesivo o un borde de silicona. Proveen un ambiente húmedo para la cicatrización y el aislamiento térmico, junto con un poco de amortiguación para proteger la herida.

Son ejemplos de apósitos de espuma:

- Allevyn®
- CarraSmart®
- Hydrosorb®
- Cutimed Siltec®
- PolyMem®
- Lyofoam®
- Mepilex®
- OptiFoam®
- Apósito para el sitio de ingreso de un vía PolyTube®
- Tielle Plus®

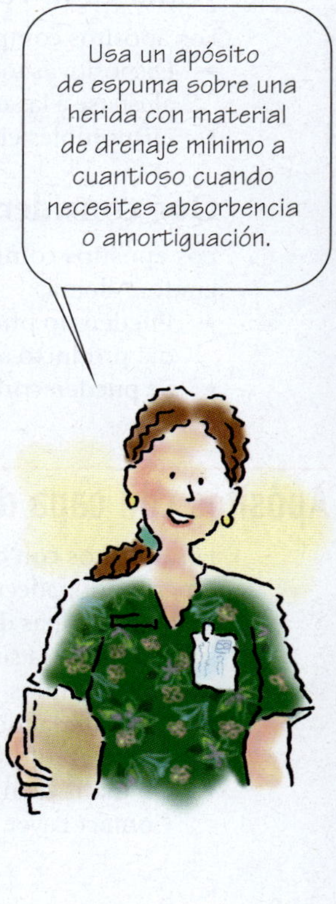
Usa un apósito de espuma sobre una herida con material de drenaje mínimo a cuantioso cuando necesites absorbencia o amortiguación.

Cuándo se usan

Se usa este tipo como apósitos primarios o secundarios en heridas con exudado mínimo a cuantioso y alrededor de vías, como las sondas de gastrostomía percutánea. Para un exudado cuantioso considera colocar una capa primaria absorbente cubierta con un apósito de espuma o elige una de las espumas que incluyen materiales superabsorbentes. Para piel delicada o tejidos de herida, considera un apósito de espuma con una capa de silicona.

¿Cuál es la ventaja?

Los apósitos de espuma se pueden usar en combinación con otros productos. Los que presentan un borde adhesivo o de silicona no requieren de uno secundario. Además, los apósitos de espuma pueden:

- Usarse sobre heridas infectadas si se cambian a diario, o con intervalos mayores si contienen un antimicrobiano.
- Manejar un exudado más cuantioso, porque captan la humedad de la herida y permiten la evaporación (los que carecen de cubierta).
- Se pueden usar alrededor de vías (como la cánula para traqueotomía) porque no se deshilachan como la gasa.

Qué considerar

Sin un borde adhesivo, los apósitos de espuma pueden requerir uno secundario, cinta, vendaje o red. Además:

- Pueden tener borde adhesivo que se pegue a la piel o base de la herida.
- Pueden causar maceración si no se cambian con regularidad (aquellos sin silicona agregada para proteger la piel).
- No se recomiendan para las heridas sin exudado.

Apósitos de hidrocoloide

Los apósitos de hidrocoloide son placas o láminas adherentes moldeables de un material a base de hidratos de carbono. La mayoría presenta un respaldo a prueba de agua. Son impermeables al oxígeno, el agua y el vapor de agua, y casi todos proveen una mínima absorción. Estos apósitos cambian a gel conforme absorben humedad, ayudan a mantener húmedo el lecho de la herida y promueven el desbridamiento autolítico.

Son ejemplos de apósitos de hidrocoloide:

- BandAid Advanced Healing Bandages® (disponibles sin receta)
- DuoDERM CGF®
- Restore Cx Wound Care Dressing®
- 3M Tegasorb Hydrocolloid®
- Comfeel Hydrocolloid®
- HexiCol®

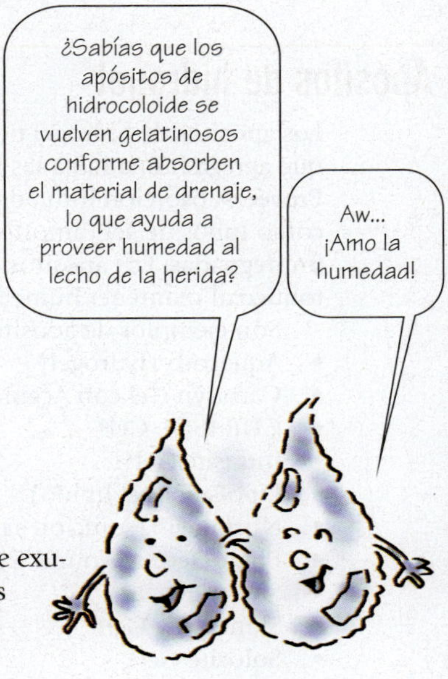
¿Sabías que los apósitos de hidrocoloide se vuelven gelatinosos conforme absorben el material de drenaje, lo que ayuda a proveer humedad al lecho de la herida?
Aw... ¡Amo la humedad!

Cuándo se usan

Se utilizan los apósitos de hidrocoloide en heridas con material de exudado mínimo para conservar sus líquidos naturales. En las heridas con tejido necrótico o esfacelo, y exudado mínimo, estos apósitos pueden ayudar al desbridamiento autolítico eficaz al mantener el lecho de la herida húmedo en todo momento, de manera que las enzimas naturales puedan ejercer su acción. Los apósitos de hidrocoloide en hoja también pueden servir como apósitos secundarios y usarse bajo las abrazaderas o en los bordes de los aparatos de yeso para evitar la fricción.

¿Cuál es la ventaja?

Los apósitos de hidrocoloide pueden ser beneficiosos porque:

- Mantienen la humedad al detener la evaporación y se tornan gelatinosos conforme absorben el exudado.
- Pueden requerir cambiarse sólo dos a tres veces por semana.
- Pueden quitarse fácilmente si la herida está húmeda.
- Están disponibles en formas contorneadas para usarse en sitios específicos.
- Están disponibles en varias formas (láminas, polvo o gel), en dos grosores: delgado y el convencional.

Qué considerar

Los apósitos de hidrocoloide no se pueden usar en quemaduras o heridas húmedas. Asegúrate de observar la piel en sus bordes en busca de maceración. Además:

- Pueden emanar un olor al retirarse, que se presenta cuando el exudado forma un gel con su material.
- Pueden causar desgarro de la piel cuando se retiran, en especial si se realiza con frecuencia.
- Pueden producir maceración o hipergranulación.
- Pueden calentarse antes o después de su colocación para llevar al máximo la adhesión.

Apósitos de hidrogel

Los apósitos de hidrogel tienen una base acuosa, oleosa o de glicerina, que agrega humedad a las heridas secas y no se adhiere a su lecho. Proveen absorción limitada (algunos son 96% agua) y están disponibles como tubos de gel (amorfos) o en láminas flexibles, hojas o tiras de gasa impregnadas. Los apósitos de hidrogel promueven el desbridamiento autolítico al mantener húmedo el lecho de la herida.

Son ejemplos de apósitos de hidrogel amorfos:

- Aquasorb Hydrogel®
- Carrasyn Gel con Acemannan Hydrogel®
- CURASOL Gel®
- Intrasite Gel®
- LipoGel® (gel lípido)
- Normlgel® (solución salina en gel)
- PhytoDerma Wound Gel®
- SAF-Gel®
- Skintegrity Gel®
- Solosite Gel®

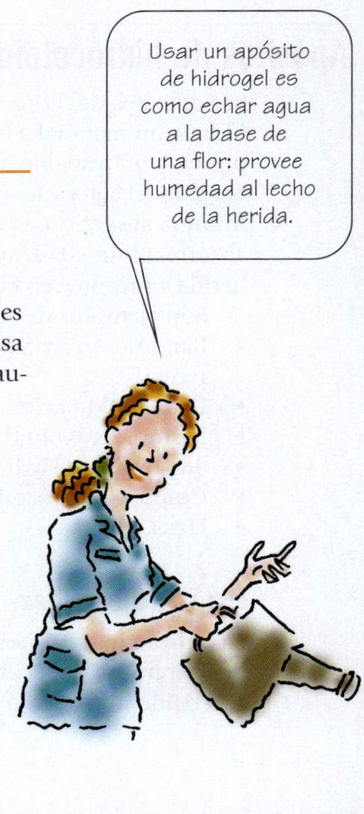
Usar un apósito de hidrogel es como echar agua a la base de una flor: provee humedad al lecho de la herida.

- MediHoney®, TheraHoney®, MaukaMed® (apósitos de miel de la flor de Manuka [*Leptospermum scoparium*])
- MultiDex Gel® (azúcar hipertónica)

Son ejemplos de hidrogeles en láminas:

- AquaClear®
- DermaGel®, Elastogel® (láminas a base de glicerina)
- TOE-AID®, apósito para el dedo gordo del pie y su uña

Un ejemplo de una tira de gasa impregnada de hidrogel es la Curity Packing Strip®.

Cuándo se usan

Usa los apósitos de hidrogel en heridas secas y en las que cuentan con mínimo exudado para agregar humedad o en aquellas con tejido necrótico o esfacelo para humedecerlas lo suficiente y permitir el desbridamiento autolítico.

¿Cuál es la ventaja?

Los apósitos de hidrogel vienen en hojas, cojinetes y tiras de gasa impregnados, así como en forma de gel amorfo. Agregan humedad a las heridas secas o con exudado mínimo de manera que puedan cicatrizar. Al ser aplicados, pueden proveer enfriamiento, que da alivio y reduce el dolor.

Qué considerar

Los apósitos de hidrogel en gel amorfo requieren un apósito secundario. Los geles estériles son más costosos, pero útiles si hay exposición de hueso, tendón u otro órgano en la herida. Además, los geles amorfos:

- Pueden macerar la piel circundante si no se protege.
- Pueden requerir cambios de apósito a diario.
- Varían en viscosidad entre las marcas y según la base del producto (agua, aceite o glicerina).

Apósitos superabsorbentes

Los apósitos superabsorbentes contienen un material muy absorbente (celulosa, polímero o lechos de poliacrilato). Se encuentran en varias formas, que incluyen geles, cojinetes y almohadillas.

Son ejemplos de apósitos especialmente absorbentes:

- 3M Tegaderm Superabsorber®
- Cutisorb Ultra®
- Sofsorb®
- Cojinetes abdominales TENDERSORB WET-PRUF®
- Xtrasorb®
- Eclypse Border®
- OptiLock®
- Sorbion Sachet
- LeudoMed®

Cuándo se usan

Se usan los apósitos superabsorbentes en las heridas infectadas o no, con exudado moderado a cuantioso.

¿Cuál es la ventaja?

Los apósitos superabsorbentes:

- Son altamente absorbentes (retienen hasta el 33 % más de humedad que los alginatos).
- Por lo general, requieren cambios menos frecuentes.
- Están disponibles en una variedad de formas.

Qué considerar

Algunos apósitos absorbentes no se pueden usar en quemaduras o heridas con poco o ningún exudado.

Apósitos de película transparente

Los apósitos de película transparente son de poliuretano, adherentes, no absorbentes. Son semipermeables al oxígeno y al vapor de agua, pero no al agua líquida. Su transparencia permite la inspección visual de una herida mientras están colocados. Los apósitos de película transparente mantienen un ambiente húmedo de la herida y promueven la autólisis en las heridas secas. Puesto que son impermeables, estos apósitos también se usan para proteger sitios de punción intravenosa u otros tubos para procedimientos invasivos.

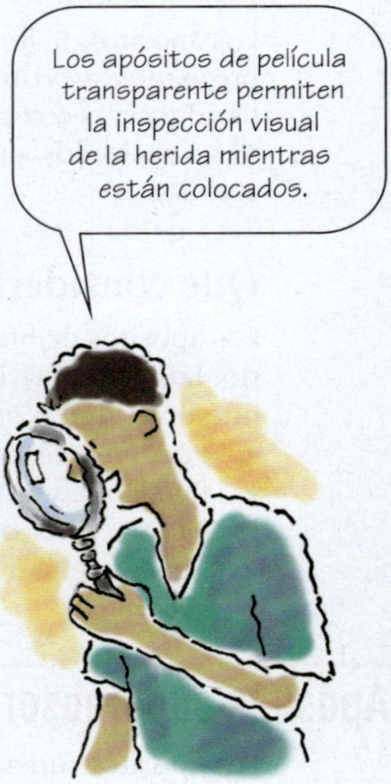

Para evitar desgarros de la piel por el adhesivo cuando se retiran, se dispone de varias técnicas: usa un eliminador de adhesivo o cualquier aceite y frótalo por el borde del apósito que estás retirando; afloja las esquinas opuestas del apósito y haz tracción paralela respecto de la piel mediante estiramiento (esto afloja la unión adhesiva sin desgarrar la piel); o coloca una estructura de hidrocoloide alrededor de los bordes de la herida y un apósito de película transparente sobre ella (cuando retires la película transparente, usa un eliminador de adhesivo o aceite, y se deslizará separándose del hidrocoloide).

Los ejemplos de apósitos de película transparente incluyen:

- BIOCLUSIVE Transparent Dressing®
- BlisterFilm®
- ClearSite Transparent Membrane®
- OpSite FLEXIGRID®
- 3M NexCare Waterproof Bandages® (disponible sin receta)
- 3M Tegaderm Transparent Dressing®

Cuándo se usan

Usa apósitos de película transparente sobre heridas de grosor parcial con exudado mínimo y en aquéllas con tejido necrótico (seco, semejante al cuero, negro) para promover la autólisis. También se puede usar película transparente sobre un hidrogel con el mismo fin.

¿Cuál es la ventaja?

Los apósitos de película transparente:

- Son muy flexibles.
- Dejan ver la herida sin retirarlos.
- Son adherentes, pero no se pegan a una herida húmeda.
- No son voluminosos.

Qué considerar

Los apósitos de película transparente no absorben el exudado, por lo que son apropiados sólo para heridas de grosor parcial o poco profundas o para heridas de grosor completo con mínimo exudado. Pueden, por supuesto, combinarse con un cojinete de absorción. Estos apósitos no se pegan a la piel húmeda, como en algunas zonas del cuerpo donde la sudoración es más frecuente. Además, el adhesivo puede desgarrar la piel alrededor de la herida si se retira el apósito de forma incorrecta.

Rellenos de heridas

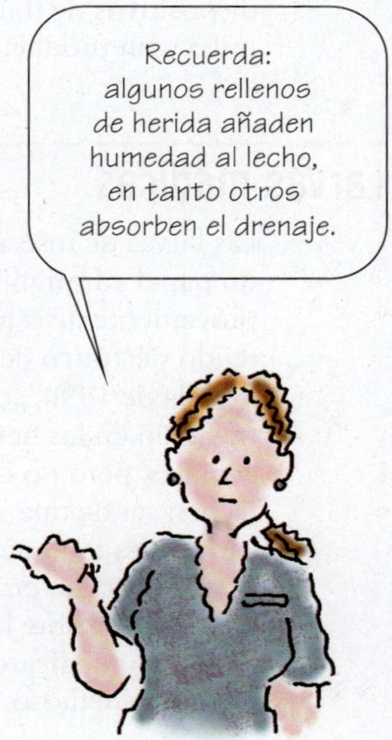
Recuerda:
algunos rellenos
de herida añaden
humedad al lecho,
en tanto otros
absorben el drenaje.

Los rellenos de herida son apósitos especializados utilizados para saturar heridas más profundas y túneles. Están hechos de diversos materiales y vienen en muchas formas, incluyendo tiras de acrilato, gránulos, polvos, bolsas de polímero y geles. Los rellenos de herida pueden agregar humedad al lecho o absorber el exudado, dependiendo del producto. Otros tipos de apósito pueden usarse como rellenos de heridas, como alginatos, fibras gelificantes y muchos antimicrobianos, de modo que puedes también consultar las secciones correspondientes.

Son ejemplos de rellenos de heridas especiales:

- Bard Absorption Dressing®
- Flexigel Strands®
- Cutimed Cavity®
- PolyMem WIC Cavity Filler® y Rope Wound Filler®
- TenderWet Cavity®

Cuándo se usan

Se usan rellenos para herida como apósitos primarios en las lesiones, infectadas o no, con exudado mínimo o cuantioso, que los requieran.

¿Cuál es la ventaja?

Los rellenos de heridas son de varias formas y con diferentes capacidades de absorción. Estos apósitos son mejores en cuanto a costo/beneficio (más que las gasas) cuando se colocan sobre en una herida sin tejido necrótico y no infectada, de modo que se puede dejar el apósito en su lugar durante 2-5 días. Son rentables porque el MÁXIMO gasto provocado por un cambio de apósito es el tiempo del personal que lo realiza, no el precio del material que lo constituye. Puesto que se sabe que es mejor para la cicatrización cambiar los apósitos con menor frecuencia (en una herida limpia, no infectada), también resultan muy convenientes para la persona con la herida.

Qué considerar

Los rellenos de herida no se pueden usar en quemaduras de tercer grado. Para heridas con exudación cuantiosa, considera el tratamiento bajo presión negativa si es apropiado. Además, el aspecto similar a gusanos de algunos productos de relleno de las heridas puede alarmar a un paciente sensible.

Productos adyuvantes para los cuidados de las heridas

Los productos que modifican directamente el proceso de cicatrización de las heridas incluyen sanguijuelas y larvas médicas, diversas modalidades, dispositivos de tratamiento por presión negativa, tratamiento normotérmico y un producto de desbridación enzimática.

Larvas médicas

Las larvas de insectos no son muy atractivas para la mayoría, pero tienen un papel admirable en el mundo. Pueden disolver cualquier proteína proveniente de células muertas, de modo que son capaces de lavar el tejido necrótico de la herida. Desde que se hizo la investigación en la década de 1990, se sabe que las larvas también pueden estimular la cicatrización en las heridas humanas. Estos pequeños ayudantes son bastante geniales, pero no cuentes con los que pueden encontrarse en la basura. Deben ser de una especie específica de larvas de insectos, porque algunas variedades también ingieren tejidos vivos. Se ordenan a un laboratorio donde las crían en un ambiente aséptico, y las enviarán durante la noche para usarse sobre heridas limpias, con esfacelo o tejido necrótico abundante. En Medicare se denominan como un "dispositivo", lo que es un poco irrespetuoso, pero al menos reembolsan su costo.

Cuándo se usan

Las larvas medicinales desbridan materiales necróticos del lecho de una herida. Se deben discontinuar cuando no hay más esfacelo o tejido necrótico.

¿Cuál es la ventaja?

- Las larvas son una solución de la madre naturaleza para eliminar los tejidos muertos.
- Son menos costosas que casi todos los métodos de desbridamiento.

- El único efecto secundario es el *factor de repugnancia*; algunos pacientes pueden quejarse de dolor cuando las larvas empiezan a comerse el tejido muerto. En este caso, el paracetamol es útil y se obtiene sin receta.

Qué considerar

- Las personas sensibles pueden percibir una leve sensación de *algo que se arrastra*, pero la mayoría lo acepta como parte de la cicatrización.
- Se pega un apósito en malla a una estructura de hidrocoloide alrededor de la herida para dejar que las larvas respiren mientras trabajan, pero sin dejarlas merodear fuera del lecho de la herida.
- La principal tarea antes de usar las larvas medicinales es preparar de manera adecuada al paciente, a sus seres amados y al personal. Una vez solucionado el factor de repugnancia, ¡es un tratamiento viable!

Asegúrate de contar con un protocolo en la unidad antes de ordenar larvas medicinales. Deben almacenarse apropiadamente. Los distribuidores cuentan con un protocolo disponible.

Tratamiento con sanguijuelas médicas

Se pueden utilizar sanguijuelas para retirar el exceso de sangre por congestión venosa en un colgajo, para cerrar una herida, hasta que el tejido tenga nuevas venas para su drenaje natural. En ocasiones, también se usan en una herida con congestión venosa que afecta la cicatrización.

Cuándo se usa

- Se usan las sanguijuelas medicinales cuando un colgajo quirúrgico o una herida no están cicatrizando bien por congestión venosa. Proveen alivio temporal de la presión por la acumulación de sangre excesiva.
- También las usa el cirujano cuando se reimplanta un miembro, como un dedo o la nariz, que fue amputado accidentalmente.

¿Cuál es la ventaja?

Es un método para retirar el exceso de sangre venosa. Es difícil colocar venas que irriguen tejidos nuevos, por lo que representa un método transitorio para mantener la presión fuera del tejido, hasta que pueda drenar naturalmente la sangre antigua, cuando desarrolle venas para tal efecto.

Qué considerar

- Asegúrate de contar con un protocolo institucional antes de ordenar las sanguijuelas. Se deben almacenar y alimentar apropiadamente.
- El personal y el paciente también deben prepararse para resolver el factor de repugnancia por usar un organismo del reino animal sobre la herida.
- Se dispone de un protocolo en Leeches USA, Ltd.

Modalidades

Tratamiento de las heridas bajo presión negativa

Se puede usar el *tratamiento bajo presión negativa de heridas* (TBPNH) cuando éstas no cicatricen de forma oportuna o tengan gran cantidad de exudado. También se usa a menudo en un colgajo o injerto para asegurar su mejor "captación" y disminuir el edema local, así como en incisiones cerradas para asegurar que los bordes se mantengan adheridos y se retire cualquier edema de su interior. Los sistemas constan de un apósito de espuma o gasa acoplado o cortado al tamaño de la herida, un tubo de aspiración y una bomba de vacío, con o sin recipiente para colectar el exudado. Un extremo del tubo de aspiración se coloca sobre el apósito o se acopla a la parte alta de éste a través de un conector especial, y el otro se conecta a la bomba de vacío, con o sin recipiente. Los apósitos se sellan en su lugar con cinta adhesiva, que se extiende 3-5 cm sobre la piel adyacente alrededor del apósito.

Cuando se activa la bomba, disminuye la presión del aire que rodea al apósito, extrayendo el exudado y reduciendo el edema en los tejidos circundantes. Este proceso aminora la colonización bacteriana, promueve el desarrollo de tejido de granulación, aumenta la tasa de mitosis celular e impulsa la migración de las células epiteliales dentro de la herida. Se requiere capacitación especial para utilizar este dispositivo (véase *Comprensión del tratamiento de las heridas por presión negativa*, p. 211).

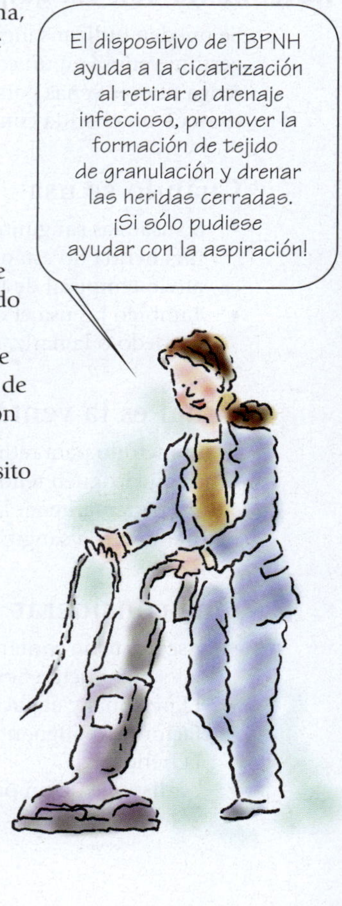
El dispositivo de TBPNH ayuda a la cicatrización al retirar el drenaje infeccioso, promover la formación de tejido de granulación y drenar las heridas cerradas. ¡Si sólo pudiese ayudar con la aspiración!

Mini-me

Hay varias versiones disponibles en la mayoría de las marcas comerciales de dispositivos de TBPNH. Se trata de bombas de tamaño regular que se necesitan para manejar grandes heridas o las que presentan un exudado cuantioso. Hay versiones portátiles más pequeñas que funcionan con baterías o tienen recipientes más pequeños. Hay otras muy pequeñas que son para uso de un solo paciente y muchas de ellas se desechan después de 1 semana. Una de las versiones "*mini-me*" no utiliza baterías; la aspiración se produce a través de un muelle en el interior. Algunas modalidades no cuentan con recipiente para el exudado, pero en su lugar poseen un apósito capaz de retener pequeñas cantidades (30-60 mL) de exudado como gel.

Ejemplos de TBPNH

- Cierre asistido por vacío (VAC, de *Vacuum Assisted Closure*): varias versiones y tamaños disponibles
- Invia®
- PICO®
- SVED®
- Snap® (dispositivo de carga por muelle)
- Engenex®

Comprensión del tratamiento de las heridas por presión negativa

El tratamiento de las heridas por presión negativa favorece la cicatrización por la aplicación de una presión subatmosférica localizada en el sitio de la herida. Esto reduce el edema y la colonización bacteriana y estimula la formación de tejido de granulación. En esta ilustración se incluyen los componentes de un dispositivo de TBPNH.

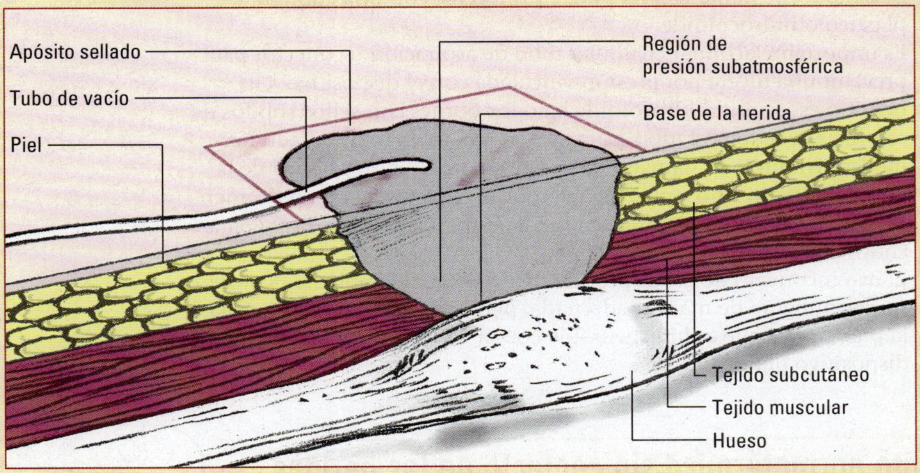

Cuándo se usa

El TBPNH sirve para tratar heridas agudas de cicatrización lenta, subagudas o crónicas exudativas con cavidades. Es ideal en úlceras por presión o heridas quirúrgicas profundas mayores de 1 cm. También se usa durante períodos breves sobre colgajos de injerto e incisiones recientes cerradas, para disminuir el edema en los tejidos y mantener aproximados los bordes.

¿Cuál es la ventaja?

Los dispositivos de TBPNH:

- Limpian profundamente y pueden manejar cantidades pequeñas a grandes de exudado.
- Pueden manejar múltiples heridas cuando los apósitos se cortan para puentear dos o más heridas (o cuando se enlazan dos heridas a una unidad mediante un conector en "Y").
- Tienen baterías recargables y son suficientemente pequeñas para ajustarse a una bolsa, que se puede usar en la cintura o sobre el hombro, y otros no requieren baterías.

Qué considerar

El TBPNH está contraindicado para usarse en osteomielitis no tratada, el cáncer y las heridas con tejido necrótico excesivo o fístulas no exploradas. Además:

- El apósito de espuma o gasa no debe extenderse hacia la piel desnuda, pues se daña. La piel puede protegerse con una cubierta de plástico o hidrocoloide.
- Es importante acojinar cualquier tubo de aspiración o conector para prevenir una úlcera por presión vinculada con el dispositivo. Un método es usar un hidrocoloide bajo los bordes con sellos sólidos de estoma alrededor del tubo, para ayudar a mantener un sellado hermético. Un método llamado de *puenteo* requiere cubrir la piel de la herida hasta un sitio *neutro* del cuerpo (p. ej., lejos de una prominencia ósea), y después, aplicar una tira de espuma en la parte alta para cubrirla con el propósito de sellarla.
- El uso incorrecto de un dispositivo TBPNH, por ejemplo, si la presión no se configura de manera adecuada, puede causar daño a la herida o la piel, por lo que es indispensable contar con capacitación acerca del dispositivo que se utiliza.

Tratamiento normotérmico sin contacto de las heridas

El *tratamiento normotérmico sin contacto de las heridas* aumenta la temperatura de su lecho y promueve así un aumento de la irrigación sanguínea en la región. El apósito en este sistema tiene una cúpula que contiene una tarjeta electrónica especial de calentamiento. Una vez en su lugar, la tarjeta se calienta hasta 38 °C y cubre la herida con calor radiante. La cubierta herméticamente sellada de la herida promueve un ambiente húmedo en el lecho. Este sistema está diseñado para mantenerse en su lugar durante 72 h.

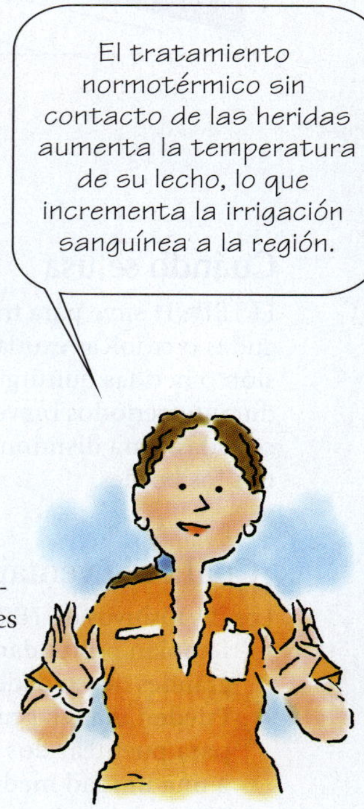

Cuándo se usa

Cuando se ordena, el tratamiento normotérmico se utiliza en las heridas agudas o crónicas de grosor parcial o completo, independientemente de su origen, que han fracasado en la cicatrización con tratamientos adicionales, incluyendo aquellas con alteración de la irrigación sanguínea, como las de úlceras del pie del paciente con diabetes o las arteriales.

¿Cuál es la ventaja?

El tratamiento normotérmico de las heridas sin contacto:

- Puede absorber una cantidad pequeña a moderada de exudado en la cubierta de la herida.
- No altera la herida cuando se retira.
- Se puede usar en heridas infectadas.

Qué considerar

El tratamiento normotérmico de heridas sin contacto está contraindicado en quemaduras de tercer grado. Además, requiere apósitos específicos y una capacitación amplia del paciente con respecto a los cambios de apósito y la aplicación de calor.

El único sistema de tratamiento normotérmico sin contacto de las heridas en el mercado es el Warm Up Therapy System®.

Productos de desbridamiento enzimático

Cuando se aplica directamente al tejido necrótico o desvitalizado, un producto enzimático de desbridamiento puede romper los enlaces de colágeno que sostienen los tejidos muertos, lo que permite su retiro. Si la herida tiene tejido necrótico dur, éste se corta en líneas cruzadas con un escalpelo antes de aplicar el agente para que éste penetre en el tejido.

La única enzima de desbridamiento disponible en el mercado en Estados Unidos es el ungüento Collagenase SANTYL®.

Cuándo se usan

Considera usar un producto de desbridamiento enzimático para las heridas con cantidades moderadas a grandes de tejido necrótico, en especial cuando no es opción el desbridamiento quirúrgico. El tejido muerto en una herida tiene que fragmentarse, de manera que se pueda retirar mediante lavado durante los cambios de apósito. Esto ocurre sólo cuando se cumplen dos requerimientos: si el lecho de la herida es húmedo y hay una cantidad adecuada de la enzima para fragmentar el tejido muerto. Algunas personas con circulación alterada a una herida no tienen suficiente enzima natural para lograr el desbridamiento autolítico, la fragmentación natural del tejido muerto. Para tales heridas puede ser útil agregar una enzima.

¿Cuál es la ventaja?

Un producto de desbridamiento enzimático incrementa la colagenasa en nuestra corriente sanguínea en casos donde tal vez la herida no tenga microcirculación óptima para llevar las enzimas naturales a su lecho.

Qué considerar

Los agentes de desbridamiento agregan costo a los cuidados de una herida, por lo que es mejor utilizar el desbridamiento autolítico natural cuando sea posible. Además:

- Pueden contener alérgenos conocidos.
- Requieren apósitos secundarios. Es indispensable mantener la herida húmeda en todo momento, para que ocurra el desbridamiento eficaz, ya sea añadiendo una enzima o con uso del desbridamiento autolítico.
- Pueden causar irritación si entran en contacto con la piel circundante.
- Rara vez pueden causar una sensación de ardor en la herida durante su aplicación.

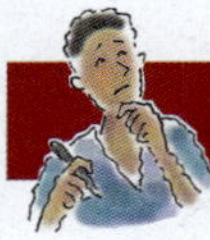

Preguntas de autoevaluación

1. ¿Qué tipo de apósito es el más apropiado para un paciente con una herida seca?

A. Cojinete de superabsorción
B. Hidrogel amorfo
C. Alginato
D. Espuma

Respuesta: B. Una herida seca requiere añadir humedad para promover su cicatrización, por lo que debe usarse un apósito de hidrogel amorfo.

2. ¿Qué tipo de apósito es el de máxima absorbencia?

A. Hidrocoloide
B. Espuma
C. Capa por contacto no adherente
D. Alginato

Respuesta: D. Aunque las espumas pueden tener cierta capacidad de absorción, los apósitos de alginato son los de máxima absorbencia.

3. ¿Cuál de las siguientes marcas de apósito corresponde a un antimicrobiano?

A. DuoDERM
B. Promogran
C. Prontosan
D. Xtrasorb

Respuesta: C. El Prontosan contiene el eliminador de microorganismos PHMB.

4. Percibes un olor desagradable cuando retiras el apósito de tu paciente. ¿Qué tipo de apósito puede causar esto?

A. Alginato
B. Hidrocoloide
C. Compuesto
D. Espuma

Respuesta: B. Los apósitos de hidrocoloide absorben un exudado mínimo y se convierten en gel. Este gel puede tener un olor desagradable cuando es expuesto durante los cambios de apósito.

5. ¿Qué dispositivo para el cuidado de heridas utiliza presión de aire negativa para mantenerlas limpias?

A. Dispositivo VAC
B. Sistema de tratamiento por calentamiento
C. Alpha-Stim
D. Tratamiento Mist

Respuesta: A. El dispositivo VAC genera presión negativa, que extrae el exudado, las bacterias y el exceso de humedad.

Puntuación

☆☆☆ Si respondiste correctamente las cinco preguntas… ¡Grítalo! Tu conocimiento de los productos para el cuidado de las heridas es incomparable.

☆☆ Si respondiste cuatro preguntas correctamente… ¡Quisiéramos tomar tu mano! Obviamente absorbiste todo el material en los productos para el cuidado de las heridas.

☆ Si respondiste correctamente menos de cuatro preguntas… ¡Está bien! Contaremos esto como un tratamiento de calentamiento.

Bibliografía

Abboud, E.C., et al. "Silver-Based Dressings for the Reduction of Surgical Site Infection: Review of Current Experience and Recommendation for Future Studies," *Burns* 40(Suppl. 1):S30-S39, December 2014.

Adkins, C.L. "Wound Care Dressings and Choices for Care of Wounds in the Home," *Home Healthcare Nurse* 31:259-267, May 2013.

Belcher, J. "Dressings and Healing with Honey," *British Journal of Nursing* 23(6):S22, March-April 2014.

Bollero, D., et al. "Long-Term Follow-Up of Negative Pressure Wound Therapy With Instillation: A Limb Salvage Procedure?" [published online ahead of print September 19, 2014], *International Wound Journal*.

Broussard, K.C., and Powers, J.G. "Wound Dressings: Selecting the Most Appropriate Type," *American Journal of Clinical Dermatology* 14(6):449-459, December 2013.

Dissemond, J., et al. "Modern Wound Care—Practical Apects of Non-Interventional Topical Treatment of Patients with Chronic Wounds," *Journal of the German Society of Dermatology* 12(7):541-554, July 2014.

Dumville, J.C., et al. "Dressings for the Prevention of Surgical Site Infection," *The Cochrane Database of Systematic Reviews* (9):CD003091, September 2014.

Dungel, P., et al. "Low Level Light Therapy by LED of Different Wavelength Induces Angiogenesis and Improves Ischemic Wound Healing," *Lasers in Surgery and Medicine* 46(10);773-780, December 2014.

Erfurt-Berge, C., and Renner, R. "Recent Developments in Topical Wound Therapy: Impact of Antimicrobiological Changes and Rebalancing the Wound Milieu," *BioMed Research International* 2014:819525, 2014.

Gabriel, A., et al. "Initial Experience with a New Epidermal Harvesting System: Overview of Epidermal Grafting and Case Series," *Surgical Technology International* 25:55-61, November 2014.

Hackl, F., et al. "Moist Dressing Coverage Supports Proliferation and Migration of Transplanted Skin Micrografts in Full-Thickness Porcine Wounds," *Burns* 40(2):274-280, March 2014.

Jeffery, S.L. "The Use of an Antimicrobial Primary Wound Contact Layer as Liner and Filler with NPWT," *Journal of Wound Care* 23(8 Suppl.):S3-S14, August.

Jones, M.L. "An Introduction to Absorbent Dressings," *British Journal of Community Nursing* 19(Suppl. 12):S28-S30, December 2014.

Junker, J.P., et al. "Clinical Impact Upon Wound Healing and Inflammation in Moist, Wet, and Dry Environments," *Advances in Wound Care* 2(7):348-356, September 2013.

Masella, P.C., et al. "Evaluation of Six Split-Thickness Skin Graft Donor-Site Dressing Materials in a Swine Model," *Plastic and Reconstructive Surgery Global Open* 6;1(9):e84, January 2014.

Meissner, M.H. "Venous Ulcer Care: Which Dressings Are Cost Effective?," *Phlebology* 29(1 Suppl.):174-180, May 2014.

Michailidis, L., et al. "Comparison of Healing Rate in Diabetes-Related Foot Ulcers with Low Frequency Ultrasonic Debridement Versus Non-Surgical Sharps Debridement: A Randomised Trial Protocol," *Journal of Foot and Ankle Research* 7(1):1, January 2014.

Nathoo, R., et al. "Skin Substitutes: An Overview of the Key Players in Wound Management," *Journal of Clinical and Aesthetic Dermatology* 7(10):44-48, October 2014.

Ng, V.W., et al. "Antimicrobial Hydrogels: A New Weapon in the Arsenal Against Multidrug-Resistant Infections," *Advanced Drug Delivery Reviews* 78:46-62, November 2014.

Sebastian, A., et al. "Electrical Stimulation Enhances Epidermal Proliferation in Human Cutaneous Wounds by Modulating p53-SIVA1 Interaction," *Journal of Investigative Dermatology* 135(4):1166-1174, April 2015.

Seidel, D., et al. "Negative Pressure Wound Therapy Versus Standard Wound Care in Chronic Diabetic Foot Wounds: Study Protocol for a Randomized Controlled Trial," *Trials* 15:334, August 2014.

Shi, E., and Shofler, D. "Maggot Debridement Therapy: A Systematic Review," *British Journal of Community Nursing* 19(Suppl. 12):S6-S13, December 2014.

Sood, A., et al. "Wound Dressings and Comparative Effectiveness Data," *Advances in Wound Care* 3(8):511-529, August 2014.

van Leen, M., et al. "Influence of Superabsorbent Dressings on Non-Healing Ulcers: A Multicentre Case Series from the Netherlands and the UK," *Journal of Wound Care* 23(11):543-550, November 2014.

Zelen, C.M., et al. "A prospective, Randomised, Controlled, Multi-Centre Comparative Effectiveness Study of Healing Using Dehydrated Human Amnion/Chorion Membrane Allograft, Bioengineered Skin Substitute or Standard of Care for Treatment of Chronic Lower Extremity Diabetic Ulcers," [published online ahead of print November 26 2014], *International Wound Journal*.

Capítulo 10

Modalidades terapéuticas

Objetivos

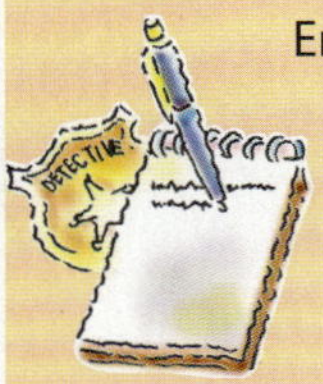

En este capítulo aprenderás:

- Modalidades terapéuticas para la cicatrización de heridas
- Efectos fisiológicos de las modalidades terapéuticas
- Indicaciones, contraindicaciones y métodos de aplicación de las modalidades terapéuticas

Una mirada a las modalidades terapéuticas

Por lo general, las modalidades terapéuticas se han descrito como adyuvantes, tratamientos que se usan además de los cuidados estándar de las heridas. Sin embargo, hoy, esta definición resulta un tanto obsoleta porque las modalidades terapéuticas son ahora parte de los cuidados estándar y medulares para el proceso de cicatrización de las heridas (véase *Cómo las modalidades terapéuticas promueven la cicatrización*, p. 218).

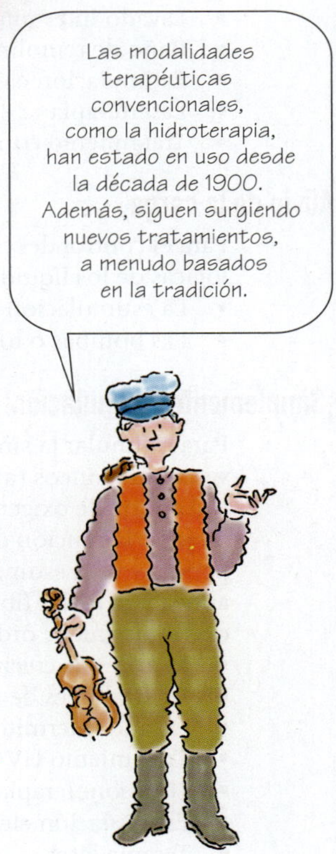
Las modalidades terapéuticas convencionales, como la hidroterapia, han estado en uso desde la década de 1900. Además, siguen surgiendo nuevos tratamientos, a menudo basados en la tradición.

Tradición

Algunas modalidades terapéuticas, como la hidroterapia y la luminoterapia o fototerapia, se han usado desde principios de la década de 1900. Hoy en día, todavía se usan ampliamente muchas modalidades terapéuticas tradicionales y siempre se están perfeccionando las nuevas.

Nuevos vecinos en la cuadra

En muchos casos, las nuevas modalidades terapéuticas se basan en las tradicionales. Algunas de las modalidades terapéuticas de perfeccionamiento reciente o en proceso de mejoría implican el uso de la energía fotónica casi infrarroja, la inducción de la proliferación celular y la aplicación de ultrasonido con el sistema MIST® (sin contacto, de baja frecuencia, a través de un nebulizado de solución salina para estimulación mecánica).

Selección de una modalidad terapéutica

Para seleccionar las mejores modalidades terapéuticas para el paciente, céntrate en las necesidades de los cuidados específicos de una herida.

¡Ojo con las heridas!

Cómo las modalidades terapéuticas promueven la cicatrización

Las modalidades terapéuticas promueven la cicatrización de las heridas por:

- Desbridamiento físico o mecánico de partículas y necrosis bacteriana
- Eliminación de microorganismos o control de la biocarga (su número)
- Disminución o control del edema y los líquidos de la herida
- Incremento de la irrigación sanguínea y la oxigenación tisular
- Aumento de la función de células inmunitarias o del tejido conectivo
- Provisión de una estructura para la proliferación tisular

Por ejemplo, si la herida requiere desbridamiento para retirar tejidos necróticos y disminuir la cifra de microorganismos, considera usar:

- Lavado intermitente
- Baño de remolino
- Estimulación eléctrica
- Laserterapia
- Tratamiento con luz ultravioleta (UV) (con uso de la radiación UVC)

Alivio de la carga

Para el control del edema y linfedema y la reducción de las cargas patológicas de los líquidos intercelulares considera:

- La estimulación eléctrica
- Las bombas o tobilleras de compresión

¡Simplemente estimulación!

Para estimular la síntesis de tejidos por aumento de la formación de vasos sanguíneos (angiogénesis); para aumentar la irrigación sanguínea y el aporte de oxígeno, los nutrimentos y las células inmunitarias; para mejorar la función de las células inmunitarias y las del lecho de la herida, y para estimular la formación de matriz de la herida y la alineación de las fibras de colágeno, el profesional de la salud calificado puede ordenar:

- Factores de crecimiento
- Equivalentes de piel viva
- Lavado intermitente
- Tratamiento UV (coradiación UVA y UVB)
- Ultrasonoterapia
- Estimulación eléctrica
- Terapia láser
- Inducción de la proliferación tisular
- Baño de remolino

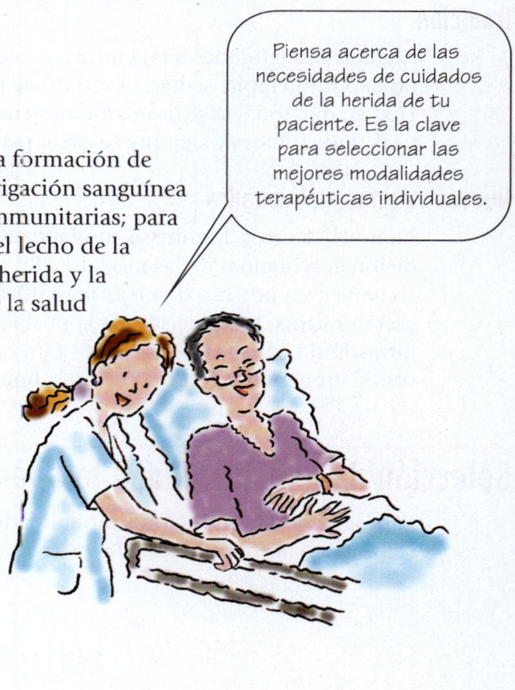
Piensa acerca de las necesidades de cuidados de la herida de tu paciente. Es la clave para seleccionar las mejores modalidades terapéuticas individuales.

Modalidades terapéuticas frecuentes

Las modalidades terapéuticas ampliamente utilizadas por los profesionales dedicados al cuidado de las heridas incluyen:

- Bioterapia (factores de crecimiento, productos con base en células o tejidos)
- Hidroterapia (lavado intermitente, baño de remolino)
- Luminoterapia (tratamiento con luz UV, laserterapia)
- Ultrasonoterapia
- Estimulación eléctrica
- Oxígeno hiperbárico

Bioterapia

Los métodos de bioterapia de uso más frecuente en el tratamiento de las heridas incluyen factores de crecimiento y productos con base en células o tejidos.

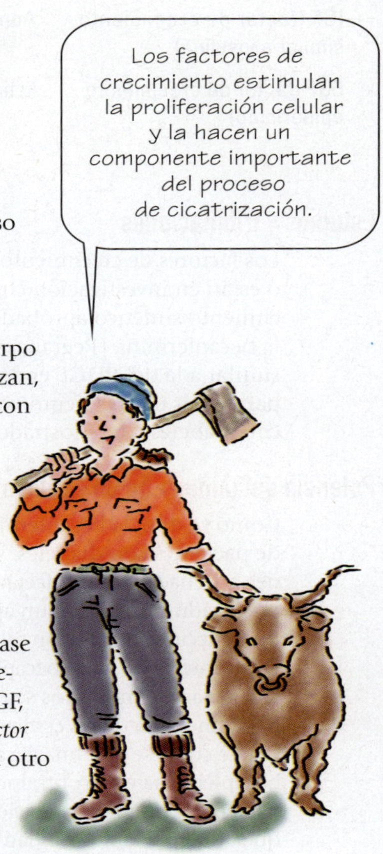
Los factores de crecimiento estimulan la proliferación celular y la hacen un componente importante del proceso de cicatrización.

Factores de crecimiento

Los factores de crecimiento constituyen una forma importante de bioterapia por el papel fundamental que desempeñan en el proceso de cicatrización (estimulación de la proliferación celular).

Corrección de los factores

La cicatrización de las heridas es un proceso complejo que el cuerpo realiza para sustituir o reparar tejidos lesionados. Si no se sintetizan, secretan y retiran diversos factores de crecimiento de los tejidos con programación correcta, el proceso de cicatrización de la herida puede detenerse. Esto deja el lecho de la herida en un estado crónico de anarquía, incapaz de cicatrizar.

El factor maestro

En la última década se han estudiado los factores de crecimiento para determinar exactamente cómo actúan en la cicatrización y cómo se pueden usar para el tratamiento de heridas crónicas (véase *Comprensión de los factores de crecimiento*, p. 220). Se ha puesto especial énfasis en el factor de crecimiento derivado de plaquetas (PDGF, de *platelet-derived growth factor*), que algunos expertos llaman el *factor maestro*. Aunque no se conoce el factor de crecimiento específico u otro mecanismo que inicie la cicatrización de una herida, se sabe que el PDGF tiene una participación medular por la atracción de fibroblastos (componentes del tejido de granulación) y su inducción para dividirse. Esto resulta primordial para la cicatrización de las heridas, porque los fibroblastos son los encargados de la síntesis de colágeno.

Comprensión de los factores de crecimiento

En este cuadro se describen los factores de crecimiento clave en la cicatrización de las heridas (las siglas provienen del inglés):

Tipo	Descripción
TGF-β (factor β de transformación del crecimiento)	Controla el desplazamiento de las células a sitios de inflamación y estimula la formación de matriz extracelular.
bFGF (factor básico de crecimiento de fibroblastos)	Estimula la angiogénesis (desarrollo de vasos sanguíneos).
VEGF (factor de crecimiento endotelial vascular)	Estimula la angiogénesis.
IGF (factor de crecimiento similar a insulina)	Aumenta la síntesis de colágeno.
EGF (factor de crecimiento epidérmico)	Estimula la regeneración epidérmica.

Estudios y tribulaciones

Los factores de crecimiento clave (PDGF, TGF-β, bFGF y EGF) han estado o están en investigación clínica. En este momento, el único factor de crecimiento sintético aprobado para usarse en el cuidado de las heridas es la becaplermina (Regranex® Gel al 0.01 %), con una actividad biológica similar a la del PDGF endógeno. La becaplermina está indicada sólo para tratar úlceras neuropáticas de los miembros inferiores del paciente con diabetes y ha mostrado aumentar un 43 % su cierre.

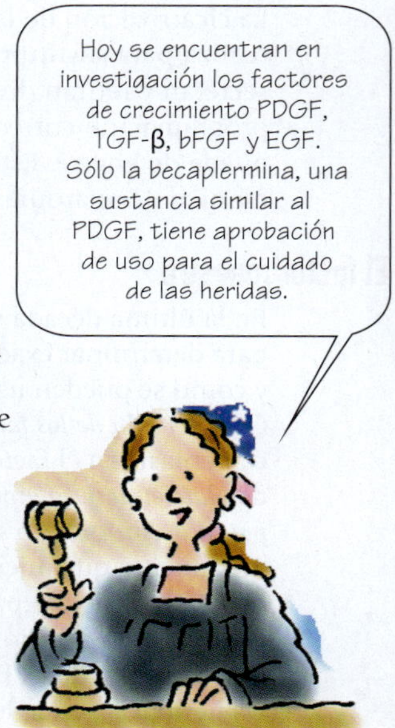
Hoy se encuentran en investigación los factores de crecimiento PDGF, TGF-β, bFGF y EGF. Sólo la becaplermina, una sustancia similar al PDGF, tiene aprobación de uso para el cuidado de las heridas.

Potencia del tamaño de un centavo

Como se dijo, la becaplermina se usa para tratar úlceras neuropáticas de pacientes con diabetes, siempre y cuando tengan irrigación sanguínea adecuada y estén afectados tejidos subcutáneos o más profundos. Se puede administrar con un aplicador estéril (hisopo, depresor lingual o gasa humedecida en solución salina). De acuerdo con las recomendaciones del fabricante, la dosis de becaplermina depende del tamaño de la úlcera y debe recalcularse a intervalos semanales o bisemanales; su grosor es semejante a una moneda de un centavo de dólar (1 mm) sobre la úlcera. La herida puede cubrirse con una gasa humedecida en solución salina. Recuerda: la becaplermina está contraindicada en heridas necróticas e infectadas, y en pacientes con mala irrigación sanguínea de las piernas. Se ha observado que aumenta la mortalidad por cáncer cuando se usan tres o más tubos.

Productos a base de células o tejidos

Otro tipo de bioterapia disponible para el tratamiento de heridas crónicas implica el uso de productos, viables o no, a base de células o tejidos, también llamados *sustitutos de piel obtenidos por ingeniería de tejidos*. Actúan en esencia como un injerto cutáneo en el tratamiento de diversos tipos de heridas crónicas. Las células humanas viables, producto de cultivo o no, se agrupan por lo general como equivalentes de piel viva (EPV).

¡Está vivo! (células viables)

Los EPV son constructos vivos derivados de sustancias biológicas, como el colágeno de bovino y el prepucio neonatal humano. Todos los EPV deben usarse en las heridas con irrigación sanguínea adecuada, libres de infección y necrosis. Los EPV se administran en el lecho de la herida limpio y pueden requerirse varias aplicaciones. Este procedimiento estéril requiere capacitación especial.

Dos EPV bien conocidos con aprobación por la Food and Drug Administration (FDA) en Estados Unidos son Dermagraft® y piel de injerto (Apligraf®). Debes estar consciente de que estos productos son costosos, requieren almacenamiento especial y algunos cuentan con una vida media breve (véase *Comparación de los equivalentes de piel viva [células humanas viables]*).

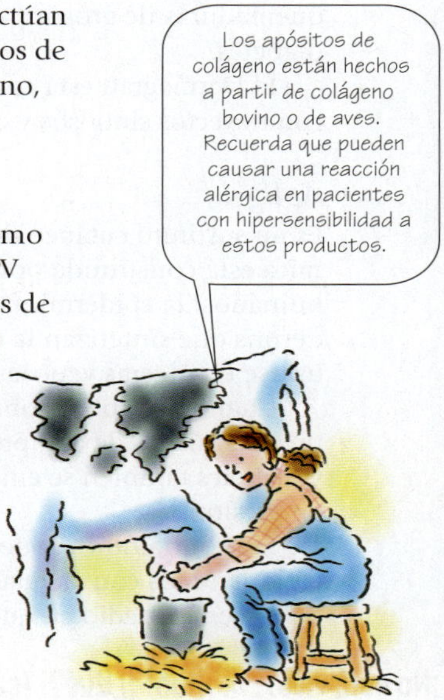
Los apósitos de colágeno están hechos a partir de colágeno bovino o de aves. Recuerda que pueden causar una reacción alérgica en pacientes con hipersensibilidad a estos productos.

Dermagraft

Es un sustituto dérmico y, como tal, una sola capa constituida por fibroblastos neonatales humanos sembrados en una malla de poliglactina (material de sutura susceptible de disolución) que secretan matriz extracelular y llenan la malla. Se usa para tratar pacientes con

Comparación de los equivalentes de piel viva (células humanas viables)

He aquí cómo se comparan dos equivalentes de piel viva.

Producto	Qué sustituye	A partir de qué está hecho	Para qué se usa
Dermagraft® Sustrato sintético cultivado *in vitro*	Dermis	• Fibroblastos humanos sobre una malla de poliglactina	• Quemaduras • Úlceras del pie de los pacientes con diabetes
Apligraf® Sustrato animal cultivado *in vitro*	Epidermis y dermis	• Colágeno de tipo 1 • Fibroblastos humanos • Queratinocitos humanos	• Úlceras venosas • Úlceras del pie de los pacientes con diabetes
Otros			
Grafix® Tejido intacto no cultivado	Matriz extracelular	• Factores de crecimiento y células de la matriz extracelular	Heridas agudas y crónicas, incluyendo quemaduras y úlceras de los pacientes con diabetes
TheraSkin® Tejido intacto no cultivado	Matriz extracelular	• Fibroblastos, queratinocitos, matriz extracelular	Úlceras del pie de los pacientes con diabetes, úlceras venosas, úlceras arteriales, heridas quirúrgicas dehiscentes, úlceras por presión

quemaduras de grosor parcial y las úlceras del pie en los pacientes con diabetes.

El Dermagraft está contraindicado en heridas clínicamente infectadas, con trayectos sinuosos y en individuos con alergia a productos bovinos.

Apligraf

Es un sustituto cutáneo de dos capas: epidérmica y dérmica. La capa dérmica está constituida por colágeno de tipo 1 y fibroblastos neonatales humanos; la epidérmica, por queratinocitos humanos (células de la epidermis que sintetizan la queratina). El Apligraf tiene aprobación para usarse en úlceras venosas y en las del pie de los pacientes con diabetes.

Cuando se aplica sobre úlceras venosas, el Apligraf se usa junto con un tratamiento de compresión estándar. En pacientes con úlcera del pie y diabetes también se emplean dispositivos apropiados para la descarga de presión.

Las contraindicaciones de Apligraf son el uso en heridas infectadas y en individuos con alergias conocidas al colágeno bovino u otros componentes en el medio en que se transporta el Apligraf.

¡No está vivo! . . . ¡Huh! ¡¿Qué?! (células no viables)

Hay otros productos a base de células o tejidos fabricados a partir de células no viables animales y humanas. A menudo, estos productos se derivan de tejidos viables y entran en un proceso de fabricación patentado para retirar o conservar los componentes deseados, procedimiento que permite la obtención de un sustituto de piel por ingeniería de tejidos, con una vida media más prolongada y manejable. Algunos ejemplos de estos productos se describen a continuación:

Producto	Qué sustituye	De qué está hecho	Para qué se usa
Oasis®	Matriz extracelular	Submucosa del intestino delgado porcino	Úlceras en diabéticos, úlceras venosas, heridas de grosor parcial y completo, úlceras por presión, heridas quirúrgicas (sitios donadores/injertos, postintervención quirúrgica de Mohs o láser, de podología y en dehiscencias de heridas)
EpiFix®	Células epiteliales, membrana basal, tejido conectivo avascular	Tejido epitelial de la membrana amniótica humana deshidratada	Heridas agudas y crónicas (p. ej., úlceras del pie en los pacientes con diabetes, quemaduras)
DermACELL®	Componentes de la matriz extracelular, factores de crecimiento, citocinas, matricinas	Piel humana acelular	Úlceras en pie diabético, heridas crónicas no cicatrizantes (quemaduras de segundo y tercer grado, reconstrucción mamaria, dehiscencias)

Nota: hay otros productos a base de tejidos no viables en el mercado. Aquí hay algunos ejemplos bastante conocidos.

Hidroterapia

Una de las modalidades terapéuticas más antiguas, la hidroterapia, se usa en el cuidado de las heridas por miembros de muchas disciplinas (como la fisioterapia). Puede adoptar diversas formas, que incluyen:

- Lavado intermitente con aspiración concomitante
- Baño de remolino
- Irrigación a chorro
- Irrigación con una jeringa asepto o una jeringuilla con angiocatéter acoplado

Como con casi todos los tratamientos, el tipo utilizado depende de la condición de la herida.

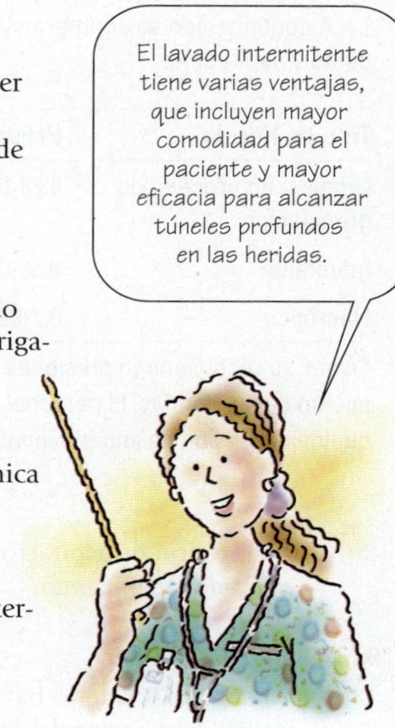

Lavado intermitente

Hoy, casi todos los tratamientos de hidroterapia se proveen por lavado intermitente, que limpia y desbrida heridas por la combinación de irrigación pulsátil con aspiración.

Las ventajas del uso del lavado intermitente incluyen:

- Mayor comodidad para el paciente
- Movilidad del aparato (se puede hacer en un hospital, en una clínica o en el domicilio)
- Eficacia para alcanzar túneles profundos en las heridas
- Disminución al mínimo de la contaminación cruzada

Además, al menos un estudio preliminar sugiere que el lavado intermitente promueve la formación de tejido de granulación.

La versatilidad es una virtud

El lavado intermitente se puede usar en casi cualquier tipo de herida: aguda o crónica, grande o pequeña, infectada o no, y limpia o necrótica.

Las indicaciones del lavado intermitente incluyen:

- Heridas limpias, para aumentar la formación de tejido de granulación
- Heridas de cicatrización lenta, para aumentar la formación de tejido de granulación
- Heridas infectadas o muy contaminadas, para disminuir la biocarga
- Preparación del lecho de la herida, para injertos cutáneos o aplicación de productos de terapia celular
- Retiro del tejido necrótico u otras partículas

. . .Había un chorrito

Por lo general, se usa solución salina normal estéril a temperatura ambiente para el lavado intermitente. Se aplica mediante una pistola de rocío con punta de abanico de plástico desechable. Se utiliza una punta de profundización para heridas con túneles o socavación extensos.

La solución se aplica bajo presión al lecho de la herida y se aspira de forma simultánea ejerciendo presión negativa mediante un tubo de plástico separado en la pistola de rocío. El terapeuta puede controlar tanto el aporte como el impacto de la presión de la solución salina estéril normal

Presiones para el lavado intermitente

El grado de presión para el lavado intermitente depende del tipo de herida:

- Se usan presiones de alto impacto y aspiración para heridas sucias, necróticas.
- Se utilizan presiones intermedias para heridas infectadas.
- Se emplean presiones bajas para heridas limpias en proceso de granulación.

A continuación se enumeran las presiones específicas para provisión de impacto y aspiración:

Tipo de herida	Presión de impacto*	Presión de aspiración
Limpia o en proceso de granulación	0.28-0.56 kg/cm^2	60-80 mm Hg
Infectada	0.56-0.7 kg/cm^2	80-100 mm Hg
Necrótica	0.7-0.84 kg/cm^2	100-120 mm Hg

**Nota*: se recomiendan presiones de impacto menores de 1 kg/cm^2 para el tratamiento de las heridas. El personal de salud calificado debe supervisar/administrar cualquier presión de impacto mayor de 1 kg/cm^2.

y la presión de aspiración del líquido contaminado (véase *Presiones para el lavado intermitente*).

Precauciones pulsátiles

En la actualidad, no hay contraindicaciones reconocidas para el lavado intermitente; pero debes considerar la premedicación del paciente con analgésicos para su comodidad durante el procedimiento. Las precauciones sugeridas incluyen:

- Usar presiones de impacto y aspiración menores en los tejidos frágiles
- Evitar presión directa sobre nervios y vasos sanguíneos expuestos
- Evitar presión de alto impacto sobre tejidos con cáncer
- Evitar presiones de alto impacto y aspiración y el aporte estático en zonas donde la aspiración excesiva puede llevar tejido hacia la punta del dispositivo, así como sobre injertos y órganos expuestos y cavidades corporales

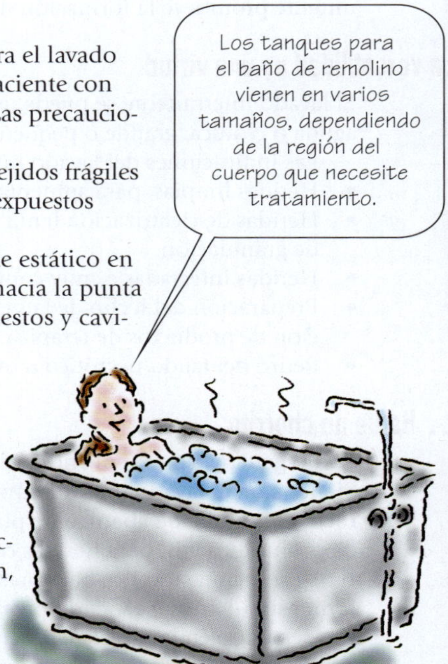
Los tanques para el baño de remolino vienen en varios tamaños, dependiendo de la región del cuerpo que necesite tratamiento.

Tratamiento en baño de remolino

En este sistema, parte del cuerpo del paciente está inmerso en un tanque de agua calentada a una temperatura prescrita y donde circula mediante un agitador. Este tratamiento reblandece los tejidos, retira detritos y productos de drenaje, y mejora la irrigación sanguínea a la región, aumentando la provisión de oxígeno y nutrimentos. Los tiempos de tratamiento van de 10-20 min. También se puede usar un tanque de remolino para fisioterapia en pacientes con heridas abiertas y cuando no se dispone de piscina terapéutica.

El tamaño importa

Las tinas para baño de remolino están disponibles en varios tamaños: pequeñas para manos y extremidades, tamaño intermedio para tratar la parte inferior del cuerpo, y grandes para las partes superior e inferior del cuerpo.

Cuándo aplicar el remolino

El tratamiento en baño de remolino se usa para grandes superficies, especialmente cuando están cubiertas con tejido necrótico duro. Este tratamiento también es útil para las úlceras dolorosas cuando el paciente no pueda tolerar la presión de la cabeza del dispositivo de lavado intermitente o cuando las alergias a los anestésicos locales impiden el uso del lavado intermitente.

Las indicaciones para tratamiento en tina de remolino incluyen:

- Heridas de una gran superficie
- Heridas con escara dura negra
- Heridas con partículas (como la de "abrasión por asfalto")
- Heridas dolorosas

Moderación con la temperatura

Los rangos de temperatura para el tratamiento en baño de remolino son:

- Tibio o no termal, 26.7-33.3 °C
- Neutro (temperatura local de la piel) (35.6 °C)
- Caliente o termal (40 °C)

La temperatura apropiada del agua depende del tipo de herida del paciente:

- Para las úlceras arteriales, se recomienda una temperatura neutra, junto con tiempos de tratamiento más breves (2-5 min), para no aumentar el metabolismo tisular en una extremidad con isquemia.
- Para las úlceras venosas, se recomienda una temperatura tibia del baño de remolino y tiempos breves de tratamiento (2-5 min), porque el edema vinculado con ellas puede aumentar con el agua tibia o caliente cuando los baños sean prolongados, tanto por la exposición al calor como por la posición declive de los miembros inferiores.
- Para las úlceras por presión y otros tipos de heridas, se recomiendan temperaturas neutras a tibias. Las temperaturas tibias pueden inactivar las enzimas lesivas en los lechos de heridas crónicas.

¡Todos los demás fuera del baño!

Las contraindicaciones del baño de remolino incluyen:

- Heridas infectadas
- Edema
- Trombosis de venas profundas o flebitis aguda
- Insuficiencia cardiovascular, pulmonar o renal
- Ausencia de respuesta o demencia
- Incontinencia intestinal o vesical
- Heridas con gangrena seca

Es digno de mención señalar que, aunque se usa con frecuencia, el tratamiento en baño de remolino no ha mostrado ser beneficioso. Hay pruebas limitadas que respaldan su uso cuando se comparan los objetivos pretendidos y la respuesta fisiológica del paciente. También preocupa la contaminación de la herida, el daño del tejido de granulación, la obstaculización de las células epidérmicas en migración, la maceración y el aumento de la hipertensión venosa/congestión vascular.

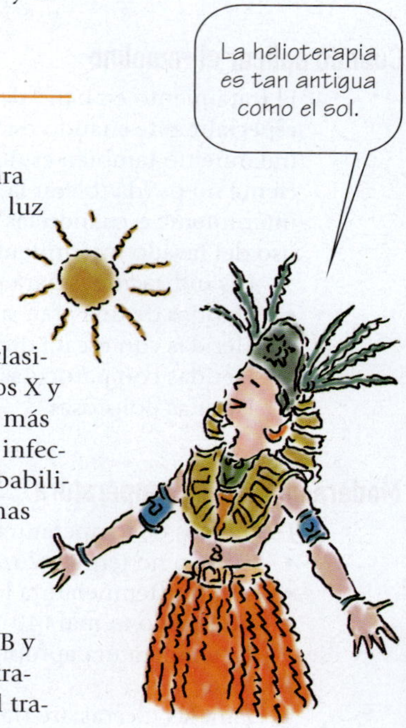

Luminoterapia

En las modalidades de luminoterapia se usa la luz o su energía para ayudar a la cicatrización de una herida. Las modalidades incluyen luz UV y terapia láser.

Tratamiento UV

Aunque no sea una forma de luz, la energía o radiación UV suele clasificarse como luminoterapia. La energía UV yace entre la de los rayos X y la luz visible en el espectro electromagnético. Se ha usado durante más de 100 años para el tratamiento de heridas de cicatrización lenta e infectadas. La helioterapia, o tratamiento con la luz solar, con toda probabilidad se ha usado desde el origen de la humanidad para los problemas de piel y otras necesidades de atención sanitaria.

Empieza por las bandas

La radiación UV suele dividirse en tres bandas espectrales: UVA, UVB y UVC, que difieren en sus efectos biológicos y profundidad de penetración de las capas cutáneas. He aquí algunos efectos beneficiosos del tratamiento por radiación UVA y UVB:

- Las úlceras crónicas por presión tratadas con UVA y UVB han mostrado aumento de su cicatrización en los estudios clínicos.
- La energía de UVA y UVB aumenta la acumulación de leucocitos y la actividad de los lisosomas, ofreciendo así una explicación para el desbridamiento mediado por luz UV.
- La radiación UV estimula la producción de interleucina-1α, una citocina que participa en la epitelización.

Se ha demostrado la utilidad de la UVC en diversos tipos de heridas. Se usa principalmente para tratar a pacientes con heridas infectadas. Un beneficio agregado de la UVC es que elimina una amplia variedad de microorganismos con tiempos de exposición bajos que no tienen posibilidad de generar resistencia. La investigación reciente ha mostrado que la UVC puede eliminar cepas resistentes a antibióticos de bacterias, por ejemplo, *Staphylococcus aureus* resistente a meticilina. La UVC es fácil de administrar, con tiempo mínimo de intervención y también económica (véase *Aplicación de la radiación UVC*, p. 227).

Aplicación de la radiación UVC

Usada sobre todo para tratar heridas infectadas, la radiación UVC elimina una gran variedad de microorganismos con bajos tiempos de exposición. He aquí cómo se usa:

Cobertura
En primer término, la piel alrededor de la herida se protege con un ungüento espeso impenetrable a la luz UV, como óxido de cinc o vaselina. Otras zonas de la piel se cubren con sábanas limpias. Los ojos del paciente y la persona que administre el tratamiento deben protegerse con gafas especiales.

Encendido
Se coloca la lámpara UVC a 2.5 cm de la superficie; después se gira durante 30-60 seg una vez al día durante 1 semana o hasta que la infección desaparezca. Las infecciones micóticas pueden requerir un poco más de tiempo (90 seg).

Espaciamiento
Se pueden agregar espaciadores tisulares, como se muestra abajo, para mantener una distancia apropiada entre la lámpara y la herida.

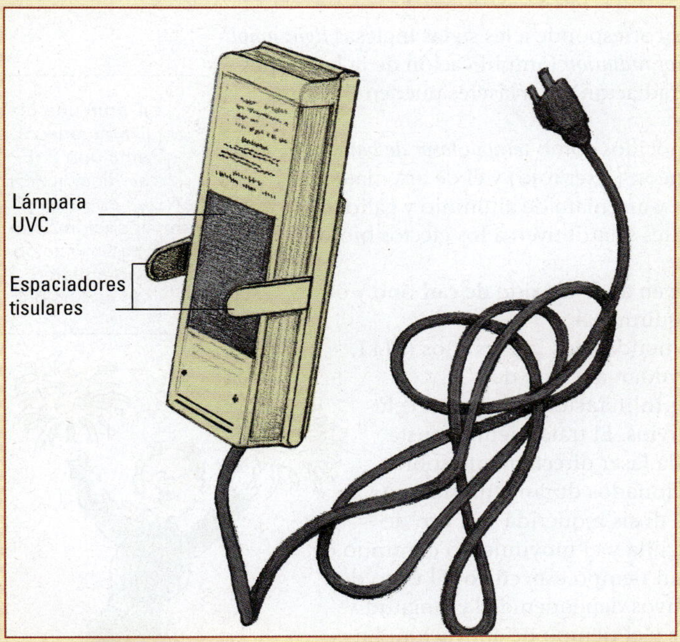

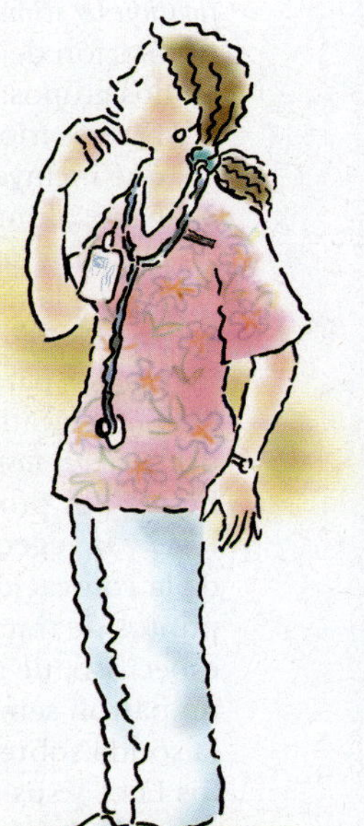

Utilidad de la luz UV

Las indicaciones del tratamiento con luz UV incluyen:

- Heridas crónicas de cicatrización lenta
- Heridas infectadas o intensamente contaminadas
- Heridas necróticas

Las contraindicaciones del tratamiento con luz UV incluyen ciertas enfermedades crónicas:

- Diabetes
- Tuberculosis pulmonar
- Hipertiroidismo
- Lupus eritematoso sistémico
- Cardiopatías
- Nefropatías
- Hepatopatías
- Eccema agudo
- Herpes simple

Terapia láser

La palabra "láser" en realidad corresponde a las siglas inglesas *light amplification by stimulated emission of radiation* (amplificación de la luz por estimulación de la emisión de radiación). Los láseres pueden dividirse en dos grupos:

- Láseres fríos, también conocidos como *terapia láser de bajo nivel*, que incluyen el de helio neón (láser rojo) y el de arseniato de galio, aluminato de galio, y arseniato de aluminio y galio. Los cambios tisulares resultantes se atribuyen a los efectos biológicos de la radiación.
- Los láseres calientes incluyen al de dióxido de carbono y otros, usados para la disección quirúrgica.

En la cicatrización de las heridas, los láseres fríos (LLLT, de *low level laser treatment*) ayudan al cierre de la herida por promoción de la proliferación/migración celulares y la regeneración de nervios. El tratamiento consta de la colocación de una sonda láser directamente sobre puntos de tratamiento seleccionados durante un tiempo específico, de acuerdo con la dosis requerida o el uso de un patrón semejante a una rejilla y el movimiento continuo de la sonda sobre ella durante un tiempo específico. El éxito de los LLLT y sus efectos respectivos dependen de la longitud de onda, la potencia, la dosis y el tiempo de aplicación. En una revisión de las publicaciones del 2004 por Silva Dias Andrade y cols., se demostró que los LLLT promovían efectos fisiológicos importantes cuando se aplicaban a la piel (p. ej., reducción de inflamación, angiogénesis, proliferación epitelial y de fibroblastos, síntesis y depósito de colágeno y contractura de la herida. Se observó que dosis de 3-6 J/cm^2 con longitudes de onda de 623.8-1 000 nm son las más eficaces para el proceso de cicatrización de las heridas.

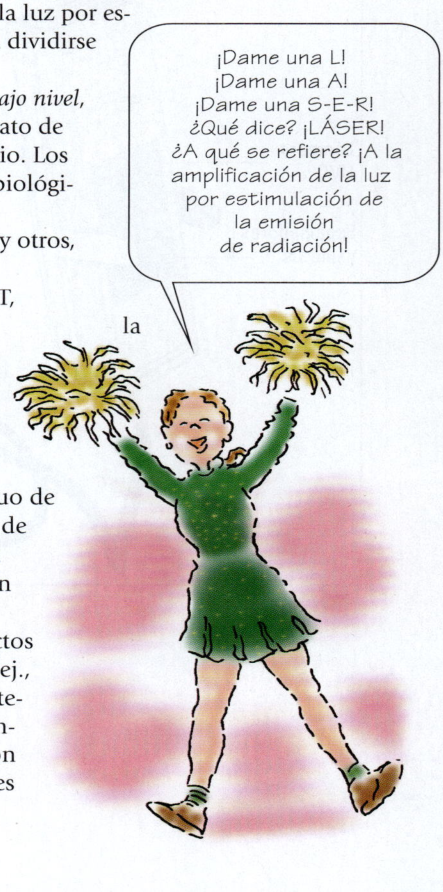
¡Dame una L!
¡Dame una A!
¡Dame una S-E-R!
¿Qué dice? ¡LÁSER!
¿A qué se refiere? ¡A la amplificación de la luz por estimulación de la emisión de radiación!

Disparos láser

Las indicaciones para la terapia láser fría incluyen:

- Heridas de cicatrización lenta
- Regeneración de nervios
- Alivio del dolor

Las contraindicaciones para la laserterapia fría son el tratamiento de:

- El ojo
- Una hemorragia
- Un cáncer
- Un útero grávido
- La piel fotosensible

Ultrasonido

El ultrasonido de baja frecuencia (ondas de presión mecánica de 20-30 kHz, que están por arriba del rango de la audición humana) se usa para tratar heridas abiertas y cerradas, por sus efectos térmicos y de otros tipos. El ultrasonido parece tener efectos óptimos cuando se utiliza durante la fase inflamatoria de la cicatrización de heridas, pues acelera el avance de la herida por las fases de la cicatrización. También ha mostrado eficacia en la fase proliferativa de la cicatrización de heridas por mayor extensibilidad del colágeno, la circulación, la actividad enzimática en el umbral del dolor, la permeabilidad de la membrana celular y la velocidad de conducción nerviosa.

Sensación de cavitación

Los efectos no térmicos del ultrasonido incluyen cavitación y microcorrientes acústicas.

- En la cavitación acústica se forman microburbujas gaseosas que se expanden y contraen rítmicamente en los tejidos tratados. Se cree que estas microburbujas estimulan fenómenos biológicos, como la activación de conductos iónicos en las membranas celulares.
- Las microcorrientes son otro efecto no térmico de estimulación, resultante de la cavitación, que hace que los líquidos cerca de las microburbujas entren en movimiento, estimulando las células presentes en la proximidad cercana. De esta manera, el ultrasonido aumenta la conductancia del calcio en los fibroblatos, lo que es importante porque la secreción de colágeno es un proceso dependiente del calcio.

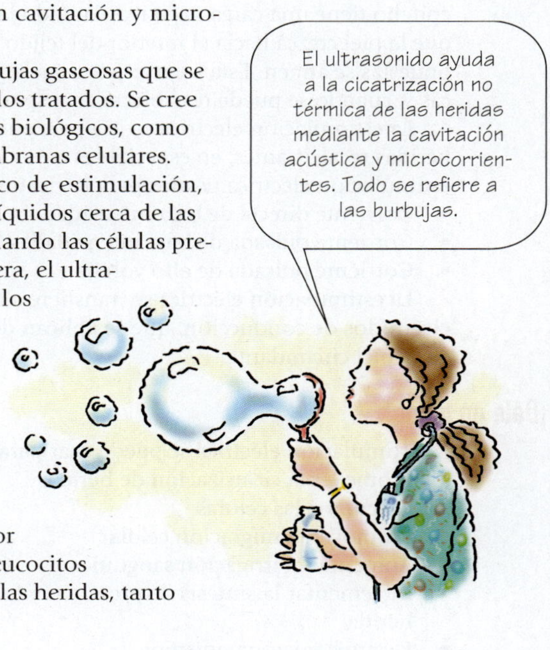
El ultrasonido ayuda a la cicatrización no térmica de las heridas mediante la cavitación acústica y microcorrientes. Todo se refiere a las burbujas.

Hace correr a la sangre

Los efectos térmicos del ultrasonido incluyen el aumento de la irrigación sanguínea a los tejidos, dando como resultado una mayor cicatrización; también aumenta la migración de leucocitos y promueve un arreglo ordenado del colágeno en las heridas, tanto abiertas como cerradas.

Este pudiese ser un trabajo para el ultrasonido

El ultrasonido está indicado para:

- Alentar el desbridamiento del tejido necrótico (por cavitación y microcorrientes)
- Aumentar la cicatrización de las heridas
- Favorecer la irrigación sanguínea y el transporte de oxígeno
- Disminuir el dolor
- Aumentar la elasticidad del colágeno
- Disminuir la inflamación

Las contraindicaciones del ultrasonido incluyen:

- Hemorragia profusa activa
- Tejido canceroso
- Infecciones agudas
- Trombosis de venas profundas
- Zonas de isquemia
- Implantes de plástico o dispositivos electrónicos
- Zonas radiadas
- Tratamiento sobre gónadas, médula espinal, ojos o el útero de una mujer gestante

Estimulación eléctrica

La estimulación eléctrica puede ayudar a la cicatrización al cambiar la polaridad positiva y negativa en la herida. Como ocurre en el corazón, las cargas negativas y positivas son señales importantes para la cicatrización. El tejido de la herida actúa naturalmente con carga positiva, en tanto el epitelio tiene una carga negativa. Cuando la herida se llena, esto ayuda a que la piel crezca hacia el interior del tejido de la herida, ya que las cargas opuestas se atraen. Esta característica suele perderse en las heridas crónicas y, cuando se puede restablecer, la respuesta será de cicatrización.

La estimulación eléctrica se usa para aumentar la cicatrización de las heridas recalcitrantes, en especial las crónicas por presión. Los tipos de estimulación eléctrica usados para la cicatrización de heridas incluyen:

- Corriente directa de baja intensidad
- Corriente pulsada de baja intensidad
- Corriente pulsada de alto voltaje

La estimulación eléctrica se transfiere a través de un dispositivo con electrodos de conducción, que se aplican dentro de la herida misma o en la piel circundante.

¡Dale un toque!

La estimulación eléctrica se puede usar para:

- Promover la cicatrización de heridas
- Orientar a las células
- Promover la migración celular
- Aumentar la irrigación sanguínea
- Incrementar la síntesis de proteínas y la formación del lecho de la herida
- Destruir microorganismos

- Aumentar la angiogénesis
- Aumentar la oxigenación tisular
- Disminuir la biocarga o contenido microbiano de la herida
- Reducir el dolor (de la herida y el neuropático de la diabetes)

Falta de estimulación

Las contraindicaciones de la estimulación eléctrica incluyen:

- Tejido canceroso
- Osteomielitis no tratada
- Tratamiento sobre la región pericárdica o zonas relacionadas con el control de la función cardíaca y respiratoria (p. ej., cuello o tórax)
- Tratamiento sobre dispositivos electrónicos en uso (p. ej., marcapasos)

Oxígeno hiperbárico

El tratamiento con oxígeno hiperbárico (HBO, de *hyperbaric oxygen*) es la provisión de oxígeno al 100 % a través de una cámara sellada a presiones mayores que la atmosférica. Se usan dos formas de HBO para la cicatrización de las heridas: una con una cámara corporal total, como la que se usa para la descompresión de los buzos, y otra con una cámara más pequeña, utilizada sólo para las extremidades. (La eficacia del HBO tópico a través de cámaras pequeñas de extremidad no se ha comprobado).

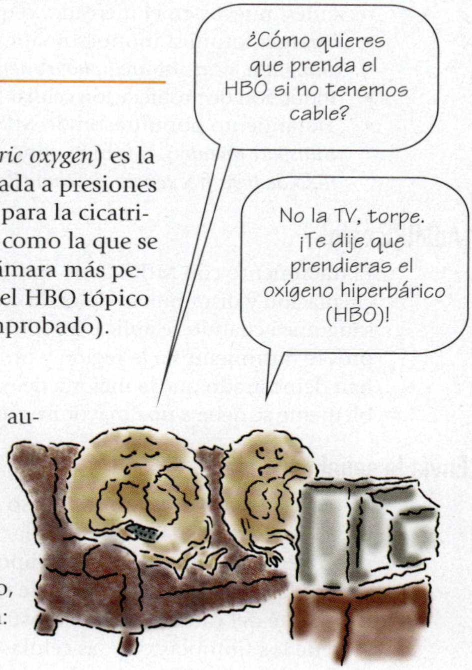
¿Cómo quieres que prenda el HBO si no tenemos cable?
No la TV, torpe. ¡Te dije que prendieras el oxígeno hiperbárico (HBO)!

A demanda

El HBO administrado en una cámara de cuerpo completo aumenta la cantidad de oxígeno disuelto en la sangre, disponible para la cicatrización de las heridas. Esta mayor disponibilidad de oxígeno en la sangre puede usarse por células como los neutrófilos, que emplean procesos dependientes del oxígeno (los procesos por los que los neutrófilos destruyen microorganismos dependen del oxígeno, al igual que, en general, el metabolismo celular). Más aún: la mayor disponibilidad de oxígeno al parecer alivia la hipoxia relativa en los tejidos de la herida.

¡Prueba el HBO!

Las pruebas respaldan el tratamiento sistémico o corporal total con HBO en heridas que no cicatrizan, como las úlceras en pacientes con diabetes y las de la insuficiencia venosa y la arterial. Los individuos con úlceras venosas que no mejoran con los tratamientos habituales, pueden beneficiarse cuando se combine la compresión con el HBO sistémico. Otro posible uso del HBO es en el tratamiento de pacientes con úlceras del pie y diabetes. El HBO aumenta la producción de óxido nítrico en la herida, el único radical libre que es importante para la vasodilatación y la neurotransmisión, y tiene intervención relevante en la cicatrización de las heridas de los pacientes con diabetes. Ten en cuenta que la selección de pacientes para el tratamiento por HBO suele basarse en la determinación de la tensión de oxígeno alrededor de la herida, con uso de la presión de oxígeno transcutánea ($TcPO_2$). Una $TcPO_2 > 200$ mm Hg dentro de la cámara con el paciente respirando oxígeno al 100 % es el mejor factor de discriminación entre éxito y fracaso.

El HBO está contraindicado en pacientes que toman ciertos medicamentos como bleomicina, disulfiram, cisplatino, mafenida y doxorrubicina, o quienes experimentan neumotórax.

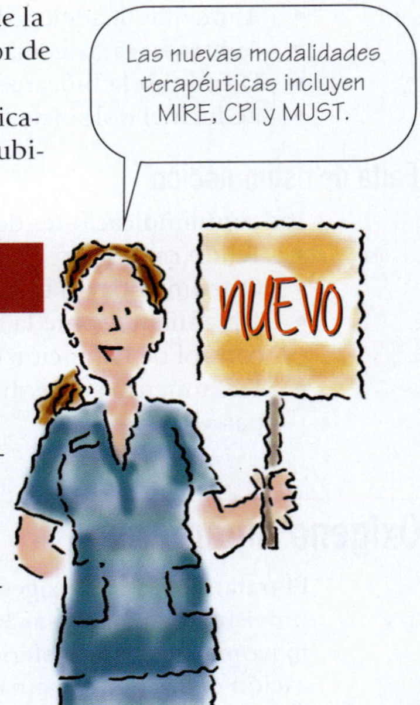
Las nuevas modalidades terapéuticas incluyen MIRE, CPI y MUST.
NUEVO

Nuevas modalidades terapéuticas

Varias modalidades terapéuticas más recientes para el cuidado de las heridas evolucionaron en la última década. Los perfeccionamientos recientes, nuevos en el mercado, o que aún no han llegado a él, son:

- Energía fotónica monocromática casi infrarroja (MIRE, de *monochromatic near-infrared photo energy*)
- Inducción de proliferación celular (CPI, de *cell proliferation induction*)
- Tratamiento por ultrasonido MIST® (MUST, de *MIST ultrasound transport therapy*), también conocido como *tratamiento por ultrasonido de baja frecuencia sin contacto*

¡AdMIRE esto!

El tratamiento con MIRE tiene aprobación de la FDA para aumentar la circulación y disminuir el dolor. El óxido nítrico que se libera a la corriente sanguínea cuando se aplica la MIRE a la piel aumenta el flujo sanguíneo, provee nutrimentos a la región y promueve la cicatrización. Los estudios han demostrado que la mejoría de la función neural (sensibilidad) posiblemente se debe a una mayor irrigación sanguínea en los nervios dañados.

Envía la señal correcta

La tecnología de CPI implica el uso de una señal de radiofrecuencia de bajo nivel confinada para estimular la cicatrización de la herida. La señal se provee en o casi en el ciclo temporal de los canales del calcio, lo que induce la liberación de factores de crecimiento por un mecanismo dependiente del calcio. Se ha demostrado que la CPI aumenta la proliferación de los fibroblastos y las células epiteliales y se ha visto que estimula el cierre de la herida en las úlceras por presión, venosas y las del pie del paciente con diabetes. Usa la CPI para las heridas de difícil cicatrización, en su fase inflamatoria.

La CPI:

- Estimula a los fibroblastos para acelerar la división celular y la cicatrización.
- Requiere sólo dos tratamientos de 30 min por día (la duración se preconfigura en el dispositivo, de modo que se apague automáticamente al final de la sesión).
- Se puede usar sobre vendajes.

PERO, no usar CPI:

- En embarazadas o quienes tienen marcapasos cardíacos.
- Para ayudar a cicatrizar huesos u órganos internos profundos, ya que no es eficaz en estos casos.

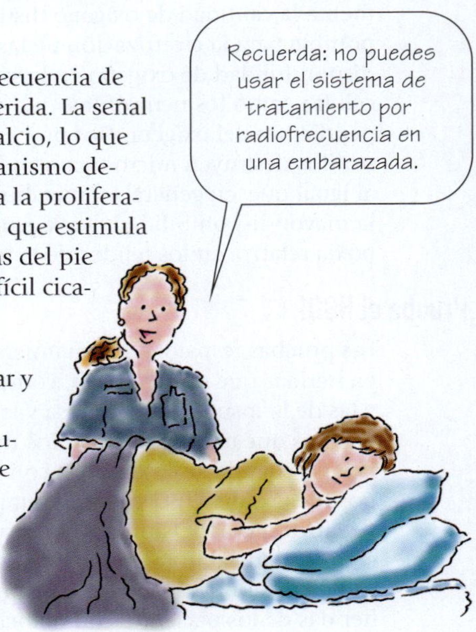
Recuerda: no puedes usar el sistema de tratamiento por radiofrecuencia en una embarazada.

Cuándo usar el MIST

En el MIST, la energía ultrasónica se transfiere directamente a la herida a través de un nebulizado de solución salina estéril, que favorece la cicatrización y disminuye las bacterias y los detritos necróticos en los tejidos por:

- Aumento de la velocidad de migración de los fibroblastos (demostrado en el laboratorio)
- Incremento de la concentración de colágeno (demostrado en el modelo de herida animal)
- Disminución de la cantidad de bacterias (demostrada en el laboratorio y en el estudio de un caso de un paciente) y rotura de la biopelícula
- Aumento de la irrigación sanguínea por vasodilatación y mayor angiogénesis
- Disminución de la inflamación sostenida y la metalopeptidasa de la matriz (MMP-9)

Las mentes están cambiando

Estas nuevas tecnologías representan una tendencia reciente del pensamiento sobre el tratamiento de las heridas crónicas, es decir, que las células generalmente involucradas en la cicatrización deben estimularse como parte de los cuidados de las heridas. Cuando se hace, se facilita que las células realicen lo que mejor hacen: orquestar la compleja serie de sucesos que lleva a la cicatrización de las heridas.

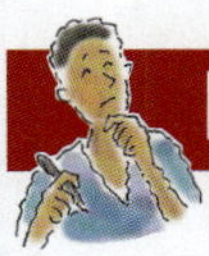

Preguntas de autoevaluación

1. ¿Qué factor de crecimiento se encuentra en el mercado como Regranex®?

A. TGF-β
B. PDGF
C. IGF
D. VEGF

Respuesta: B. La becaplermina (Regranex Gel al 0.01 %) es el único factor de crecimiento producto de ingeniería genética aprobado por la FDA para el cuidado de las heridas. Tiene una actividad biológica similar a la del PDGF producido por el cuerpo.

2. ¿Qué tipo de hidroterapia se usa más a menudo para el cuidado de las heridas?

A. Lavado intermitente
B. Baño de remolino
C. Dispositivos de irrigación a chorro
D. Jeringa asepto

Respuesta: A. Hoy casi todos los tratamientos de hidroterapia se aplican mediante lavado intermitente por su mayor comodidad para el paciente, la movilidad del aparato, su capacidad de alcanzar heridas con túneles profundos, la mínima posibilidad de contaminación cruzada y los menores recursos departamentales y físicos requeridos para efectuarlo.

3. ¿Qué temperatura del baño de remolino se debe usar para el paciente con una úlcera arterial?

A. Fría
B. Tibia
C. Neutra
D. Tibia

Respuesta: C. Se recomienda la temperatura neutra del baño de remolino (33.3-35.6 °C) para las úlceras arteriales, junto con sesiones de tratamiento más breves (2-5 min), de manera que no aumente el metabolismo tisular en una extremidad con isquemia.

4. ¿Qué tipo de luz UV se usa para las heridas infectadas?

A. UVA
B. UVB
C. UVC
D. UVD

Respuesta: C. Se usa principalmente la UVC para el tratamiento de heridas infectadas, porque elimina una amplia variedad de microorganismos con tiempos breves de exposición. Además, es poco probable que genere resistencia en ellos.

5. ¿Cuál es la máxima presión de impacto recomendada para el lavado intermitente?

A. 0.35 kg/cm^2
B. 0.70 kg/cm^2
C. 1 kg/cm^2
D. 1.4 kg/cm^2

Respuesta: C. A menos que haya una orden específica para una presión de impacto más alta o esté presente un médico para supervisar, la presión de impacto no deberá rebasar 1 kg/cm^2.

6. ¿Qué tipo de tratamiento aumenta la cantidad de oxígeno disuelto en sangre?

A. Ultrasonido
B. Estimulación eléctrica
C. Láser
D. HBO

Respuesta: D. Por la mayor cantidad de oxígeno disuelto en la sangre, el tratamiento por HBO aumenta su disponibilidad para los tejidos de la herida, lo que mejora su cicatrización.

7. ¿Qué circunstancia está contraindicada para el uso de la estimulación eléctrica?

A. Osteomielitis no tratada
B. Úlceras por presión crónicas
C. Disminución de la oxigenación tisular
D. Disminución de la irrigación sanguínea

Respuesta: A. La estimulación eléctrica está contraindicada en un paciente con osteomielitis no tratada.

8. ¿Qué tipo de factor de crecimiento aumenta la síntesis de colágeno durante la cicatrización de la herida?
   A. VEGF
   B. IGF
   C. EGF
   D. bFGF

Respuesta: B. El IGF tiene participación importante en la cicatrización de las heridas por el aumento de la síntesis de colágeno.

Puntuación

☆☆☆ Si respondiste correctamente las ocho preguntas, ¡agradece los aplausos! Estás encendido en cuanto a modalidades terapéuticas.

☆☆ Si respondiste cinco a siete preguntas de manera correcta, ¡no te rindas! Con tiempo y una rápida revisión, tu orgullo herido cicatrizará.

☆ Si respondiste menos de cinco preguntas de manera correcta, ¡dale una mirada muy rápida a la información! Revisa el capítulo e intenta otra vez.

Bibliografía

Arthrex, Inc. *DermACELL*. Tomado el 17 de septiembre de 2014 de http://www.arthrex.com/dermacell

Association for the Advancement of Wound Care. *Association for the Advancement of Wound Care (AAWC) Venous Ulcer Guidelines*. Malvern, PA: Author, 2010. Tomado de http://www.guideline.gov/content.aspx?id=36081&search=venous+stasis+wounds

Bhutani, S., and Vishwanath, G. "Hyperbaric Oxygen and Wound Healing,". *Indian Journal of Plastic Surgery* 45(2):316-324, May 2012.

Celleration, Inc. *MIST Ultrasound Therapy*. Tomado el 27 de agosto de 2014 de http://www.misttherapy.com

Clark, M. "Technology Update: Electrical Stimulation and Wound Healing," *Wounds International* 4(Suppl.):4-6, 2013. Tomado de http://www.woundsinternational.com

Fetterolf, D.E., and Snyder, R.J. "Scientific and Clinical Support for the Use of Dehydrated Amniotic Membrane in Wound Management," *Wounds* 24(10):229-307, October 2012.

Frykberg, R., et al. "Cell Proliferation Induction: Healing Chronic Wounds through Low-Energy Pulsed Radiofrequency," *The International Journal of Lower Extremity Wounds* 8(1):45-51, March 2009.

Gupta, A., et al. "Ultraviolet Radiation in Wound Care: Sterilization and Stimulation," *Advances in Wound Care* 2(8):422-437, October 2012.

Haan, J., and Lucich, S. "A Retrospective Analysis of Acoustic Pressure Wound Therapy: Effects on the Healing Progression of Chronic Wounds," *The Journal of the American College of Certified Wound Specialists* 1(1):28-34, May 2009.

MiMedx Group, Inc. *EpiFix Overview*. Tomado el 14 de septiembre de 2014 de http://www.mimedx.com/products

Osiris Therapeutics, Inc. *Grafix*. Tomado el 14 de septiembre de 2014 de http://www.osiris.com/grafix

Scarborough, P., ed. *Wound Source*. Hinesburg, VT: Kestrel Health Information, Inc., 2013.

Smith and Nephew, Inc. *Oasis Wound Matrix*. Tomado el 17 de septiembre de 2014 de http://www.oasiswoundmatrix.com

Smith and Nephew, Inc. *Regranex360*. Tomado el 20 de agosto de 2014 de http://www.regranex.com/index.php

Soluble Solutions, LLC. *TheraSkin*. Tomado el 14 de septiembre de 2014 de http://www.solublesystems.com/Products/TheraSkin

Tao, H., et al. "The Role of Whirlpool in Wound Care," *Journal of the American College of Clinical Wound Specialists* 4(1):7-12, January 2012.

Voigt, J., et al. "Low Frequency Ultrasound (20-40 kHz) as an Adjunctive Therapy for Chronic Wound Healing: A Systematic Review of the Literature and Meta-Analysis of Eight Randomized Controlled Trials," *International Journal of Lower Extremity Wounds* 10(4):90-199, December 2011.

Capítulo 11

Asuntos legales y de reembolsos

Objetivos

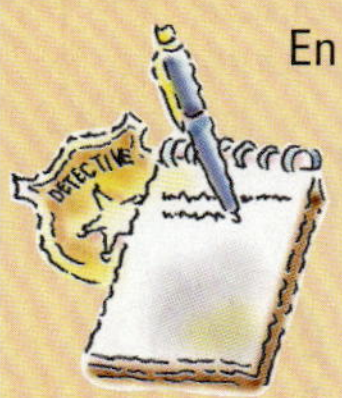

En este capítulo aprenderás:

- Asuntos legales y de reembolsos de los cuidados de las heridas
- Estándares establecidos para la práctica de la atención sanitaria, incluyendo las guías de la Agency for Healthcare Research and Quality y las leyes estatales de práctica profesional
- Estrategias de registro que ayudan a evitar litigios

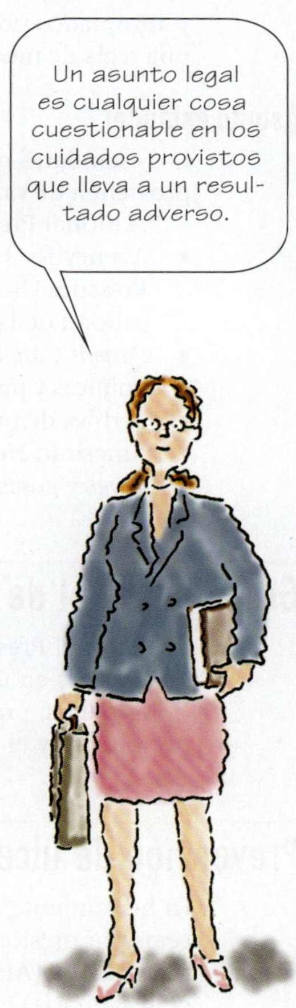

Una mirada a los asuntos legales y de reembolsos

Las heridas afectan a miles de personas cada año. Contribuyen a la morbilidad y mortalidad, al aumento en el costo de los cuidados y, a veces, a los litigios. Para salvaguardar tu práctica profesional necesitas saber a qué estándares estás sujeto en el caso de involucrarte en un asunto legal. Mediante el aprendizaje de la valoración apropiada puedes mejorar mucho los resultados clínicos y económicos de los cuidados de las heridas de tus pacientes. Al mismo tiempo, evitarás las trampas legales y la negación de reembolsos.

¿Qué es un asunto legal?

Un asunto legal es cualquier aspecto cuestionable en los cuidados provistos que tienen relación con un suceso o resultado adverso.

Tratemos los asuntos

He aquí algunos ejemplos de asuntos legales:

- Una posible acción negligente u omisión por parte de un profesional de la salud
- La desviación de un estándar de atención aceptado
- Las incongruencias en el registro

Una pregunta frecuente que surge ante temas de negligencia médica es "¿Ha cumplido el clínico con los estándares de atención aceptados?". Por ejemplo, ¿erró un especialista en cuidados de heridas al no implementar las medidas preventivas, a pesar de que el paciente estaba identificado como en riesgo de úlceras por presión?

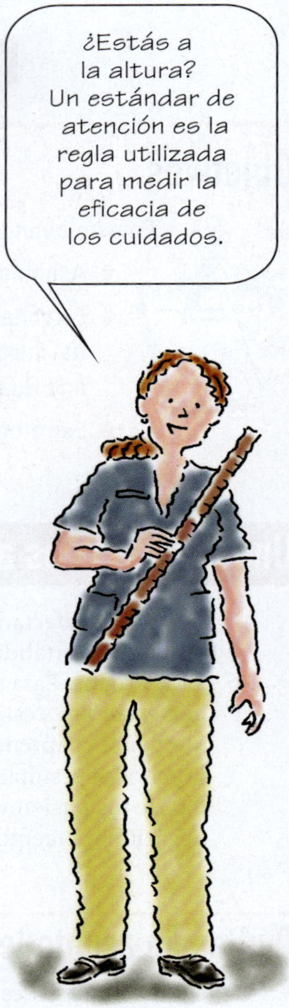
¿Estás a
la altura?
Un estándar de
atención es la
regla utilizada
para medir la
eficacia de
los cuidados.

Estándares de atención

Estándar de atención es una denominación utilizada para especificar lo que resulta razonable bajo cierto conjunto de circunstancias. Se usan estándares para definir ciertos asuntos de una profesión, a saber:

- El propósito de sus actividades
- Los beneficiarios de su servicio
- Las responsabilidades de los profesionales de la salud calificados

En la atención sanitaria, el *estándar profesional prevaleciente* se define como el nivel de atención, destreza y tratamiento considerados aceptables y apropiados por profesionales de la salud semejantes. Un estándar es una regla de medición con la que se pueden evaluar los cuidados eficaces.

Asunto estándar

Los estándares para la práctica del cuidado de heridas en Estados Unidos provienen de varias fuentes:

- National Pressure Ulcer Advisory Panel (NPUAP)
- Agency for Healthcare Research and Quality (AHRQ) Preventing Pressure Ulcers in Hospitals: es una herramienta para mejorar la calidad de la atención
- *Patient Care Partnership*
- Políticas y procedimientos específicos de las instituciones y sus unidades
- Perfiles de puestos (laborales)
- American Nurses Association (ANA) *Scope and Standards of Practice*
- Leyes y guías estatales para la práctica de enfermería

Grupo nacional de asesores en úlceras por presión

El National Pressure Ulcer Advisory Panel (NPUAP) (Grupo nacional de asesores en úlceras por presión), en conjunto con socios de múltiples países, publican las guías internacionales más actuales para la prevención y el tratamiento de las úlceras.

Prevención de úlceras por presión en los hospitales

La herramienta *Preventing Pressure Ulcers in Hospitals* (Prevención de úlceras por presión en los hospitales) de la Agency for Healthcare Research and Quality (AHRQ) (Agencia para la investigación y calidad de la atención sanitaria) es una fuente primaria para el inicio y el mantenimiento de un programa de atención de heridas.

Asociación para los cuidados del paciente

La *Patient Care Partnership* (*Asociación para los cuidados del paciente*) (antes conocida como *Declaración de derechos del paciente*) es otra fuente reconocida de estándares de cuidados.

Nosotros, la gente . . .

La American Hospital Association (AHA) aprobó por primera vez la *Declaración de derechos del paciente* en 1973 para establecer los estándares de tratamiento que cada individuo puede esperar. En el año 2002, la AHA sustituyó esta declaración con la *Asociación para los cuidados del paciente*. Incluye los derechos del paciente a:

- Cuidados hospitalarios de alta calidad
- Un ambiente limpio y seguro
- La participación en su atención
- La protección de su privacidad
- La ayuda en sus reclamaciones por cuentas y el llenado de solicitudes de seguros
- Su preparación y la de su familia cuando salga del hospital

Políticas y procedimientos específicos por institución y unidad

Las políticas y procedimientos en tu institución también se usan para establecer estándares de atención, además de que suelen usarse en los alegatos de querellas. Con mucha frecuencia se informa a los profesionales de las políticas y los procedimientos, pero no se dedica el tiempo para revisarlas y comprenderlas. El apartarse de las políticas y los procedimientos institucionales sugiere el incumplimiento con los estándares de atención.

Perfiles de puesto (laborales)

Los perfiles o descripciones de puesto también influyen en la determinación de los estándares de atención. ¿Cómo define tu empleador las funciones y relaciones del equipo de atención sanitaria? Dependiendo del contexto de la práctica (hospital, domicilio o centro de atención ampliada), tu participación puede variar.

¡Eso no es parte de mi trabajo!

Para proteger a los pacientes y a los miembros del personal se necesitan guías sólidas de práctica para todo el personal, con el fin de verificar que los perfiles de puesto de trabajo sean precisos. Si los profesionales de la salud ejercen tareas fuera de su descripción de trabajo formal, el consejo legal de la institución o la compañía de seguros podría ganar un juicio contra ellos para resarcir algunas de las pérdidas en que incurrieron.

Alcances y estándares del ejercicio profesional

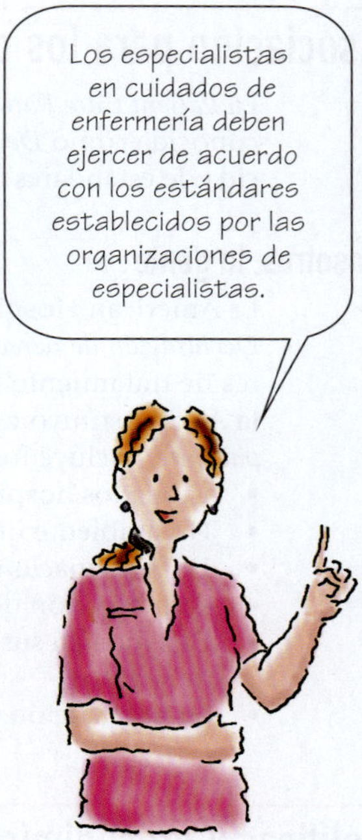
Los especialistas en cuidados de enfermería deben ejercer de acuerdo con los estándares establecidos por las organizaciones de especialistas.

Para el personal profesional de enfermería de los Estados Unidos, en el *ANA's Scope and Standars of Practice* (Alcances y estándares de ejercicio profesional de la ANA) se delinean las expectativas de una actividad profesional amplia, dentro de las que debe ejercer todo el personal de enfermería. Los estándares de práctica de enfermería aseguran que se cumplan la calidad de los cuidados, el registro, la congruencia, la responsabilidad y la credibilidad profesional.

Zapatero a sus zapatos

La ANA publicó el primer documento, *Standars of Nursing Practice* (Estándares de la práctica de enfermería) en 1973 y el *Scope of Nursing Practice* (*Alcances de la práctica de enfermería*) en 1987, 10 años después. Estos documentos, en un momento dado, se combinaron para dar origen al *Nursing Scope and Standards of Practice* (*Alcances y estándares de la práctica profesional de enfermería*), que se actualizó en el 2010. Los alcances y estándares constituyen "las declaraciones autorizadas de las obligaciones que se espera que cumpla todo el personal de enfermería certificado de manera competente, independientemente de su función, población o especialidad" (ANA, 2010, p. 31).

Debido a la complejidad creciente de la tecnología y el conocimiento, la especialización en los cuidados sanitarios se convirtió en una necesidad. La ANA se asoció con organizaciones de enfermería especializada para establecer un proceso formal de reconocimiento de la práctica de enfermería de especialidad, a fines de la década de 1990. Para ser reconocida como práctica de especialidad, la especialización en enfermería se valora con base en 13 criterios y debe establecer una declaración de alcances y adoptar los estándares de la práctica profesional de enfermería.

Estándares de expertos

En la WOCN®, una organización profesional de enfermería para los cuidados de heridas, estomas y continencia (WOC, de *wound, ostomy and continence*) (antes conocida como personal de enfermería para el cuidado de estomas), se publicó el *Scope and Standards of Practice for Wound, Ostomy, and Continence Nursing* (Alcances y estándares de práctica profesional de enfermería para los cuidados de heridas, estomas y continencia) en el año 2010. Con base en este trabajo, la ANA reconoció a la WOCN Society como una organización de práctica de enfermería de especialidad en el año 2010.

En 1987 se emitieron los estándares de atención de la WOCN para los pacientes con heridas dermatológicas (úlceras por presión y de las piernas). Desde entonces se han revisado los estándares para que reflejen los avances en la tecnología y los datos de investigación actualizados, y ahora se publican como guías de práctica clínica. Estas guías se encuentran disponibles para úlceras por presión y enfermedades arteriales venosas y neuropáticas de los miembros inferiores.

Leyes y guías estatales de práctica de enfermería

En Estados Unidos, las leyes y guías de la práctica profesional de enfermería de cada estado también sirven para determinar los estándares de la atención de enfermería. El personal de enfermería (PE) debe saber qué hacer de acuerdo a la ley de práctica de su estado. El alcance de la práctica profesional debe reflejarse en las descripciones de cada puesto de trabajo.

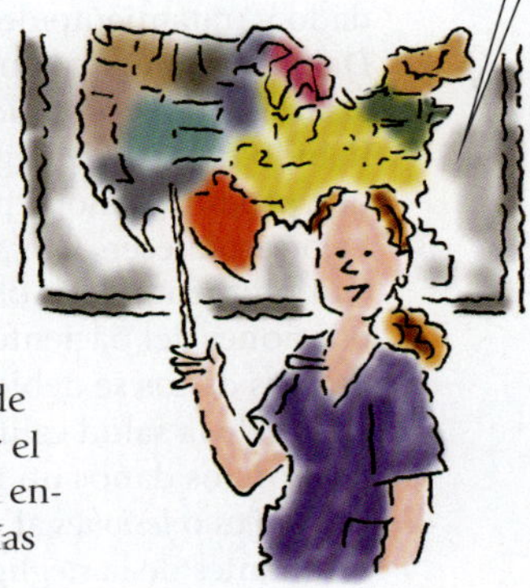
La localidad es importante para el personal de enfermería, quien debe asegurarse de conocer las guías del estado donde está ejerciendo.

De hecho, hay leyes

En las leyes estatales de práctica profesional de enfermería se define qué tratamientos, acciones y funciones se pueden realizar o delegar en cada estado de la Unión Americana.

Por ejemplo, el desbridamiento cortante conservador es útil para retirar tejido suelto no viable con instrumentos estériles. La mayoría de las leyes estatales de práctica de enfermería indica que pueden realizarlo "profesionales de salud capacitados", como las enfermeras certificadas. El rango de responsabilidades legales del PE en cuanto al desbridamiento cortante conservador puede variar de un estado a otro. Es responsabilidad profesional del PE comprender el alcance de su práctica. Si una persona tiene licencia para practicar la enfermería en más de un estado, necesita asegurarse de conocer las guías específicas del estado en el que está ejerciendo.

Litigios

Un *litigio* es un proceso legal que se efectúa en una corte para cumplir con un derecho o llegar a una resolución. Los ejemplos de responsabilidad legal específicamente relacionados con los cuidados de las heridas suelen involucrar demandas por negligencia como:

- Fracaso en la prevención
- Fracaso en el tratamiento
- Fracaso en la cicatrización

La *negligencia*, que ahora se reconoce como una forma de práctica profesional deficiente, se define como el incumplimiento de un estándar de atención, en otras palabras, el no hacer lo que otro profesional de la salud razonablemente prudente realizaría en circunstancias similares.

Más y más

Con una frecuencia cada vez mayor, los profesionales son demandados individualmente por negligencia. La negligencia representa una acción errónea de un profesional de la salud, el cumplimiento inapropiado de sus obligaciones profesionales o el fracaso en la aplicación de los estándares de atención, que produce daño a otra persona. Casi todos los litigios por negligencia profesional son resultado de demandas donde un profesional de la salud fracasó en:

- Provisión de protección física
- Vigilancia o valoración
- Respuesta rápida

- Administración apropiada de un medicamento

Los profesionales de cuidados críticos, urgencias, traumatología y obstetricia, y los que ejercen como especialistas, son los más vulnerables.

Los ABCD de la negligencia médica

Deben verificarse cuatro criterios para determinar si una demanda de negligencia médica es meritoria:

1. Debe establecerse una obligación con el paciente, lo que significa que el profesional de la salud calificado aceptó la *responsabilidad* del cuidado y tratamiento del paciente.
2. Debe determinarse un *incumplimiento de la obligación o el estándar de atención* por el profesional de la salud calificado, para valorar si ha habido un acto de negligencia o incumplimiento de su obligación que produjo daño al paciente.
3. Debe establecerse la *causa aproximada o conexión de causa* entre el incumplimiento de la obligación o el estándar de atención y los daños o lesiones del paciente. En otras palabras, el paciente debe probar que los daños se debieron directamente a la negligencia del profesional de la salud calificado y que eran previsibles. En otras palabras, ¿fueron los daños un resultado directo de la negligencia?
4. Los *daños* o *lesiones* al paciente deben presentarse como pruebas resultantes de la negligencia que se alegue. Estos daños pueden ser físicos (desfiguramiento o dolor y sufrimiento), mentales (angustia) o económicos (gastos médicos pasados, presentes o futuros).

Si en su demanda el paciente puede establecer estos cuatro componentes, es meritoria de un litigio por negligencia profesional.

Para recordar

Para recordar los cuatro criterios que justifican una demanda de negligencia médica piensa en el **ABCD:**

Accountability (responsabilidad): corresponde al profesional de la salud calificado.

Breach (incumplimiento): lo que causó los daños.

Causa: relación causal que se establece entre el incumplimiento y los daños.

Daños o lesiones que se presentan como prueba del incumplimiento de la obligación.

Si tienes que hacer una declaración

Nunca es divertido estar involucrado en un litigio. Sin embargo, si la institución donde trabajas es demandada porque un paciente presentó una úlcera por presión, posiblemente tengas que prestar declaración. Las úlceras por presión son la segunda causa más frecuente de litigios médicos.

Recuerda: los litigios consumen tiempo, y si bien hay un límite para iniciarlos, el resto puede hacerse interminable. Pueden pasar 2-3 años o más antes de que hagas tu declaración. La mayor parte del personal no recuerda al paciente y tendrá que depender de lo que escribió. Algunos integrantes del personal han cambiado de institución o puesto. El experto también depende del registro y nunca conoció al paciente, por lo que las notas claras resultan clave para defender tus acciones. El aforismo "lo que no está escrito, no está hecho" ciertamente es pertinente para el cuidado que diste a tus pacientes cuando ocurra un litigio.

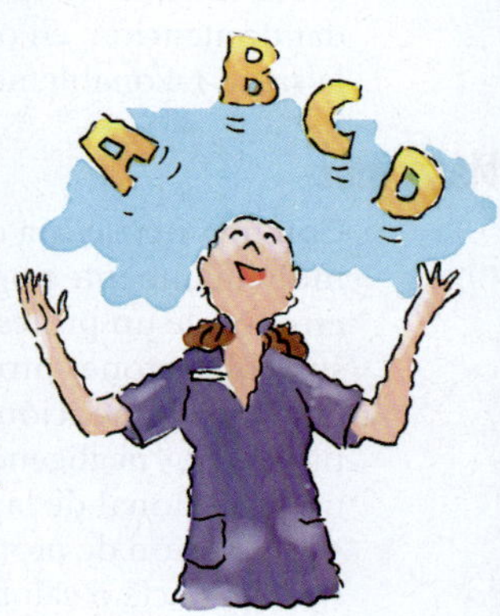

La declaración es un procedimiento legal. El acusado declara bajo juramento y lo que dice afecta la forma en que avanzará el litigio, si se desecha o resuelve antes del juicio. Hay poca diferencia entre el testimonio en una declaración y en la corte, excepto que no hay juez que presida. Las reglas acerca de qué cuestiones son inadmisibles las aplicará el juez en el momento del juicio, no durante la toma de la declaración. El consejo de defensa (institución) desea probar que el personal de enfermería proporcionó cuidados de calidad basados en pruebas, y el abogado querellante trata de probar lo contrario. La declaración es capturada por el estenógrafo de la corte y también puede videograbarse. La declaración puede ser en persona o por telecomunicación. El querellante interroga al personal de las instalaciones (el PE) y sus expertos, y el equipo de la defensa interroga al paciente, la familia y los expertos de los quejosos.

La declaración del PE se toma por los siguientes motivos:

1. Ambas partes desean encontrar qué hechos en realidad conocen el personal de enfermería y el quejoso, y qué dirá cada uno en el juicio.
2. Todos tendrán que expresar la misma historia en el juicio. Esto significa que el PE no puede cambiar su opinión súbitamente.
3. El testimonio provisto en la declaración puede leerse en el juicio. Si el PE cambia los hechos en el juicio, se verá como que no fue sincero y lo desacreditará como testigo.
4. Se puede usar una declaración para limitar los temas en el caso. Las estipulaciones de hecho y otros acuerdos pueden formularse durante el curso de la declaración, lo que puede abreviar sustancialmente el juicio o permitir un arreglo fuera de la corte.

Todos estos son motivos legítimos, por los que ambas partes tienen el derecho de tomar la declaración del PE. El abogado defensor tiene el derecho de hacer preguntas durante la declaración pero, por lo general, sólo las hará para aclarar una respuesta que pudiese ser confusa, y esto ocurre después de que el abogado querellante ha terminado.

El PE debe responder con la verdad y recordar que es posible no saber las respuestas de todas las preguntas que se le hacen o tomarse el tiempo para leer los expedientes médicos pertinentes a la atención brindada.

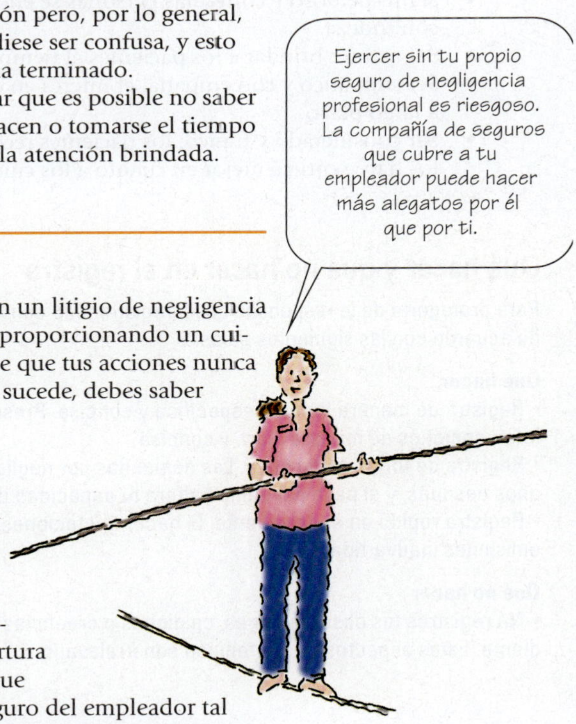

Evita los litigios

La clave para disminuir tu riesgo de participar en un litigio de negligencia profesional es la prevención. Sin embargo, aun proporcionando un cuidado óptimo a cada paciente, no hay garantía de que tus acciones nunca se pongan en duda, incluso en un litigio. Si eso sucede, debes saber cómo estás protegido.

Una confusión frecuente

Muchos profesionales realizan su trabajo con la creencia de que están protegidos por su institución o la política de seguros de su empleador. En casi todas las demandas legales sus intereses y los de su empleador son comparables. Sin embargo, la compañía de seguros que provee cobertura al empleador puede hacer más alegatos por él que por el profesional de enfermería. Además, el seguro del empleador tal vez no cubra al PE si su acción quedó fuera de su perfil de puesto o si no cumplió con las políticas y los procedimientos escritos.

Para el personal de enfermería, ejercer sin su propio seguro de negligencia profesional resulta riesgoso. Este seguro no evitará las demandas, pero puede reducir gran parte de la carga económica y el temor de ser parte de un litigio. El profesional de la salud deber recordar que resulta costoso demostrar su inocencia.

La mejor defensa

Un registro excelente es la clave para disminuir al mínimo la responsabilidad del PE, porque es una prueba directa de su evaluación y cuidado con relación a las heridas. El expediente médico es la mejor protección y la primera línea de defensa (véase *Qué hacer y qué no hacer en el registro*).

A sus órdenes

La satisfacción de un paciente con los cuidados también disminuye la responsabilidad. Por lo general, una demanda de negligencia profesional es resultado del vínculo entre la lesión del paciente y su ira. La buena comunicación con el paciente y su familia es indispensable para mantener una buena relación.

Los cuidados sanitarios constituyen una industria de servicios, por lo que es necesario incorporar un buen servicio al cliente en la práctica diaria, a saber:

- Ser respetuoso y cortés: las personas se enojan cuando son tratadas con rudeza.
- Ser atento: brindar a los pacientes el tiempo que necesiten.
- Ser simpático y con empatía: el interés en el paciente se recompensa a largo plazo.
- Ser considerado y franco: los pacientes reconocen la franqueza, que los hace sentirse mejor en cuanto a los cuidados que reciben.

Qué hacer y qué no hacer en el registro

Para protegerte de la responsabilidad, registra todo con la mayor precisión posible, de acuerdo con las siguientes guías:

Qué hacer

- Registra de manera factual, específica y concisa. Presenta tus observaciones e intervenciones de manera clara y concisa.
- Registra de forma exhaustiva. Las demandas por negligencia suelen presentarse años después, y el paso del tiempo altera tu capacidad de recordar los detalles.
- Registra rápido en el expediente. El hacer anotaciones tardías puede llevar a omisiones inadvertidas.

Qué no hacer

- No registres tus observaciones, opiniones o creencias personales en el expediente. Estos aspectos de la atención son irrelevantes.

- Reconocer los propios límites: pedir ayuda o una segunda opinión en caso de duda.
- Mantenerse actualizado: la enseñanza continua es una responsabilidad profesional.

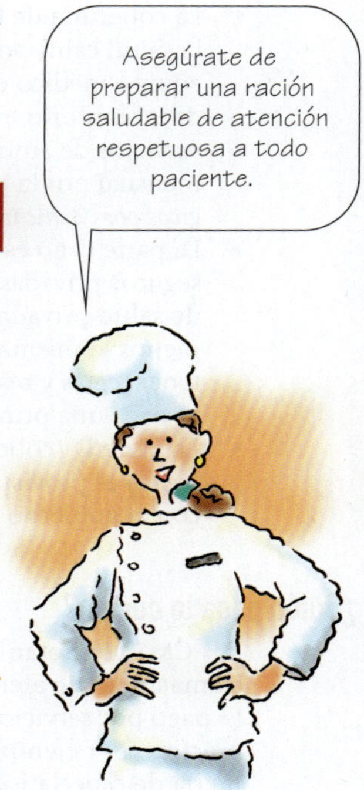
Asegúrate de preparar una ración saludable de atención respetuosa a todo paciente.

Reembolsos

Comprender el aspecto financiero del cuidado de las heridas resulta indispensable cuando al proveer cuidados a los pacientes de alto riesgo y a aquéllos con alteraciones en la integridad de la piel, como una úlcera o una herida. ¿Por qué? Porque el tratamiento de las heridas puede ser costoso.

Dinero y razonamiento

Con los costos siempre crecientes de la atención sanitaria, es momento de reconocer la participación del PE en cuestión de reembolsos. Instaurar un cuidado de las heridas eficaz en cuanto a costos requiere en la práctica clínica conocimiento de los sistemas de pago y las estrategias de registro.

Sistemas de pago

El lenguaje de los seguros sanitarios es complejo; asegúrate de que puedas reconocer los términos básicos relacionados con los sistemas de pago.

Son ejemplos de sistemas de pago:

- Medicare
- Medicaid
- Atención administrada
- Atención privada

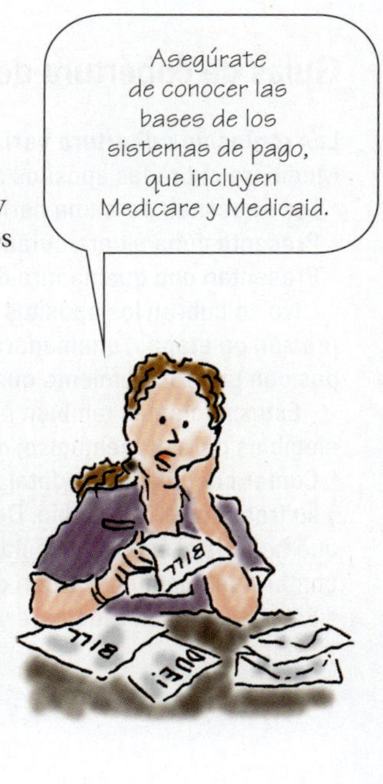
Asegúrate de conocer las bases de los sistemas de pago, que incluyen Medicare y Medicaid.
BILL
BILL
DUE!

Medicare

Medicare es un programa federal de seguros en Estados Unidos para personas de 65 años y mayores, individuos con minusvalías específicas y aquéllos con diagnóstico de nefropatía terminal. Es administrado por los Centers for Medicare/Medicaid Services (CMS).

El ABCD de Medicare

Medicare se divide en la parte A (seguros de hospital) y la parte B (seguros médicos), en tanto C y D son coberturas opcionales a la venta.

- La cobertura de la parte A incluye casi todo hospital médico necesario, centros profesionales de enfermería, salud en casa y cuidados en hogares para paciente terminales. Es gratis si el derechohabiente trabajó durante al menos 40 trimestres calendáricos (10 años). Si no pagó su seguro social por ese tiempo, hay una prima mensual.

- La cobertura de la parte B incluye casi todo servicio profesional de la salud calificado médicamente necesario, cuidados preventivos, equipo médico duradero, servicios externos de hospital, pruebas de laboratorio, radiografías, cuidados de la salud mental y algunos servicios de ambulancia y sanitarios a domicilio. Se paga una prima mensual por la parte B (véase *Guías de cobertura de los apósitos quirúrgicos por Medicare*).
- La parte C no es un beneficio separado. Permite a las compañías de seguros privadas brindar beneficios de Medicare. Se trata de planes de salud privada y se llaman *Medicare Advantaje Plans*. Ofrecen al menos la misma cobertura básica que las partes A y B, pero pueden tener reglas y restricciones de cobertura diferentes. En consecuencia, se paga una prima mensual.
- La parte D (cobertura de fármacos de prescripción en consulta externa) es provista por compañías privadas a través de un contrato con el gobierno. Hay una prima mensual.

¿Quién paga la cuenta?

Los CMS contratan compañías de seguros para procesar y pagar las reclamaciones de atención sanitaria provistas a beneficiarios de Medicare. El pago por servicios y productos varía de acuerdo con los contextos de práctica, por ejemplo, hospitales de atención aguda, centros de enfermería de especialidad, agencias de atención sanitaria a domicilio, institutos de consulta externa y asilos.

Guías de cobertura de los apósitos quirúrgicos por Medicare

Las reglas de cobertura varían de acuerdo con el nivel de atención.
Medicare cubre los apósitos quirúrgicos para pacientes que:

- Los necesitan para una herida quirúrgica.
- Presentan una úlcera cutánea de grosor parcial o completo.
- Presentan una quemadura de grosor parcial o completo.

No se cubren los apósitos para desgarros cutáneos, abrasiones, úlceras por presión en etapa I, quemaduras de primer grado o fístulas cutáneas no relacionadas con un procedimiento quirúrgico.

Estos pacientes también necesitan cumplir ciertos requerimientos para ser elegibles para el reembolso; deben:

- Contar con una orden detallada por escrito donde se enumere el tipo de apósitos y su frecuencia de cambio. Debe describir claramente qué apósitos se usan en qué heridas si éstas son múltiples. Esto puede provenir del proveedor, pero debe contar con una nueva orden cada 3 meses por el personal de la salud calificado.
- Estar inscrito en Medicare y tener un número de proveedor.

Conocimiento de los términos de reembolso

Estar al tanto de algunos de los términos vinculados con el reembolso por cuidados, servicios y productos puede ayudarte a mantenerlo correctamente:

- Asignación. Acuerdo por el que un proveedor de servicios o material acepta la cantidad aprobada por Medicare como pago completo.
- Capitación o iguala. Método de pago donde se cubre una cantidad establecida independientemente de los servicios reales provistos.
- Certificado de necesidad médica (CNM). Requerido por Medicare para registrar la necesidad de equipo o materiales médicos.
- Centers for Medicare & Medicaid Services (CMS). Agencia gubernamental encargada de Medicare y parte de Medicaid; usa el Healthcare Common Procedure Coding System (HCPCS).
- Equipo médico durable (EMD). Equipos como andaderas, bastones o dispositivos de tratamiento asistido por vacío, generalmente usados para fines médicos.
- Transportador regional de equipo médico durable (TREMD). Cuatro transportadores regionales que gobiernan y procesan las reclamaciones de Medicare B.
- Grupos relacionados con el diagnóstico (GRD). Sistema grupal usado por las fuentes de pago para clasificar servicios intrahospitalarios con base en el diagnóstico primario, diagnósticos secundarios, datos demográficos, procedimientos y posibles complicaciones.
- HCPCS. Conjunto de códigos usado para el reembolso de productos para la atención de heridas.
- Grupos de recursos para la salud a domicilio (GRSD). Ochenta grupos por los que se clasifican los pacientes de atención sanitaria a domicilio
- CID-9 (Clasificación Internacional de las Enfermedades, 9ª revisión). Sistema de codificación universal para los diagnósticos.
- OASIS (de *Outcome and Assessment Information Set*). Herramienta requerida por agencias de atención sanitaria certificada de Medicare para identificar y registrar los datos de pacientes.
- Reembolso por día. Reembolso que es fijo a una tasa diaria establecida.
- Sistema de pago prospectivo (PPS). Programa de pago donde las tasas se predeterminan y los proveedores son reembolsados independientemente de los costos incurridos.
- Grupos de utilización de recursos (GUR). Sistema de clasificación empleado en centros de enfermería para determinar una tasa de pago por día con base en el estado funcional y la agudeza del paciente.
- Centro de enfermería especializada.

Las reclamaciones por servicios y productos se envían utilizando un sistema en código conocido como *Healthcare Common Procedure Coding System* o HCPCS. Se usan códigos de Terminología de Procedimientos Actuales para facturar servicios. Es posible encontrar varios términos y siglas adicionales de reembolso (véase *Conocimiento de los términos de reembolso*).

Medicaid

Medicaid es un sistema de asistencia médica para individuos indigentes de edad avanzada, ciegos o minusválidos, y para familias necesitadas con hijos dependientes. Aunque fue fundado de manera conjunta por regulaciones federales y estatales de Estados Unidos, lo administran las agencias estatales. Las guías de reembolso varían para cada estado y en cada contexto de práctica.

Atención administrada

Se trata de un programa de seguros de salud que combina los beneficios prestados a través de Medicare y Medicaid Plus Choice. En Medicare Plus Choice se combinan Medicare y los programas de seguros privados, como organizaciones de mantenimiento de la salud y programas de organizaciones de proveedor preferido, que pueden brindar beneficios no cubiertos por Medicare. El reembolso se basa en las estructuras tarifarias establecidas por cada programa.

Pago privado

El reembolso y los beneficios de los seguros privados también se proporcionan de muy diversas formas. Como otros programas, tienen contratos establecidos para pagar los servicios brindados por proveedores con base en cargos razonables, los cuales pueden incluir todo lo que se considere necesario para proveer servicios relacionados con el cuidado del paciente.

Estrategias de registro

Quienes pagan los seguros de salud participan directamente en las decisiones terapéuticas, porque las toman en cuanto al pago de servicios y materiales médicos. El hecho es que casi todas las negaciones de reembolsos son resultado de un registro insuficiente o incongruente.

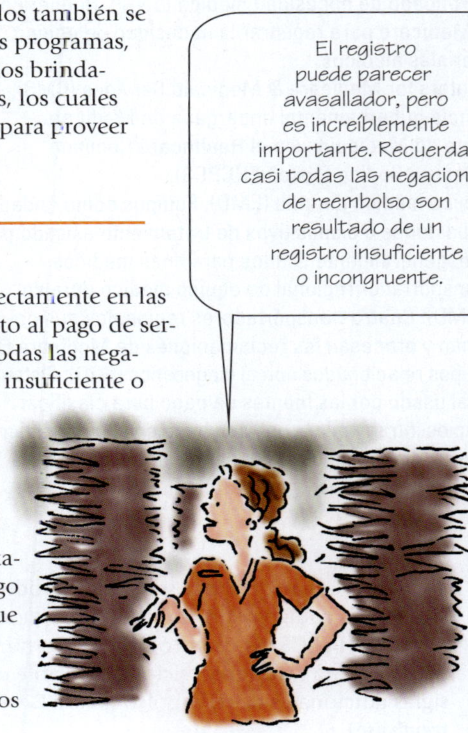
El registro puede parecer avasallador, pero es increíblemente importante. Recuerda: casi todas las negaciones de reembolso son resultado de un registro insuficiente o incongruente.

Escribe correctamente

Las valoraciones y el registro sirven para determinar el plan de atención del paciente y las decisiones de reembolso. La información para establecer un plan de atención y las decisiones de pago proviene de los datos que provee el PE, mismo que debe verificar que su registro:

- Respalde claramente la valoración clínica.
- Refiera con precisión una sucesión de resultados relacionados con los cuidados del paciente.
- Respalde el pago.

El avance es imperativo

El seguimiento de los resultados y la revaloración del plan de atención se usan para vigilar la cicatrización de la herida del paciente. Deben hacerse para evitar la negación del reembolso. Para llevar al máximo el reembolso, el personal de la salud calificado debe estadificar y valorar apropiadamente las heridas, y registrar el avance del paciente. En Estados Unidos, los terceros encargados del pago del reembolso ya no cubren los tratamientos continuos de una herida. Quieren ver pruebas del avance y la cicatrización.

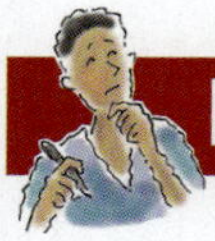

Preguntas de autoevaluación

1. Los estándares de práctica de los cuidados de las heridas provienen de:

A. AHRQ
B. HCPCS
C. Medicare
D. Compañías de seguros privadas

Respuesta: A. Los estándares de práctica de cuidados de las heridas se derivan de la AHRQ. La Asociación para los cuidados del paciente, las políticas y procedimientos institucionales y sus unidades específicas, los perfiles de puesto y los *Estándares de Práctica Clínica de Enfermería* de la AHA, y las leyes y guías estatales de práctica de enfermería también contribuyen a los estándares de práctica de los cuidados de la heridas.

2. ¿Qué organización patrocinó la *Prevention and Treatment of Pressure Ulcers: Clinical Practice Guideline*?

A. Centers for Disease Control and Prevention
B. Agency for Healthcare Research and Quality
C. National Institutes of Health
D. National Pressure Ulcer Advisory Panel

Respuesta: D. The National Pressure Ulcer Advisory Panel patrocinó las guías actuales de prevención y tratamiento como parte de una colaboración internacional.

3. ¿Qué opción representa un acto de negligencia que da como resultado un daño?

A. Incumplimiento de la obligación
B. Causa próxima
C. Relación causal
D. Obligación establecida

Respuesta: A. Debe determinarse un incumplimiento de la obligación o estándar de atención para valorar si ha habido un acto de negligencia.

4. La forma más eficaz para disminuir al mínimo tu responsabilidad en un litigio por práctica profesional inadecuada consiste en:

A. Registrar opiniones en el expediente
B. Ser irrespetuoso y descortés
C. Registrar con precisión, claridad, concisión, rapidez y amplitud en el expediente
D. Ser descuidado

Respuesta: C. El registro preciso en el expediente es tu mejor protección para disminuir al mínimo la responsabilidad en un litigio por negligencia profesional.

5. La implementación de un cuidado de heridas eficaz en cuanto a costo en la práctica clínica requiere conocimiento de:
   A. Estrategias de registro
   B. *Patient Care Partnership*
   C. La descripción de tu trabajo
   D. HCPCS

Respuesta: A. Los datos que proporciones orientan el plan de atención y las decisiones de pago.

Puntuación

☆☆☆ Si respondiste correctamente las cinco preguntas… ¡El veredicto te favorece! Obviamente no tuviste ningún problema para comprender este capítulo.

☆☆ Si respondiste correctamente cuatro preguntas… ¡No te juzgues tan severamente! Pero repasa la información que pasaste por alto.

☆ Si respondiste correctamente menos de cuatro preguntas… ¡Considéralo como un ensayo de juicio! Prepárate para defenderte revisando el capítulo.

Bibliografía

American Nurses Association. *Scope and Standards of Practice*. Silver Spring MD: Author, 2010.

Berlowitz, D., et al. *Preventing Pressure Ulcers in Hospitals: A Toolkit for Improving Quality of Care*. Rockville, MD: Agency for Healthcare Research and Quality, 2011.

National Pressure Ulcer Advisory Panel, European Pressure Ulcer Advisory Panel, and Pan Pacific Pressure Injury Alliance. *Prevention and Treatment of Pressure Ulcers: Clinical Practice Guideline*. Osborne Park, Western Australia: Cambridge Media, 2014.

Wound, Ostomy, Continence Nurses Society. *Guideline for Prevention and Management of Pressure Ulcers*. Mt. Laurel, NJ: Author, 2010.

Wound, Ostomy, Continence Nurses Society. *Scope and Standards of Practice*. Mt. Laurel, NJ: Author, 2010.

Apéndices e índice

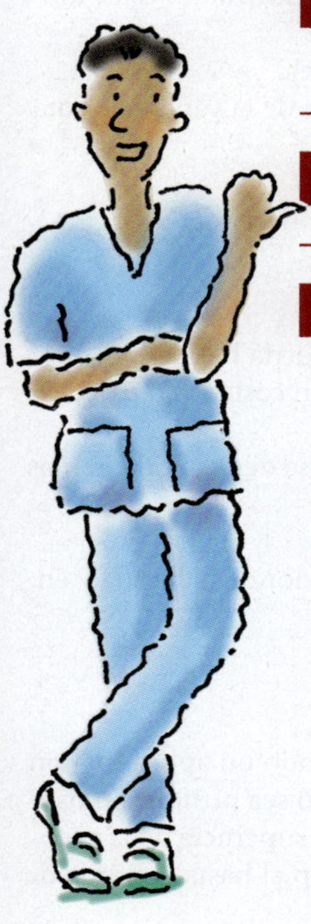

Herramienta de valoración de las heridas de Bates-Jensen
Instrucciones de uso

Guías generales:

Rellenar la hoja de valoración anexa del estado de una herida después de leer las definiciones y el método que se describe a continuación. Valorar una vez por semana y siempre que ocurra un cambio en la herida. Evaluar de acuerdo con cada elemento, escogiendo la respuesta que mejor describa la herida e ingresando esa puntuación en la columna de la fecha apropiada para tal efecto. Después de evaluar la herida en todos sus elementos, determinar la puntuación total sumando las 13 parciales. A MAYOR puntuación total, más grave el estado de la herida. Graficar la puntuación total del continuo del estado de la herida para determinar su avance. Si la herida ha cicatrizado/se resolvió, dar a los elementos 1, 2, 3 y 4 una puntuación de 0.

Instrucciones específicas:

1. **Tamaño**: se debe usar una regla para medir las dimensiones más larga y más ancha de la superficie de la herida en centímetros; multiplicar longitud por ancho. Puntuar como 0 si la herida cicatrizó/se resolvió.
2. **Profundidad**: señalar la profundidad y el grosor más apropiados de la herida utilizando estas descripciones adicionales; puntuar como 0 si la herida ha cicatrizado/se resolvió:
   - 1 = Tejidos dañados pero sin pérdida de continuidad de la superficie cutánea.
   - 2 = Abrasión, ampolla o cráter superficial; incluso con elevación por arriba de la superficie cutánea (p. ej., hiperplasia).
   - 3 = Boquete profundo con o sin socavación de los tejidos adyacentes.
   - 4 = No es posible la visualización de las capas tisulares por la presencia de necrosis.
   - 5 = Las estructuras de sostén incluyen tendones, cápsula articular.
3. **Bordes**: calificar como 0 si ya cicatrizó/se resolvió. Usar esta guía:

Indistinta, difusa	=	Imposible distinguir claramente el contorno de la herida.
Agregada	=	Al parejo o con flujo de la base de la herida, sin costados o paredes; plana.
No adherida	=	Hay costados o paredes presentes; el piso o base de la herida es más profundo que el borde.
Enrollada, engrosada	=	De blanda a firme y flexible al tacto.
Con hiperqueratosis	=	Formación de tejido similar a un callo alrededor de la herida y en los bordes.
Fibrótica, con cicatrización patológica	=	Dura, rígida al tacto.

4. **Socavación**: puntuar como 0 si la herida cicatrizó/se resolvió. Valorar insertando un aplicador con punta de algodón bajo el borde de la herida y haciéndolo avanzar tanto como sea posible sin usar fuerza indebida; levantar la punta del aplicador para que se vea o palpe en la superficie de la piel; marcar la superficie con una pluma y medir la distancia desde la marca en la piel hasta el borde de

la herida. Continuar el proceso alrededor de la herida. Luego, usar una guía de medición transparente con círculos concéntricos dividida en cuatro cuadrantes (25 %) para ayudar a determinar el porcentaje de la herida involucrado.

5. **Tipo de tejido necrótico**: señalar el tipo de tejido necrótico que predomina en la herida, de acuerdo con su color, consistencia y adherencia, utilizando esta guía:

   Tejido blanco/gris no viable = Puede aparecer antes de formarse la herida; la superficie cutánea es blanca o gris.

   No adherente, con esfacelo amarillo = Sustancia mucinosa delgada; dispersa en el lecho de la herida; fácil de separar del tejido de la herida.

   Esfacelo laxamente adherente, amarillo = Cúmulos de detritos gruesos, fibrosos; adheridos al tejido de la herida.

   Tejido necrótico adherente suave, negro = Tejido empapado; fuertemente adherido al tejido en el centro o la base de la herida.

   Escara firmemente adherente, dura/negra = Tejido costroso firme; adherido con fuerza a la base y los bordes de la herida (como una costra dura).

6. **Cantidad de tejido necrótico**: se debe usar una guía de medición transparente con círculos concéntricos divididos entre cuatro cuadrantes (25 %) para determinar el porcentaje de la herida involucrado.

7. **Tipo de exudado**: algunos apósitos interactúan con el drenaje de la herida para producir un gel o atrapar líquido. Antes de valorar el tipo de exudado, limpiar suavemente la herida con solución salina normal o agua. Señalar el tipo de exudado predominante en la herida de acuerdo con su color y consistencia, utilizando la siguiente guía:

   Sanguinolento = Poco espeso, rojo brillante

   Serosanguinolento = Acuoso, poco espeso, de rojo pálido a rosado

   Seroso = Poco espeso, acuoso, transparente

   Purulento = Poco concentrado, o espeso, de pardo a amarillo o verde opaco y puede tener un olor desagradable

8. **Cantidad del exudado**: se debe usar una guía de medición transparente con círculos concéntricos divididos en cuatro cuadrantes (25 %) para determinar el porcentaje de apósito cargado con exudado. Emplear esta guía:

   Ninguna = Tejidos de la herida secos.

   Escasa = Tejidos de la herida húmedos; sin exudado mensurable.

   Poca = Tejidos de la herida húmedos; distribución homogénea de la humedad en la herida; el drenaje llega a ≤ 25 % del apósito.

   Moderada = Tejidos de la herida saturados; el drenaje puede o no distribuirse de forma homogénea en la herida; involucra > 25 % a ≤ 75 % del apósito.

   Grande = Tejidos de la herida bañados en líquido; drenaje de salida libre; puede o no distribuirse de manera homogénea en la herida; el drenaje cubre > 75 % del apósito.

9. **Color de la piel que rodea a la herida**: valorar los tejidos en los 4 cm que rodean a la herida. Las personas de piel oscura muestran colores "rojo brillante" y "rojo oscuro" como intensificación relacionada con el color normal de su grupo étnico o con un tinte morado. Conforme ocurre la cicatrización en las personas de piel oscura, la nueva es rosada y tal vez nunca se oscurezca.

10. **Edema e induración de los tejidos periféricos**: valorar los tejidos dentro de los 4 cm alrededor de la herida. El edema sin fóvea aparece como piel brillante y tensa. Identificar el edema con fóvea

por presión firme con un dedo al interior de los tejidos y esperar 5 seg; al liberar la presión, el tejido no recupera su posición original y aparece una hendidura. La induración es la firmeza anómala de los tejidos con bordes. Valorar pellizcando suavemente los tejidos. La induración resulta en incapacidad de pellizcarlos. Usar una guía de medición transparente para determinar cuánto se extiende el edema o la induración más allá de la herida.

11. **Tejido de granulación**: el tejido de granulación es el que presenta proliferación de vasos sanguíneos pequeños y tejido conectivo para llenar el grosor completo de las heridas. El tejido es saludable cuando se observa rojo brillante carnoso y granular, con aspecto de terciopelo. Las zonas de aporte vascular deficiente son rosa claro o se blanquean hasta un color rojo sucio mate.

12. **Epitelización**: la epitelización es el proceso de dirección epidérmica hacia la superficie y se observa como piel rosada o roja. En las heridas de grosor parcial puede ocurrir a través del lecho de la herida así como a partir de los bordes. En las heridas de grosor completo se presenta sólo a partir de los bordes. Usa una guía de medición transparente con círculos concéntricos dividida en cuatro cuadrantes (25 %) para ayudar a determinar el porcentaje de herida afectado y medir la distancia que se extiende el tejido epidérmico a su interior.

Herramienta de valoración de las heridas de Bates-Jensen

NOMBRE

Rellenar la hoja de puntuación para valorar el estado de la herida. Juzgar cada aspecto señalando la respuesta que mejor describa la herida o ingresar la puntuación en la columna correspondiente para la fecha apropiada. Si la herida ha cicatrizado/se resolvió, puntuar los elementos 1, 2, 3 y 4 como 0.

Localización: sitio anatómico. Circular identificando derecha (D) o izquierda (I) y usar "X" para marcar el sitio en los esquemas corporales:

_____ Sacro y cóccix _____ Cara externa del tobillo
_____ Trocánter _____ Cara interna del tobillo
_____ Tuberosidad isquiática _____ Talón
_____ Nalga _____ Otro sitio:_____________.

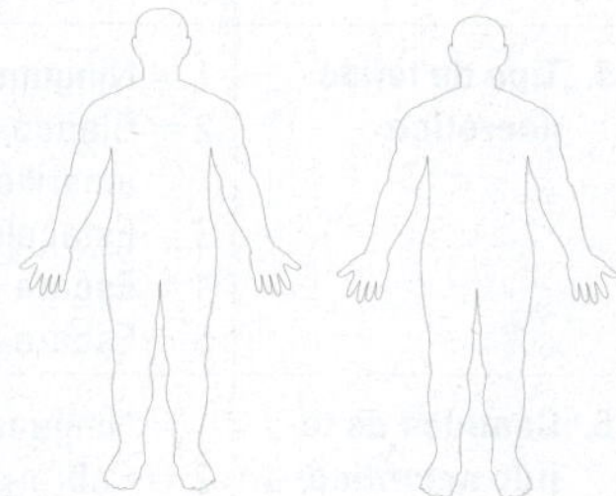

Forma: patrón total de la herida; valorar perímetro y profundidad.

Circular y fechar la descripción apropiada:

_____ Irregular _____ Lineal o elongada
_____ Redonda/oval _____ En cuenco/bote
_____ Cuadrada/rectangular _____ En mariposa Otra forma

Aspecto	Valoración	Fecha Puntuación	Fecha Puntuación	Fecha Puntuación
1. Tamaño*	*0 = Cicatrizada, resuelta 1 = Longitud × ancho < 4 cm^2 2 = Longitud × ancho–< 16 cm^2 3 = Longitud × ancho 16.1–< 36 cm^2 4 = Longitud × ancho 36.1–< 80 cm^2 5 = Longitud × ancho > 80 cm^2			
2. Profundidad*	*0 = Herida cicatrizada, resuelta. 1 = Eritema no blanqueable sobre piel intacta. 2 = Pérdida cutánea de grosor parcial que afecta a epidermis o dermis. 3 = Pérdida cutánea de grosor completo que incluye daño o necrosis del tejido subcutáneo; puede extenderse hasta la aponeurosis subyacente pero sin atravesarla; u ocultamiento parcial mixto y de grosor completo o capas tisulares por el tejido de granulación. 4 = Oculta por necrosis. 5 = Pérdida de grosor completo de la piel con destrucción extensa, necrosis tisular o daño de músculos, huesos o estructuras de sostén.			
3. Bordes*	*0 = Herida cicatrizada o resuelta. 1 = Indistintos, difusos, ninguno claramente visible. 2 = Bien definidos, contorno claramente visible, bordes adheridos, al parejo de la base de la herida. 3 = Bien definidos, sin adhesión a la base de la herida. 4 = Bien definidos, sin adhesión a la base, enrollados al interior, engrosados. 5 = Bien definidos, fibróticos, cicatrización patológica o hiperqueratosis.			

Aspecto	Valoración	Fecha Puntuación	Fecha Puntuación	Fecha Puntuación
4. Socavación*	*0 = Herida cicatrizada, resuelta 1 = Ninguna presente 2 = < 2 cm en cualquier superficie 3 = De 2-4 cm que afecta < 50 % de los bordes de la herida 4 = De 2-4 cm que afecta > 50 % de los bordes de la herida 5 = > 4 cm o tunelización en cualquier zona			
5. Tipo de tejido necrótico	1 = Ninguno visible 2 = Blanco/gris no viable o no adherente, de esfacelo amarillo 3 = Esfacelo amarillo laxamente adherente 4 = Escara adherente blanda, negra 5 = Escara negra, dura, firmemente adherente			
6. Cantidad de tejido necrótico	1 = Ninguno visible 2 = Cubre < 25 % del lecho de la herida 3 = Cubre de 25 a 50 % de la herida 4 = Cubre > 50 % y < 75 % de la herida 5 = Cubre 75 a 100 % de la herida			
7. Tipo de exudado	1 = Ninguno 2 = Sanguinolento 3 = Serosanguinolento: poco espeso, acuoso, rojo pálido/rosa 4 = Seroso: poco espeso, acuoso, transparente 5 = Purulento: poco concentrado o espeso, opaco, de color pardo/amarillo, con o sin olor			
8. Cantidad de exudado	1 = Ninguno, herida seca 2 = Herida escasamente húmeda pero sin exudado observable 3 = Poco 4 = Moderado 5 = Abundante			
9. Color de la piel que rodea la herida	1 = Rosa o normal para el grupo étnico 2 = Rojo brillante o con blanqueo al tacto 3 = Blanco o gris pálido, o hipopigmentado 4 = Rojo oscuro o morado o no blanqueable 5 = Negro o hiperpigmentado			
10. Edema de tejidos periféricos	1 = Ninguno 2 = Sin fóvea, que se extiende < 4 cm alrededor de la herida 3 = Sin fóvea, que se extiende > 4 cm alrededor de la herida 4 = Con fóvea, que se extiende < 4 cm alrededor de la herida 5 = Crepitación y/o edema con fóvea, que se extiende > 4 cm alrededor de la herida			

Aspecto	Valoración	Fecha Puntuación	Fecha Puntuación	Fecha Puntuación
11. Induración de los tejidos periféricos	1 = Ninguna presente 2 = < 2 cm alrededor de la herida 3 = De 2 a 4 cm, que se extiende < 50 % alrededor de la herida 4 = De 2 a 4 cm, que se extiende > 50 % alrededor de la herida 5 = > 4 cm en cualquier zona alrededor de la herida			
12. Tejido de granulación	1 = Piel intacta o herida de grosor parcial 2 = Rojo brillante carnoso, 75 a 100 % de la herida llena o con sobreproliferación tisular 3 = Rojo brillante carnoso, < 75 % y > 25 % de la herida llena 4 = Rosado o rojo sucio, mate o ≤ 25 % de la herida llena 5 = Ninguno			
13. Epitelización	1 = Cubre 100 % de la herida, superficie íntegra 2 = Cubre de 75 a 100 % de la herida o el tejido epitelial se extiende > 0.5 cm dentro del lecho de la herida 3 = De 50 a < 75 % de la herida cubierta o el tejido epitelial se extiende hasta < 0.5 cm dentro del lecho de la herida 4 = Herida cubierta de 25 a < 50 % 5 = Herida cubierta < 25 %			
	PUNTUACIÓN TOTAL			
	FIRMA			

CONTINUO DEL ESTADO DE LA HERIDA

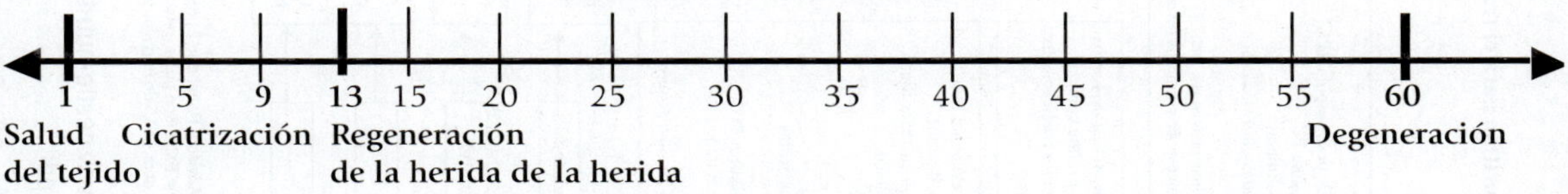

Graficar la puntuación total en el Continuo del Estado de la Herida colocando una "X" en la línea y la fecha debajo. Graficar las puntuaciones múltiples con sus fechas para observar rápidamente la regeneración o degradación de la herida.

Algoritmo para el tratamiento de las úlceras por presión: Guías de nutrición≠

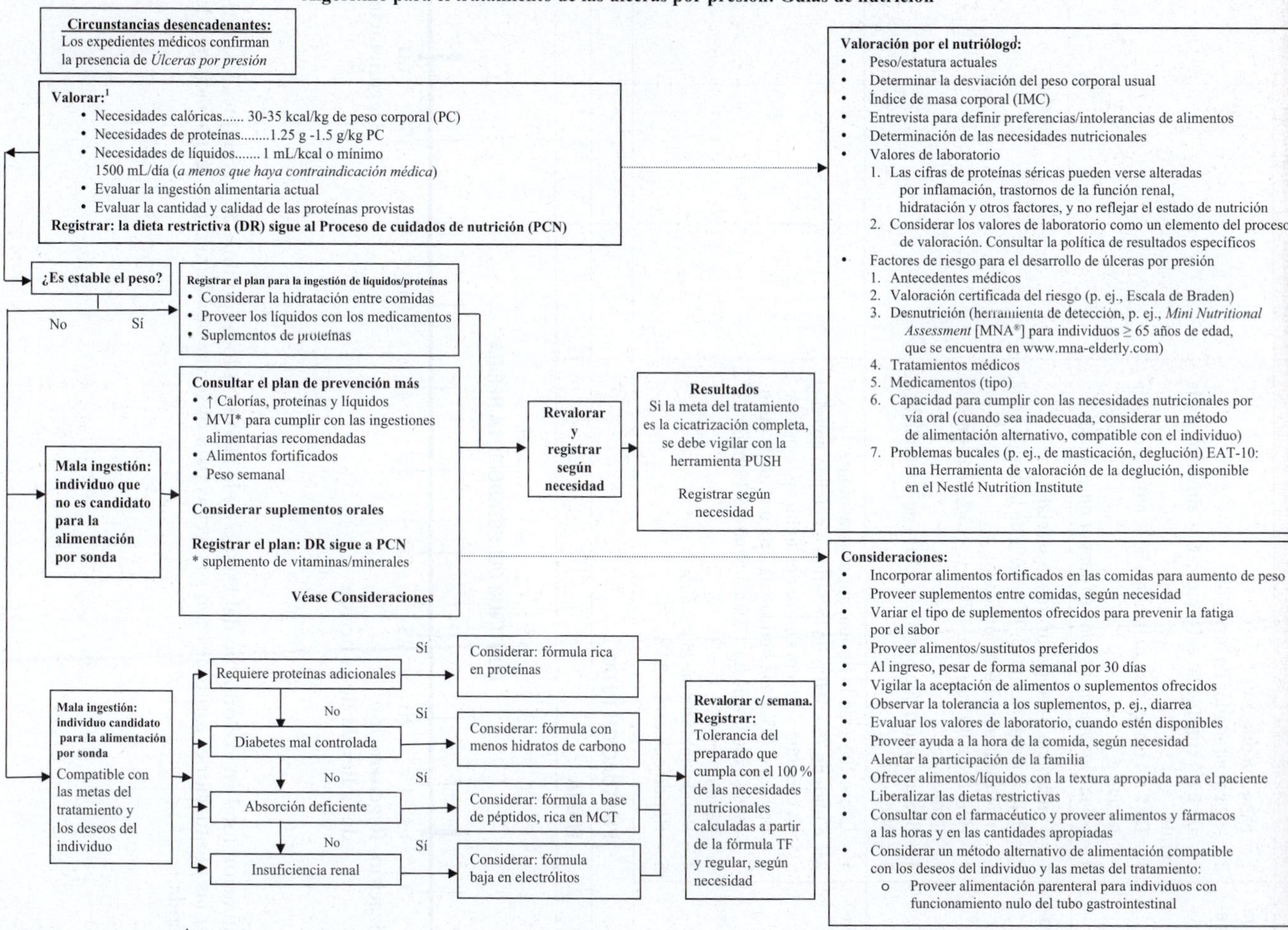

 [1] National Pressure Ulcer Advisory Panel and European Pressure Ulcer Advisory Panel. Prevention and treatment of pressure ulcers: clinical practice guideline. Washington DC: National Pressure Ulcer Advisory Panel; 2009 ≠ Estas son guías generales basadas en diversas referencias clínicas y no pretenden sustituir la recomendación médica o las guías institucionales. Se recomienda una valoración individual. Descargado el 26 de abril, 2015 de http://www.nestle-nutrition.com/nirf/cm2/upload/C2F33D34-9316-4155-9F0F-58FDD9E638D9/Treatment-decisiontree- pressure-ulcers-final-8-5-10.pdf

Descargado el 26 de abril, 2015 de http://www.nestle-nutrition.com/nirf/cm2/upload/C2F33D34-9316-4155-9F0F-58FDD9E638D9/Treatment-decisiontree- pressure-ulcers-final-8-5-10.pdf

Algoritmo para el tratamiento de las úlceras por presión

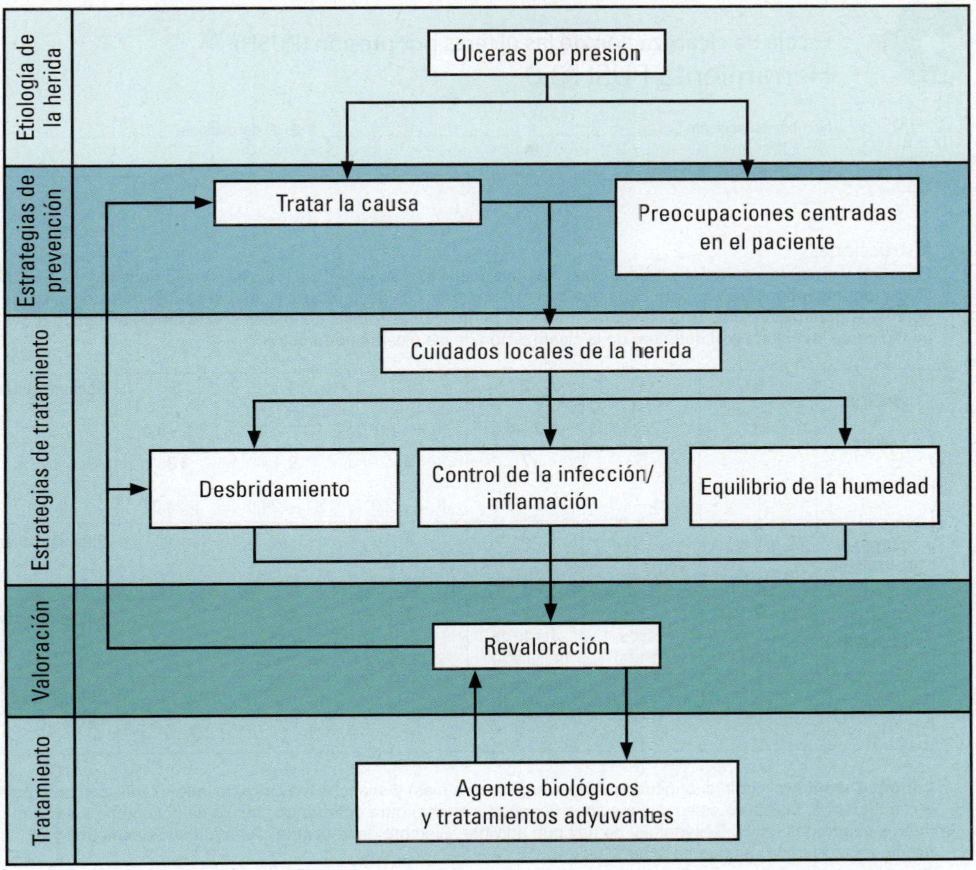

Escala de cicatrización de las úlceras por presión (PUSH)

NATIONAL PRESSURE ULCER ADVISORY PANEL

Escala de cicatrización de las úlceras por presión (PUSH)

Herramienta PUSH 3.0

Nombre del paciente ____________________ # de ID del paciente ____________

Localización de la úlcera ____________________ Fecha ____________

Instrucciones:

Observar y medir la úlcera por presión. Clasificar con respecto a su superficie, exudado y tipo de tejido de la herida. Registrar una subpuntuación para cada una de las características de la úlcera. Sumar las subpuntuaciones para obtener la puntuación total. Una comparación de las puntuaciones totales obtenidas con respecto al tiempo provee un índice de la mejoría o el deterioro de la cicatrización de las úlceras por presión.

LONGITUD X ANCHO (en cm²)	**0** 0	**1** < 0.3	**2** 0.3 – 0.6	**3** 0.7 – 1.0	**4** 1.1 – 2.0	**5** 2.1 – 3.0	**Subpuntuación**
		6 3.1 – 4.0	**7** 4.1 – 8.0	**8** 8.1 – 12.0	**9** 12.1 – 24.0	**10** > 24.0	
CANTIDAD DEL EXUDADO	**0** Ninguna	**1** Leve	**2** Moderada	**3** Cuantiosa			**Subpuntuación**
TIPO DE EXUDADO	**0** Cerrado	**1** Tejido epitelial	**2** Tejido de granulación	**3** Esfacelo	**4** Tejido necrótico		**Subpuntuación**
							PUNTUACIÓN TOTAL

Longitud × ancho: medir la longitud máxima (de cabeza a pies) y el ancho máximo (de lado a lado) con una regla en centímetros. Multiplica estas dos medidas (longitud × ancho) para obtener un cálculo de la superficie en centímetros cuadrados (cm²). Desventaja: no hay que adivinar. Siempre debe usarse una regla en centímetros y el mismo método cada vez que se mida la úlcera.

Cantidad del exudado: calcular la cantidad de exudado (material de drenaje) presente después del retiro del apósito y antes de aplicar cualquier medicamento tópico a la úlcera.
Calcular la cantidad de exudado como nula, ligera, moderada o cuantiosa.

Tipo de tejido: se refiere a los tipos de tejido presentes en el lecho de la herida (úlcera). Puntuar con "4" si hay cualquier tejido necrótico presente. Puntuar con "3" si hay cualquier cantidad de esfacelo presente y ausencia de tejido necrótico. Puntuar con "2" si la herida está limpia y contiene tejido de granulación. Una herida superficial en proceso de reepitelización se puntúa con "1". Cuando la herida está cerrada, se puntúa con "0".

4 – **Tejido necrótico (escara):** tejido negro, pardo o bronceado que se adhiere firmemente al lecho de la herida o los bordes de la úlcera y puede ser más firme o más blando que la piel circundante.

3 – **Esfacelo:** tejido blanco o amarillo que se adhiere al lecho de la úlcera en tiras gruesas, o que es mucinoso.

2 – **Tejido de granulación:** rosado o rojo carnoso, con aspecto brillante, húmedo, granular.

1 – **Tejido epitelial:** en las úlceras superficiales, nuevo tejido rosado o brillante (piel) que crece al interior desde los bordes, o como islas sobre la superficie de la úlcera.

0 – **Cerrado/de reciente emergencia:** la herida está completamente cubierta por epitelio (nueva piel).

www.npuap.org
11F

Versión 3.0 de la Herramienta PUSH 9/15/98

Guía rápida para los apósitos en el cuidado de las heridas

Tipo de apósito	Indicaciones	Productos
Alginato	• Heridas con drenaje moderado a cuantioso • Heridas con túneles que drenan	• Alginato AlgiCell® • Alginato de calcio AlgiDERM® • AlgiSite M® • Apósito de control de olor CarboFlex® • Apósito de herida de alginato de calcio CarraGinate High G® con hidrogel de acemanano • Alginato de calcio CarraSorb H® • Comfeel SeaSorb® • Curasorb® • Curasorb Zinc® • Alginato Cutimed® • DermaGinate® • Alginato avanzado Hyperion® • Alginato de calcio KALGINATE® • KALTOSTAT® • Maxorb CMC®/Alginato • Melgisorb® • Alginato NU-DERM® • Restore CalciCare® • Sorbalghon® • Sorbsan® • Alginato de alta integridad y gelificación 3M Tegaderm®
Antimicrobiano	• Heridas infectadas o con alto riesgo de infección	• AcryDerm Silver® • Acticoat® (numerosos tipos diferentes de apósito con plata) • Apósito de carbono activado con plata ACTISORB Silver 220® • Alginato Algicell AG® • Gasa AMD®, Telfa®, espuma con PHMB • AmeriGel® con antimicrobiano Oakin® • Gel Anasept® con hipoclorito de sodio • Película transparente con plata Arglaes® • Polvo y gel con plata Arglaes® • Fibra gelificante con plata AQUACEL AG® • Gasa BioGuard® y rollos de gasa con antimicrobiano polyDADMAC® • Hidrocoloide con plata Contreet® • Apósito Cutimed Sorbact® y capa de contacto de herida con DACC (captura ácidos grasos derivados de las bacterias y los retiene) • Capa de contacto no adherente Dermanet Ag® • Alginato con plata DURAFIBER Ag® • Gel de plata Elta® • Absorbente Hydrofera Blue® con azul de metileno y violeta de genciana

Tipo de apósito	Indicaciones	Productos
Antimicrobiano *(continuación)*		• IODOSORB GEL® con yodo cadexómero • Malla IODOFLEX® con yodo cadexómero • Miel ManukaMed® • Alginato con plata Maxorb Ag® • MEDIHONEY® (varias formas) • Espuma con plata Mepilex Ag® • Película de silicona con plata y clorhexidina Mepitel Film AM® • Gel con ácido hipocloroso en aerosol Microcyn® • Polvo o gel con maltodextrina antimicrobiana Multidex® • Espuma de plata Optifoam Ag® con (suave) o sin capa de malla de silicona pare prevenir la adhesión • Espuma PolyMem Silver® • Gel Prontosan® con PHMB • Capa de contacto con plata Restore® • Hidroalginato SilverCel® • Capa de contacto con la herida SilverDerm 7® • Gel Silver-Sept® • SilvaSorb® • Silverlon® (varios tipos de apósito con plata) • Malla Tegaderm Ag® • TheraHoney® • Celulosa absorbente antimicrobiana XCell®
Productos celulares o basados en tejidos, para las heridas	• Tejido o células humanos o animales usados para acelerar el cierre de una herida	• Células o tejidos animales no viables: Integra® (colágeno de tendón de bovino), MatriStem® (porcino), Mediskin® (porcino), Oasis® (porcino), PriMatrix® (dermis bovina fetal). • Células humanas o tejido no viable: Amnioexcel®, DermACELL®, EpiFix® (tejido placentario), GammaGraft®, Graftjacket®, Matrix HD® (piel humana de donador), hMatrix® (piel humana de donador), MemoDerm®. • Células humanas viables criadas en un sustrato animal: Apligraf®. • Células humanas viables criadas en un sustrato sintético: Dermagraft®. • Células humanas viables, tejido intacto: AlloSkin®, Biovance® (membrana amniótica humana deshidratada), Grafix® (tejido placentario humano), TheraSkin® (dermis y epidermis humanas).
Colágeno	• Lechos de herida granulados, no cicatrizantes, crónicos • Heridas con tunelización	• BCG Matrix® • Biomatrix® (pericardio equino) • Biopad® (colágeno de equino de tipo 1) • Excellagen® (gel de colágeno de bovino) • Apósito de herida de colágeno con alginato FIBRACOL PLUS® • Integra® (colágeno de tendón de bovino) • MariGen Omega3® (colágeno de piel de pescado) • MatriStem® (porcino) • MediFill® (partículas de absorción bovinas) • MediSkin® (porcino) • Promogran® • PriMatrix® (dermis bovina fetal) • Puracol® • Stimulen®

Tipo de apósito	Indicaciones	Productos
De cubierta compuestas	• Apósito primario o secundario en heridas con drenaje leve a moderado • Protección de catéteres i.v. centrales y periféricos	• Alldress® • Apósito CompDress Island® • COVADERM PLUS® • Apósito DuDress Film Top Island® • Apósito MPM® de multicapas • Apósito Repel® de heridas • Stratasorb® • Apósito adhesivo TELFA® • Apósito Telfa Island® • Apósito TELFA PLUS Island® • Adhesivo de cojinete de tela blanda con respaldo de papel 3M Medipore® • 3M Tegaderm® + cojinete transparente con respaldo de papel
Capa de contacto	• Heridas con drenaje mínimo, moderado y cuantioso; permite el flujo del material de drenaje excesivo a un apósito secundario, en tanto previene que éste se adhiera a la herida • Cuando se corta más grande que la herida, las capas de contacto en malla también protegen de la maceración a la piel cercana a la herida	• Adaptic Touch® • Velo para heridas Conformant 2® • DERMANET® • Mepitel One® • Material de interposición superficial N-Terface® • Capa de contacto con heridas Profore® • Restore Contact Layer Flex® • Silicona blanda Silflex® • Tegaderm® no adhesivo • Telfa Clear® • Tritec® • Capa de contacto con heridas VersaDress® • Viasorb®
Espuma	• Apósito primario o secundario en heridas con drenaje mínimo o moderado (incluyendo alrededor de los tubos) • Debe presentarse con o sin cubierta y borde adhesivo o de silicona • Puede presentarse con o sin plata u otro antimicrobiano.	• Espuma de borde de silicona Advazorb • Allevyn® (numerosas formas de espuma con o sin borde de silicona) • Biatain® adhesivo y no adhesivo • Apósito de espuma CarraSmart® • ComfortFoam® • Apósito de espuma Curafoam Plus® • Apósito para herida Curafoam® • Cutimed Siltec® (varias formas) • EPIGARD® • Apósito para herida Flexzan® tópico • Gentell Lo Profile® (varias formas) • HydraFoam® • Apósito para herida Hydrasorb Foam® • HydroCell® (varias formas) • HydroTac® • Lyofoam® (varias formas; una incluye carbono activado) • Mepilex® (varias formas; todas incluyen malla de silicona para prevenir la adhesión y maceración) • Mitraflex® • Mitraflex Plus® • Apósito absorbente del olor • Apósito Optifoam Adhesive Foam Island®

Tipo de apósito	Indicaciones	Productos
Espuma *(continúa)*		• Apósito Optifoam Nonadhesive Foam Island® • POLYDERM® (varias formas) • PolyMem® (varias formas; todas incluyen un surfactante, almidón absorbente y humidificante) • Apósito SOF-FOAM® • Apósito Sorbacell Foam® • Espuma de alto desempeño Tegaderm® • TIELLE® (varias formas) • Espuma gelificante Versiva XC® • Apósito VigiFOAM® • XuSorb®
Hidrocoloide	• Heridas con drenaje mínimo a moderado, incluyendo aquéllas con necrosis o esfacelo • Apósitos secundarios (en hoja)	• BursaMed HC® • CarraSmart® con hidrogel de acemanano • CombiDERM® • Comfeel® (varias formas) • Cutimed Hydro® • DermaFilm® • DERMATELL® • DERMATELL SECURE® • Doctor's Choice® (varias formas) • DuoDERM® (varias formas) • Exuderm® (varias formas) • Hydrocol® (varias formas) • Hyperion® • Hidrocoloide de alginato Kendall® • Apósito hidrocoloide para heridas MPM Excel® • PrimaCol® (varias formas) • Apósito de hidrocoloide Procol® • RepliCare® (varias formas) • SignaDRESS® • Sorbex® • Sorbexthin® • Hidrocoloide Tegaderm® • Ulcer Care Dressing® • Apósito hidrocoloide Ultec® • Apósito de hidrocoloide alginato Ultec Pro®
Fibras gelificantes	• Absorben cantidades moderadas cuando se colocan sobre heridas secas • Cuando están prehumedecidas, cambian a gel y humedecerán una herida • Heridas secas	• AQUACEL® • DURAFIBER® • OptiCell®
Hidrogel	• Heridas con drenaje mínimo	• AcryDerm® • Ungüento Amerigel® • Gel antimicrobiano Anasept®

Tipo de apósito	Indicaciones	Productos
Hidrogel *(continuación)*	• Heridas con necrosis para ayudar al desbridamiento autolítico	• Hoja AquaClear® • Aquaflo® • Apósito de gasa impregnado con hidrogel AquaGauze® • Aquasite® (varias formas) • Apósito de hidrogel Aquasorb® • Rollo de vendaje con ClearSite® • Gel para herida Biolex® • Hoja de hidrogel transparente CarraDres® • Cojinetes y tiras con hidrogel de acemanano CarraGauze® • Apósito en gel con hidrogel de acemanano CarraSmart® • Gel Carrasyn® (varias formas; todas con hidrogel de acemanano) • Carrasyn V® con hidrogel de acemanano • Comfort-Aid® • Curafil® • Curagel® • Gel CURASOL® • Gel Cutimed® • Hoja de hidrogel DermaGel® • Dermagran® (varias formas) • Gel DermaSyn® con vitamina E • Gel DiaB® con hidrogel de acemanano • Gel hidroactivo DuoDERM® • Elasto-Gel® con base de glicerina • Elta® (varias formas) • Excel® • Hidrogel en hoja absorbente FlexiGel® • Hidrogel Gentell® • Hypergel® (gel hipertónico para drenar edema localizado fuera del tejido circundante) • Hyperion® (varias formas) • Gel hidratante Iamin® • Gel IntraSite® • Lipogel® (gel a base de lípidos) • MEDIHONEY HCS® (hoja a base de miel) • Gel MPM Excel® • Apósito saturado de hidrogel MPM GelPad® • MPM Regenecare® • Normlgel® (solución salina normal en forma de gel) • Gel de colágeno para heridas NU-GEL® • Apósito de gasa impregnado con hidrogel PanoGauze® • Apósito de hidrogel para herida PanoPlex® • Gel para herida Phyto Derma® • Gel Purilon® • Hoja de gel RadiaDres® con hidrogel de acemanano • RadiaGel® con hidrogel de acemanano • Apósito de hidrogel Restore® • SAF-Gel® • Hidrogel amorfo Skintegrity®

Tipo de apósito	Indicaciones	Productos
Hidrogel *(continuación)*		• Gasa impregnada con hidrogel Skintegrity® • Apósito moldeable para herida de SoloSite Gel® • Gel para herida SoloSite® • Hidrogel Tegaderm® • Cojinete de gel TenderWet® • Apósito para dedo gordo y uña TOE-AID® • Apósito para herida Ultrex Gel® • Apósito primario para herida Vigilon® • Apósito para herida con ClearSite® • Hidrogel de colágeno WOUN'DRES® • Hidrogel en hoja de celulosa XCell®
Especializado de absorción	• Heridas infectadas o no con drenaje cuantioso	• Allevyn Cavity® • Espuma AQUACEL® • Absorbente CombiDERM ACD® • CombiDERM® no adhesivo • Apósito adhesivo para herida Covaderm® • Cutisorb Ultra® • EXU-DRY® • Mepore® • Multipad® no adherente • Polímero Optilock® • Apósito de absorción (espuma) especializado Primapore® • Apósito superabsorbente Restore® • Sofsorb® • Cojinetes abdominales TENDERSORB WET-PRUF® • Celulosa TheraGauze® (de equilibrio de humedad) • Xtrasorb super® (cojinete absorbente)
Película transparente	• Heridas de grosor parcial con exudado mínimo • Heridas con escara	• BIOCLUSIVE® • Blisterfilm® • Apósito de película transparente CarraFilm® • CarraSmart® • ClearCell® • ClearSite® • DermaView® • Hydrofilm® • Película transparente Kendall® • Leukomed® • MediPlus® • Mefilm® • Mepore® • OpSite® (varias formas) • Polyskin II® • Con respuesta a humedad Polyskin MR® • ProCyte®

Tipo de apósito	Indicaciones	Productos
Película transparente *(continuación)*		• Suresite® • Tegaderm® (varias formas) • Transeal® • UniFlex®
Relleno de herida	• Apósito primario sobre una herida infectada o no, con drenaje mínimo a cuantioso que requiere relleno • Véase también la sección de hidrogel para las heridas más secas • Véase también la sección de alginato para las heridas con drenaje moderado a cuantioso	• AcryDerm STRANDS Absorbent® • Allevyn Plus Cavity® • Polvo de transformación Altrazeal® • Fibra gelificante AQUACEL® • Apósito de absorción Bard® • Apósito de gel seco congelado con hidrogel de acemanano CarraSorb M® • Apósito para herida Catrix® • Cutimed Cavity® • Fibra gelificante DURAFIBER® • Tiras FlexiGel® • Polvo polímero altamente absorbente Gold Dust® • hyCURE® • Gel hyCURE SMART® • Hydrofera Blue® • Cojinete IODOFLEX® • Gel IODOSORB® • Gel Kollagen-Medifil II® • Partículas Kollagen-Medifil II® • Gel o polvo de maltodextrina Multidex® • Relleno de cavidad PolyMem WIC® (varias formas) • Tiras de taponamiento para heridas Silverlon® • TenderWet Cavity® • TheraGauze®

Glosario

Abrasión: pérdida de piel por un proceso mecánico, como fricción o traumatismo.

Absceso: colección circunscrita de pus que se forma dentro del tejido como resultado de una infección aguda o crónica localizada y que se vincula con destrucción tisular y, en muchos casos, edema.

Agentes citotóxicos: compuestos para la limpieza de heridas que destruyen células tanto enfermas como saludables: los ejemplos incluyen yodopovidona, solución de Dakin y peróxido de hidrógeno.

Albúmina: molécula proteínica grande que es hidrosoluble y provee presión coloidosmótica.

Angiogénesis: formación y regeneración de vasos sanguíneos.

Antimicrobiano: agente que elimina microorganismos o inhibe su proliferación.

Aponeurosis: banda de tejido fibroso blanco que yace profundamente en relación con la piel y forma la vaina de sostén para los músculos y diversos órganos del cuerpo.

Apósitos

- **Alginato de calcio:** sales sódicas de calcio con ácido algínico (polímero de presencia natural en las algas); compuesto de fibras no tejidas de un polisacárido similar a la celulosa que actúa a través de un mecanismo de intercambio de iones que absorbe el líquido seroso o exudado y forma un gel hidrofílico que se adapta a la forma de la herida.

- **Colágeno:** derivado de fuentes bovinas, porcinas o de aves; el apósito simula la migración celular y contribuye al desarrollo de tejido nuevo.

- **Compuesto:** combinación fabricada como apósito único que provee funciones múltiples de dos o más productos físicamente diferentes.

- **Espuma:** material inerte hidrofílico y no adherente; poliuretano hidrofílico similar a una esponja o espuma cubierta por gel.

- **Hidrocoloides:** apósitos adhesivos a base de hidratos de carbono con un respaldo no permeable al agua.

- **Hidrogel:** polímero de base agua o glicerina no adherente, de enlaces cruzados; puede tener respaldo de una red de tela, un contenido alto de agua y diversas cantidades de material que forma geles (glicerina, copolímero, agua, propilenglicol, humectante).

- **Miel:** el uso de miel de Manuka o su adición como parte de una variedad de apósitos compuestos provee un ambiente hipertónico que se cree ayuda al control microbiano.

- **Película:** membrana de poliuretano y polietileno cubierta con una capa de acrílico adhesivo hipoalergénico; las tasas de transmisión de vapor de humedad varían.

- **Plata:** metal con actividad tópica antimicrobiana de amplio espectro que ha mostrado eficacia frente a muchos microorganismos patógenos resistentes a antibióticos en heridas y se puede agregar una diversidad de apósitos.

- **Primario:** apósito o producto en contacto directo con el lecho de la herida.

- **Secundario:** cubierta(s) de apósito sobre el primario.

Autólisis: pérdida de continuidad de los tejidos o las células por los propios mecanismos corporales, como enzimas o leucocitos.

Bacteria: microorganismo unicelular que fragmenta tejido muerto, no tiene núcleo real y se reproduce por fisión.

Barrera cutánea: líquido de limpieza, aerosol o crema, que forma una barrera protectora entre la piel del paciente y los adhesivos o la humedad, para ayudar a conservar la integridad cutánea y prevenir las lesiones durante el retiro de los apósitos o por drenaje.

Biopsia tisular: uso de un instrumento cortante para obtener una muestra de piel, músculo o hueso para fines diagnósticos.

Callo (hiperqueratosis): formación de tejido engrosado alrededor de una úlcera y sus bordes, en especial en los sitios de presión.

Celulitis: inflamación de células o tejido conectivo que se caracteriza por eritema, edema e hipersensibilidad.

Colágeno: principal proteína de sostén de la piel, el tendón, el hueso, el cartílago y el tejido conectivo.

Colonización crítica: presencia de microorganismos en la herida que se replican y se están adhiriendo a sus estructuras.

Contaminación: presencia de bacterias, microorganismos y otros materiales extraños dentro o sobre los tejidos; los microorganismos *no* se replican; todas las heridas están "contaminadas", ya que hay bacterias en la piel normal.

Daño cutáneo relacionado con la humedad: afección cutánea resultante de la exposición sostenida a la humedad, frente a la presión que puede causarse, por ejemplo, por incontinencia (dermatitis asociada con incontinencia), el exudado de la herida (maceración cutánea circundante a la herida) y la sudoración (intertrigo).

Dehiscencia: separación parcial o total de las capas de piel y tejidos, por lo general, en una incisión quirúrgica.

Dermis: capa gruesa interna de la piel.

Desbridamiento: retiro del tejido necrótico (muerto) por diversos métodos.

Desbridamiento cortante: retiro de material extraño o tejido desvitalizado (muerto) con uso de un instrumento cortante, como un escalpelo.

Desbridamiento enzimático: retiro mediante un agente químico proteolítico que rompe tejidos desvitalizados; requiere una prescripción.

Desbridamiento mecánico: retiro de material extraño y desvitalizado o tejidos contaminados de una herida por una fuerza física, más bien que por fuerzas químicas (enzimáticas) o naturales (autolíticas).

Desbridamiento químico: aplicación tópica de enzimas biológicas para fragmentar tejidos desvitalizados.

Desgarro cutáneo: herida que resulta de cizallamiento, fricción o traumatismo de la piel, que causa una separación de sus capas; puede ser de grosor parcial o completo.

Desmielinización: destrucción de la vaina de mielina de un nervio que interfiere con su conducción normal.

Detritos: restos de células o tejidos fragmentados o dañados.

Diabetes mellitus: trastorno metabólico caracterizado por hiperglucemia resultante de la falta de insulina, carencia de su efecto, o ambas.

Diferenciación: remodelado del colágeno a partir de una consistencia similar a la de un gel y hasta una cicatrización madura (esta maduración concede fortaleza mecánica al tejido).

Drenaje: líquido producido por una herida que puede contener suero, detritos celulares, bacterias, leucocitos o sangre.

Edema: se observa como leve hinchazón y firmeza o pastosidad en el borde de la herida; si se acompaña de aumento de temperatura, puede indicar una infección. El edema también se utiliza para describir la hinchazón de los miembros inferiores; esta "acumulación de líquido" es un signo distintivo de un trastorno venoso crónico.

Enfermedad vascular periférica: grupo de trastornos que afectan a los vasos sanguíneos fuera del corazón o los vasos linfáticos.

Enzima: proteína que actúa como catalizador para inducir cambios químicos en otras sustancias.

Epíbola (rodamiento al interior): el tejido epitelial migra a los lados de la herida hacia abajo en lugar de atravesarla; los bordes que se enrollan finalmente cesarán en su migración por inhibición del contacto, una vez que las células epiteliales del borde líder entren en contacto con otras células epiteliales.

Epidermis: la capa más externa de la piel.

Eritema: enrojecimiento de la piel que puede ser a causa de infección, irritación por drenaje, orina/heces o dermatitis/traumatismo por la cinta o el apósito; el eritema por infección puede observarse como difuso e indistinto o intenso, con bordes bien establecidos y tiras rojas; en la piel oscura puede tener aspecto morado o un tinte gris, o una intensificación del color de la piel de ese grupo étnico.

Eritema blanqueable: zona enrojecida de la piel que temporalmente se torna blanca o pálida cuando se aplica presión con la punta de un dedo; también conocida como *hiperemia reactiva*.

Eritema no blanqueable: enrojecimiento de la piel que persiste cuando se aplica presión suave y se libera.

Esfacelo: tejido amarillo, gris, verde o pardo, no viable, por lo general húmedo, que puede ser de textura blanda, fibrosa y mucinosa; el esfacelo puede adherirse a la base de la herida o presentarse en grupos en su lecho.

Espacio muerto: zona de destrucción o pérdida tisular que se extiende desde la parte principal de la herida, dejando una cavidad o un trayecto sinuoso (esta zona deberá llenarse ligeramente para evitar su cierre superficial, que puede llevar a la formación de un absceso).

Evisceración: protrusión abrupta de los órganos viscerales subyacentes a través de una herida.

Excoriación: abrasiones o raspaduras de la piel.

Exudado: líquido que se ha expulsado del tejido o los capilares y se acumula en la herida; descrito como sanguinolento, seroso, serosanguinolento o purulento.

Purulento: drenaje o pus constituido por detritos celulares resultantes de la fagocitosis y a menudo de color verde/pardo o amarillo.

Sanguinolento: drenaje que semeja a la sangre.

Seroso: drenaje transparente o de color amarillo pálido.

Serosanguinolento: drenaje que contiene líquido seroso y sangre.

Fagocito: célula que ingiere microorganismos, otras células y partículas extrañas.

Fagocitosis: engullimiento de microorganismos, otras células y partículas extrañas por un fagocito.

Fibrina: proteína insoluble formada a partir del fibrinógeno por la acción proteolítica de la trombina, que es indispensable para la coagulación sanguínea.

Fibroblastos: las células más frecuentes en el tejido conectivo; encargadas de fabricar fibras y matriz extracelular, que proveen sostén a las demás células.

Fístula: paso anómalo entre dos órganos o entre uno de ellos y la piel.

Fricción: fuerza mecánica ejercida cuando la piel se arrastra a través de una superficie áspera, como las ropas de cama.

Fuerza de cizallamiento: fuerza mecánica que actúa sobre una zona de piel en dirección paralela a la superficie corporal.

Fuerza de tensión: máxima fuerza o presión que se puede aplicar a una herida sin causar su disgregación.

Glándula sebácea: estructura sacciforme que produce sebo.

Gradiente de presión: diferencia de presión entre dos puntos (la transmisión de presión de un tejido a otro causa un aumento de presión a los tejidos más profundos).

Hemorragia: pérdida sanguínea profusa (puede ser interna o externa).

Herida: pérdida de continuidad de la piel

Herida aguda: cualquier herida nueva o que progresa como se esperaba.

Herida crónica: aquella que no está cicatrizando de forma ordenada y oportuna (se detuvo o hizo más lenta la cicatrización).

Herida de grosor completo: cualquier herida que penetre completamente a través de la piel hacia los tejidos subyacentes; se puede exponer tejido adiposo, músculo, tendón o hueso.

Herida de grosor parcial: afecta sólo la epidermis y no la dermis.

Herida quirúrgica: cualquier incisión quirúrgica en cicatrización o no, abierta o cerrada, injerto cutáneo o sitio de drenaje.

Herida traumática: lesión súbita no planeada de la piel que puede ir de menor a grave.

Hidrofílico: con capacidad para absorber fácilmente la humedad.

Hiperemia reactiva: aumento de la cantidad de sangre en una parte corporal después de una obstrucción y el restablecimiento subsiguiente del aporte sanguíneo.

Hipoxia: disminución del oxígeno en tejidos corporales hasta cifras menores a las normales.

Induración: firmeza anómala de un tejido con un borde definido.

Infección: contaminación patogénica a la que reacciona el sistema inmunitario del cuerpo, sin que pueda controlarla.

Inflamación: respuesta localizada de protección que surge por lesión o destrucción de tejidos, que se caracteriza por calor, eritema, edema, dolor y pérdida de función.

Insulina: hormona secretada en la sangre por los islotes de Langerhans del páncreas que promueve el almacenamiento de la glucosa, entre otras funciones.

Irrigación: retiro de tejidos y detritos celulares y drenaje de una herida abierta por aplicación de un chorro de líquido.

Isquemia: irrigación sanguínea deficiente a un órgano o tejido corporal que da como resultado su muerte.

Linfedema: edema crónico de una parte corporal por acumulación de líquido intersticial, secundaria a la obstrucción de vasos o nodos linfáticos.

Maceración: daño de la piel relacionado con la humedad; es de color blanquizco y puede tener aspecto arrugado.

Macrófago: célula altamente fagocítica estimulada por la inflamación.

Melanina: pigmento cutáneo que filtra la radiación ultravioleta y es producido y disperso por células especializadas llamadas *melanocitos.*

Mielina: sustancia similar a los lípidos que rodea el axón de las fibras nerviosas mielinizadas y permite la conducción nerviosa normal.

Necrosis: muerte celular o tisular.

Neurona: célula conductora altamente especializada que recibe y transmite los impulsos nerviosos electroquímicos.

Neuropatía periférica: daño o enfermedad que afecta a los nervios, que puede alterar la sensibilidad, el movimiento, la función de glándulas u órganos, u otros aspectos de la salud, dependiendo del tipo de nervio afectado.

Neutrófilo: tipo de leucocito encargado de la fagocitosis.

Patógeno: microorganismo capaz de producir enfermedad.

Presión coloidosmótica: fuerza que previene que el líquido escape de los vasos sanguíneos hacia los tejidos circundantes.

Presión: fuerza de aplicación vertical o perpendicular a una superficie.

Profesional de la salud calificado: profesional de atención sanitaria con licencia y acreditación para dictar órdenes y dirigir el cuidado de los pacientes, por ejemplo, médicos, podólogos, enfermeras prácticas avanzadas (personal de enfermería especializado, personal de enfermería clínica especializado, personal de enfermería obstétrica y personal de enfermería en anestesiología certificado), asistentes médicos y osteópatas.

Proteína: molécula grande y compleja compuesta por aminoácidos, indispensable para la proliferación y reparación tisulares.

Quemadura: lesión de la piel y los tejidos causada por calor o sustancias químicas y puede estar en cualquier etapa de cicatrización.

Sebo: sustancia grasosa que lubrica y reblandece la piel.

Socavación: destrucción de tejido o ulceración que se extiende bajo los bordes de la piel (márgenes), de manera que la herida o úlcera es mayor en su base que en la superficie cutánea.

Tejido: grupo de células individuales que realiza cierta función.

Tejido epitelial: nueva piel que es de color rosado claro y brillante (inclusive en las personas con piel muy pigmentada); en la etapa 2 de las úlceras por presión, el tejido epitelial se observa en el centro y los bordes; en las úlceras de etapa 3 de grosor completo y 4 de presión, el tejido epitelial avanza desde los bordes de la herida.

Tejido de granulación: tejido de color rosado o rojo con aspecto de "empedrado", granular, húmedo; sangra fácilmente cuando se lesiona.

Tejido subcutáneo: capa de tejido conectivo laxo bajo la epidermis y dermis que contiene los principales vasos sanguíneos, vasos linfáticos y nervios; también conocido como *hipodermis.*

Tejido necrótico: tejido muerto o desvitalizado de textura suave o dura; suele ser de color negro, pardo o cobrizo y parecer costra; el tejido necrótico y la escara suelen estar firmemente adheridos a la base de la herida y a menudo a sus bordes/lados.

Tendón: cordón fibroso de tejido conectivo que une el músculo al hueso o cartílago y permite que los huesos se muevan cuando los músculos esqueléticos se contraen.

Trayecto sinuoso: vía de paso de la destrucción tisular que forma una cavidad o un conducto bajo la superficie de la piel, que tiene una abertura a nivel cutáneo desde el borde de la herida; también puede conocerse como *túnel.*

Túnel: véase *Trayecto sinuoso.*

Úlcera arterial: es causada por una arteriopatía periférica, que suele presentarse en las puntas y la parte alta de los dedos de los pies, la superficie superior de los pies, o distal al maléolo interno, y ocurre como resultado de una arteriopatía oclusiva cuando una rotura no relacionada con la presión o el bloqueo sanguíneo de la zona causan necrosis tisular.

Úlcera en el paciente con diabetes: la causada por complicaciones neuropáticas y de pequeños vasos sanguíneos de la diabetes, que a menudo ocurren sobre la cara plantar (planta) del pie y en zonas de soporte de peso, como el antepie; las úlceras suelen ser profundas con tejido necrótico, cantidades moderadas de exudado y bordes con callos; las heridas son muy regulares de forma y sus bordes son homogéneos con un aspecto de sacabocado.

Úlcera por presión: lesión localizada a la piel o el tejido circundante, por lo general, sobre una prominencia ósea, como resultado de presión o de ésta en combinación con cizallamiento.

Úlcera venosa: es causada por enfermedad venosa periférica que suele ocurrir proximal al maléolo interno o externo, por arriba de la cara interna o externa del tobillo, o en la parte inferior de la pantorrilla (antes conocida como *úlcera por estasis*).

Valoración de la herida: exploración y registro de las características de la herida.

Valoración nutricional: determinación de la relación entre los nutrimentos consumidos y la energía gastada, en especial cuando la enfermedad o intervención quirúrgica afecta la ingestión del paciente o altera sus requerimientos metabólicos (incluye antecedentes alimentarios, valoración física, medidas antropométricas y pruebas de diagnóstico).

Índice alfabético de materias

Nota: f se refiere a figura; *c* se refiere a cuadro.

D

Nota: f se refiere a figura; *c* se refiere a cuadro.

Nota: f se refiere a figura; *c* se refiere a cuadro.

Nota: f se refiere a figura; *c* se refiere a cuadro.

Nota: f se refiere a figura; *c* se refiere a cuadro.

Nota: f se refiere a figura; *c* se refiere a cuadro.

Nota: f se refiere a figura; *c* se refiere a cuadro.

Nota: f se refiere a figura; *c* se refiere a cuadro.